JN241369

ひとりでも確実にできる！

スタートラインの 整形外科 基本手技

編集 大鳥精司
千葉大学大学院医学研究院整形外科学教授

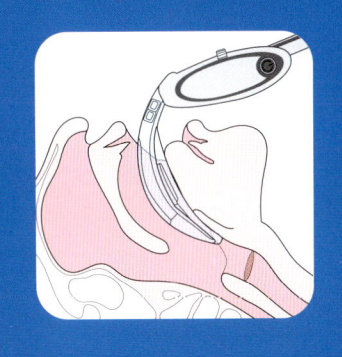
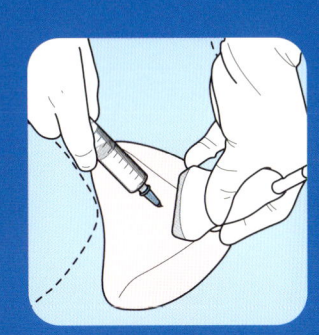
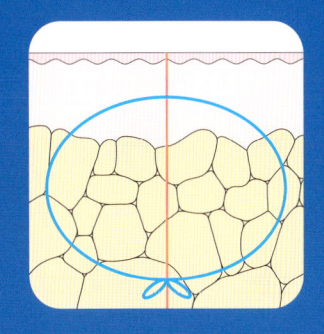
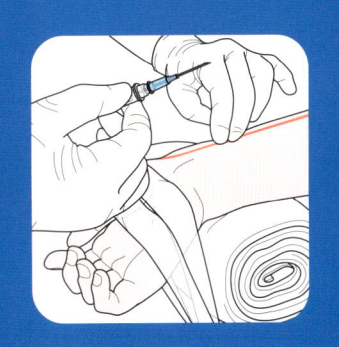
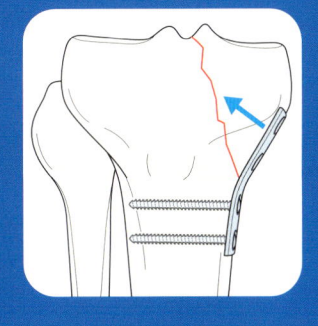
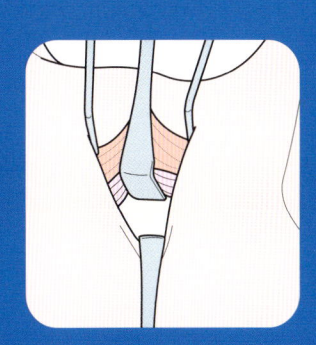
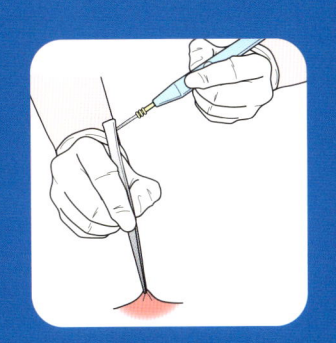
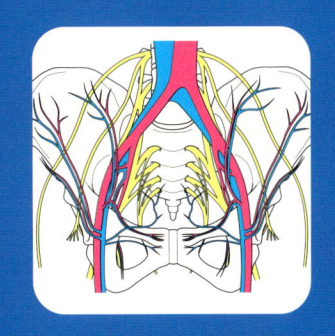
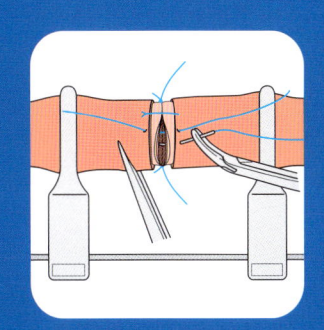

MEDICAL VIEW

Basic Knowledge and Technique of Orthopaedics

(ISBN978-4-7583-2184-6 C3047)

Editor：OHTORI Seiji

2024.11.10 1st ed

©MEDICAL VIEW, 2024
Printed and Bound in Japan

Medical View Co., Ltd.
2-30 Ichigayahonmuracho, Shinjuku-ku, Tokyo, 162-0845, Japan
E-mail ed@medicalview.co.jp

序文

　この度『ひとりでも確実にできる！スタートラインの整形外科基本手技』を編集させていただきました。外来，入院，手術などで遭遇する基本手技を比較的若い医師に執筆していただきました。

　はじめに基本手技を取り上げております。内訳は，基本手術器具，術野準備，麻酔法（気管挿管），皮膚切開，鉤引き，剥離と切除，血管確保，腱縫着法，筋・筋膜・腱縫合，血管吻合法，神経縫合法，神経移植法，止血法，皮膚縫合であります。整形外科，内科，形成外科，救急集中治療医学の先生にご執筆いただきました。基本的手技をわかりやすく解説していただいております。また，非常に専門領域の高いと思われる部分も平易に，注意点などもお示しいただきました。

　次に検査と一般的な治療を取り上げております。内訳は，関節穿刺・関節注射・関節造影，超音波（エコー），脊髄造影・神経根ブロック・神経根造影，生検法，牽引法，ギプス・シーネ・副子・装具，脱臼への対処法，術前から術後管理までです。主に整形外科の先生にご執筆いただきました。整形外科領域で最も多いプライマリケアであり，日常診療で特に頻用される手技です。その有用性，基本手技，治療効果なども明確にご解説していただいております。

　最後に手術別の基本手技を取り上げております。内訳は，骨折手術の基本，創外固定法，関節鏡の基本を整形外科の先生にご執筆いただきました。骨折のプライマリケアや基本的手技は治療上必須であり，また関節鏡も多くの部位で多用されており，ぜひ本書で学んでいただきたく思います。膝関節の基本手技はほかの関節への応用としても重要であります。

　どの項目をご覧いただいても，全体として，初期治療として身につけなければいけない検査方法・手技が図解付きで詳細に書かれており，読者に裨益することが大きいと思います。

　最後に本書作成にあたりメジカルビュー社編集部の方々に大変お世話になりました。御礼を申し上げまして巻頭言とさせていただきます。

2024年7月

千葉大学大学院医学研究院整形外科学教授

大鳥精司

目次

執筆者一覧

◆ **編集**

大鳥　精司　　　千葉大学大学院医学研究院整形外科学教授

◆ **執筆者** (掲載順)

瓦井　裕也	千葉大学大学院医学研究院整形外科学助教
萩原　茂生	千葉大学大学院医学研究院整形外科学診療講師
多羅尾健太郎	たらお内科・消化器科院長
秋田　新介	千葉大学医学部附属病院形成美容外科診療准教授
穂積　崇史	君津中央病院整形外科医長
鴨田　博人	千葉県がんセンター整形外科主任医長
斉藤　千宙	千葉大学大学院医学研究院救急集中治療医学
富田　啓介	千葉大学大学院医学研究院救急集中治療医学助教
小曽根　英	千葉市立青葉病院整形外科主任医長
木村　青児	千葉大学大学院医学研究院整形外科学特任講師
松山　善之	東京都立墨東病院高度救命救急センター医長
山崎　貴弘	千葉大学大学院医学研究院整形外科学特任助教
松浦　佑介	千葉大学大学院医学研究院整形外科学助教
藤由　崇之	君津中央病院整形外科脊椎脊髄外科部長
窪田　吉孝	千葉大学大学院医学研究院形成外科学准教授
橋本　瑛子	千葉大学大学院医学研究院整形外科学助教
嶋田　洋平	聖マリアンナ医科大学整形外科学助教
山下　正臣	JCHO船橋中央病院整形外科部長
木下　英幸	千葉県がんセンター整形外科医長
三浦　道明	成田赤十字病院整形外科副部長
岩倉菜穂子	東京女子医科大学八千代医療センター整形外科講師
廣澤　直也	流山中央病院整形外科
志賀　康浩	千葉大学大学院医学研究院整形外科学特任准教授
姫野　大輔	千葉西総合病院整形外科副部長
中嶋　隆行	おゆみの中央病院整形外科部長 / 人工関節・関節機能再建センターセンター長
堀井　真人	千葉大学大学院医学研究院整形外科学特任助教

ストリーミング動画視聴方法

　本書の内容に関連した動画をメジカルビュー社のホームページでストリーミング配信しております。下記の手順でご利用ください(下記はパソコンで表示した場合の画面です。スマートフォンやタブレット端末などで見た場合の画面とは異なります)。
※動画配信は本書刊行から一定期間経過後に終了いたしますので，あらかじめご了承ください。

1 下記URLにアクセスします。

https://www.medicalview.co.jp/movies/

 スマートフォンやタブレット端末では，二次元バーコードから**3**のパスワード入力画面にアクセス可能です。その際は二次元バーコードリーダーのブラウザではなく，SafariやChrome，標準ブラウザでご覧ください。

2 表示されたページの本書タイトルそばにある「動画視聴ページ」のボタンをクリックします。

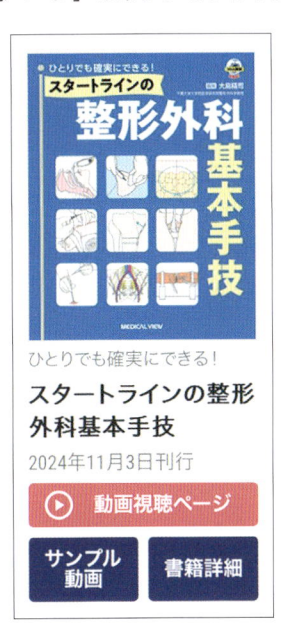

3 パスワード入力画面が表示されますので，利用規約に同意していただき，下記のパスワードを半角で入力します。

24875109

4 本書の動画視聴ページが表示されますので，視聴したい動画のサムネイルをクリックすると動画が再生されます。

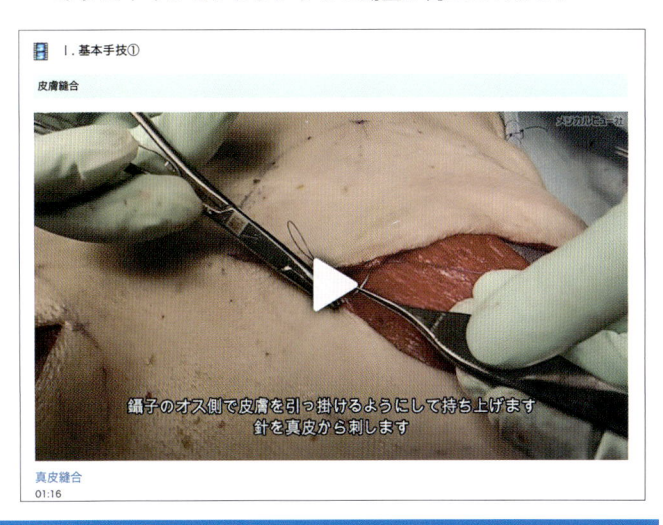

動作環境

※動画視聴の際にはインターネットへの接続が必要となります。下記は2024年9月時点での動作環境で，予告なく変更となる場合がございます。
※パソコンの場合は2.0Mbps以上の，タブレットの場合はWiFiやLTE等の高速で安定したインターネット接続をご使用ください。
※通信料はお客様のご負担となります。

＜Windows＞
OS：Windows 11/10（JavaScriptが動作すること）
ブラウザ：Microsoft Edge・Chrome・Firefox最新バージョン

＜Macintosh＞
OS：13～11（JavaScriptが動作すること）
ブラウザ：Safari・Chrome・Firefox最新バージョン

＜スマートフォン，タブレット端末＞
2024年9月時点で最新のiOS端末では動作確認済みです。Android端末の場合，端末の種類やブラウザアプリによっては正常に視聴できない場合があります。

I章

基本手技

基本手術器具

千葉大学大学院医学研究院整形外科学　瓦井裕也

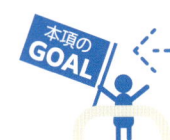

本項の GOAL

◉ 整形外科手術における基本手術器具の種類と使い方について理解する。

⭕ メス

◆ メスには柄がプラスチック製のディスポーザブルの製品と，リユース可能なメスホルダーにディスポーザブルの替え刃を取り付けて使用するものがある。本項では後者の画像を中心に説明する。

メスホルダー（図1）

◆ 長柄のものと通常の柄のものがある。術野の深さや替え刃（図2）の種類により使い分ける。

尖刃刀（11番）

◆ 先端が直線で鋭となっており，皮膚の小切開やドレーン刺入部の切開を行うときに使用する。

円刃刀（21, 10, 15番）

◆ 刃が円弧状になっており，皮切や軟部組織の切開・剥離に使用する。

メスの持ち方と使い方

◆ メスの持ち方はテーブルナイフ式やペンホールド式などがある（p.37参照）。術者の好みで選択される。

◆ メスの刃は切開線に対して垂直にする。またメスを持った手の反対の手の母指と示指で，皮膚に緊張をかけると切開が容易となる。

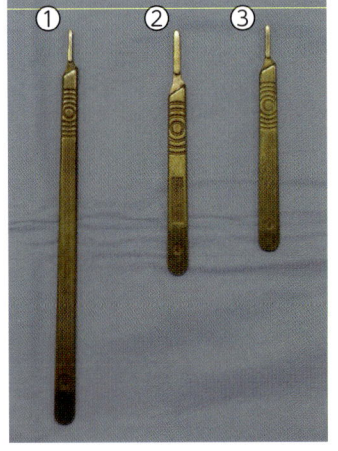

図1　メスホルダー
①長柄のメスホルダー，②4番メスホルダー，③3番メスホルダー

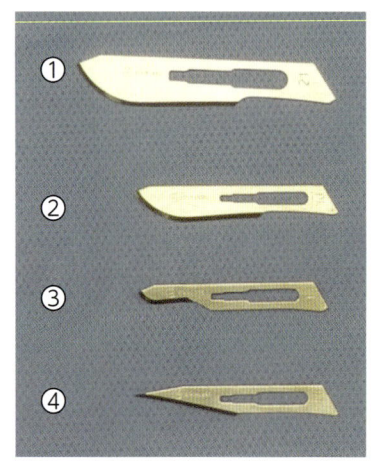

図2　替え刃
①21番メス刃，②10番メス刃，③15番メス刃，④11番メス刃

○ 剪刀

◆ 組織や縫合糸などを切離する，または組織を剥離するために使用する。

直剪刀（図3-①）

◆ ドレープやテープ，チューブ類など医療材料を切るときに使用する。雑剪ともよばれる。

曲剪刀（クーパー，図3-②）

◆ 刃先は丸みを帯び，先が曲がっている。メイヨーに比べて，刃先の幅は太く，やや薄い。靱帯や筋膜など比較的硬い組織の切離や剥離に使用する。縫合糸や血管テープを切る際にも使用する。

◆ 術野が深い場合は長クーパーを使用する。

メイヨー（図3-③，④）

◆ 柄の幅はクーパーに近いが，先端がクーパーよりも細くなっている。より細かい組織の剥離や切離に使用する。

◆ 基本的には組織を切るための剪刀であるが，縫合糸を切る場合に使用されることもある。用途に応じて長いものを使用することもある。

メッツェンバウム（図3-⑤）

◆ 刃先が曲がった曲剪刀で，細く鋭的である。その特徴から血管周囲など細部の操作時に切離や剥離のため，使用される。

> **アドバイス**
>
> 糸や硬い組織の切離にはメッツェンバウムは使用せず，クーパーやメイヨーを使用する。

形成用剪刀（図3-⑥）

◆ ほかの剪刀に比べて刃先が鋭く，全長も短い。剪刀が手掌に収まるサイズであり，微細な操作性に優れている。手外科手術など小切開手術野の表層で使用される。

眼科用（虹彩）剪刀（図3-⑦）

◆ 形成用剪刀よりも全長が短く，刃先が非常に鋭利である。より細部の操作に使用される。

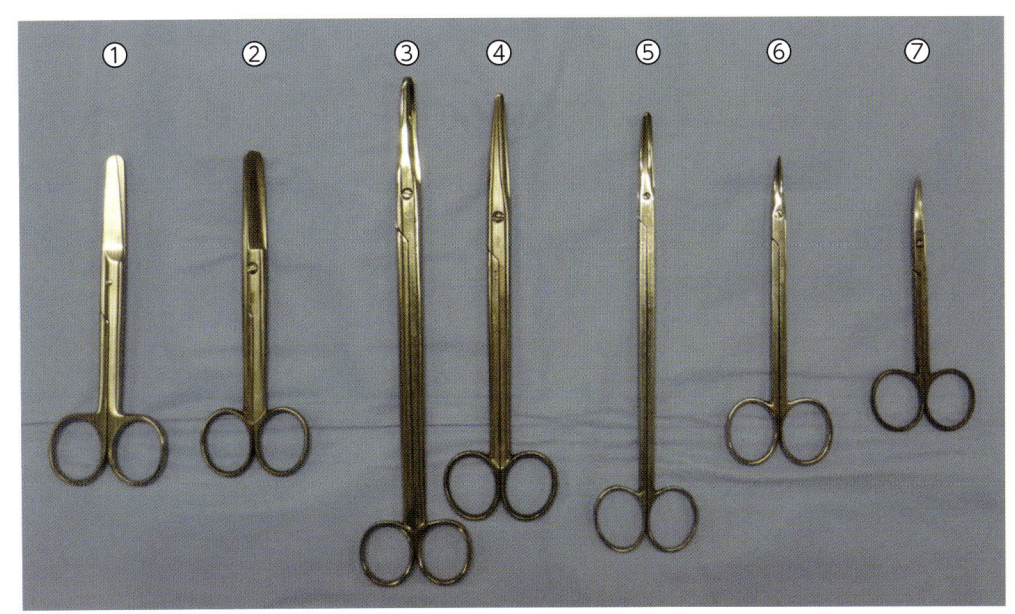

図3　剪刀
①直剪刀，②クーパー，③長メイヨー，④メイヨー，⑤メッツェンバウム，⑥形成用剪刀，⑦眼科用剪刀

○ 鑷子

◆ 組織を把持するための器具であり，使用する部位や用途により種類を使い分ける。

◆ 先端に鉤がついた有鉤鑷子（図4a）と，鉤がない無鉤鑷子（図4b）がある。硬い組織をしっかり把持したいときは前者を，柔らかい組織や組織を傷めたくないときは後者を使用する。

有鉤鑷子：組織をつかむ把持面の先端に鉤がついている。主に手術開始時の皮切から筋層の剥離までの展開や，閉創時に使用する。また骨や軟骨などの硬い組織の把持にも使用される。

無鉤鑷子：把持面の先端に鉤はなく，組織を把持するため横溝がついている。先端は丸みを帯びており，組織を愛護的に操作できる形状になっている。用途により短いものと長いものを使い分ける。

アドソン鑷子（図5-①，②）

◆ 持ち手部分に比べ，先端が細い形状をしている。細い先端のため組織をピンポイントで強く把持できる。有鉤と無鉤がある。

マッカンドー鑷子（図5-④）

◆ 先端が細いためピンポイントで組織を把持できる。ま

たほかの鑷子より軽く薄い作りになっており，小さい力で組織を把持することができる。軟部組織の操作に使用する。出血点を把持し，電気メスで止血する際にも使用される。有鉤と無鉤がある。

○ 鉗子

◆ 組織の把持や結合組織の剥離，糸やガーゼの誘導などに用いる。ラチェット構造により組織を把持した状態で維持することができる。

◆ ケリー鉗子やペアン鉗子は止血鉗子としても使用される。

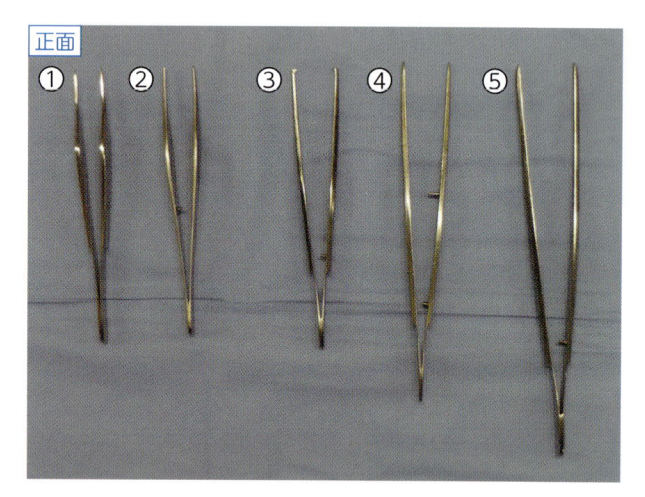

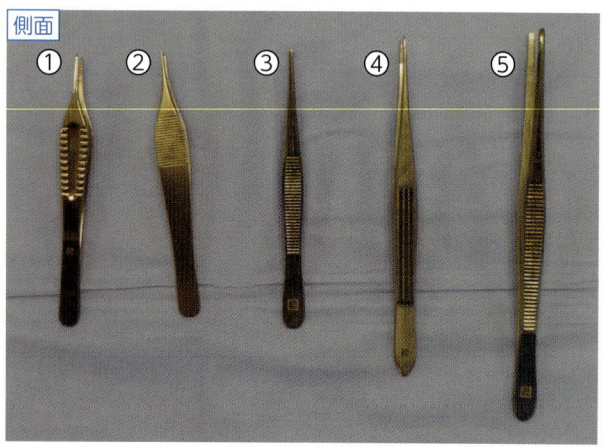

図5　鑷子
アドソン鑷子（①無鉤，②有鉤），③有鉤鑷子，④マッカンドー鑷子，⑤無鉤長鑷子

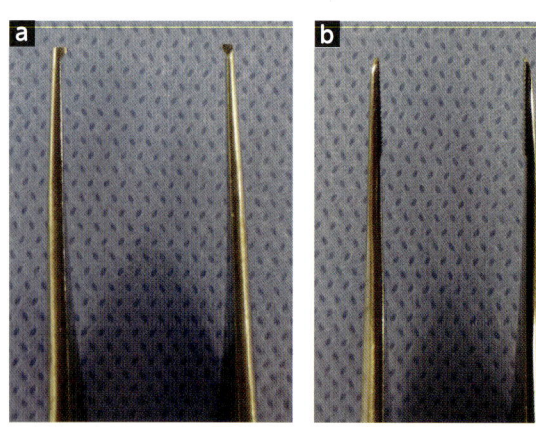

図4　有鉤鑷子（a）と無鉤鑷子（b）の先端の違い

コッヘル鉗子（図6-②，7a）

◆ 把持部の先に鉤がついている。筋膜や靱帯など固い組織の把持に使用される。支持糸や血管テープの把持にも使用される。

ペアン鉗子（図6-③，7b）

◆ 先端に鉤がなく，把持面には横溝がある。組織の把持や剥離，止血操作でも使用される。

モスキート鉗子（図6-①）

◆ コッヘル鉗子とペアン鉗子が小さくなったもので，まっすぐな直型と弯曲した曲型，鉤の有無で有鉤と無鉤とに分けられる。有鉤の鉗子は硬い組織に，無鉤の鉗子は柔らかい組織に対して使用される。

◆ モスキート鉗子は全長が短いため，小児の手術や術野が小さい手の手術など，比較的皮膚の表層に近く，かつ手術操作に繊細さを必要とする形成手術で使用されることが多い。

ケリー鉗子（図8）

◆ 先端は無鉤で長く，弯曲した形状になっている。弯曲の強さにより弱弯・中弯・強弯がある。

◆ 組織の剥離や止血，糸や血管テープの誘導にも使用される。

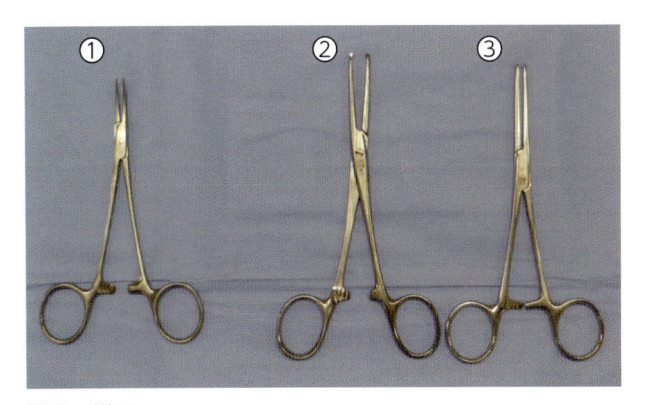

図6 鉗子
①モスキート鉗子，②コッヘル鉗子，③ペアン鉗子

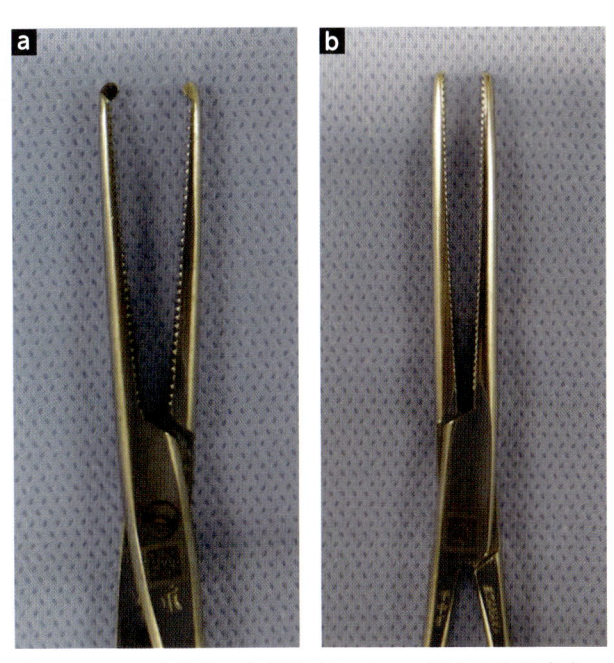

図7 コッヘル鉗子の先端（a）とペアン鉗子の先端（b）

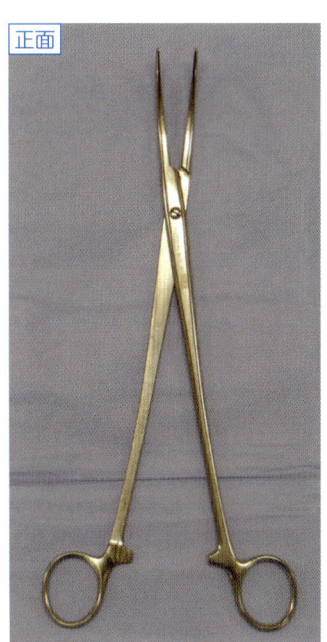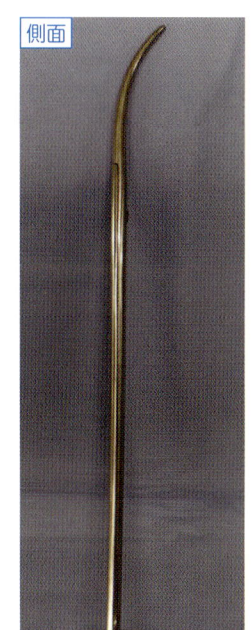

図8 ケリー鉗子

○ 持針器

◆ 組織を縫合する際に使用する縫合針を把持するための器具であり，マチュー持針器，ヘガール持針器がよく使用される。

◆ 先端に針を把持する部分があり，手前にラチェット構造がある。

マチュー持針器（図9-②）

◆ 針を把持する力が強く，角針を用いて皮膚や筋膜などの固い組織を縫合する際に使用する。

◆ 丸針を使用する際は把持面にダイヤモンドチップが施された持針器を使用する。

ヘガール持針器（図9-①）

◆ マチュー持針器に比べ柄が長い構造のため，縫合針の動きが見やすく，深い術野や皮下埋没縫合で使用されることが多い。

◆ 丸針を用いて血管などの薄い組織や柔らかい組織の縫合に使用されることもある。

◆ 先端にダイヤモンドチップが加工されている持針器において角針を使用する際には，加工面の保護のため角3などの小さい角針のみ使用する。

○ 鉤

筋鉤（図10）

◆ 組織，筋肉などをよけ，術野の展開と維持に使用する。

◆ 鉤の部分は平らで，柄に対して直角に曲がっている。鉤の先端が2mm程度内側に曲がっていることで，組織の牽引の保持に役立つ。

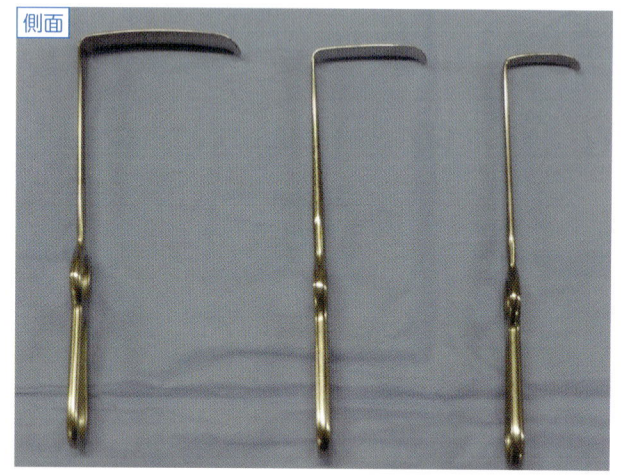

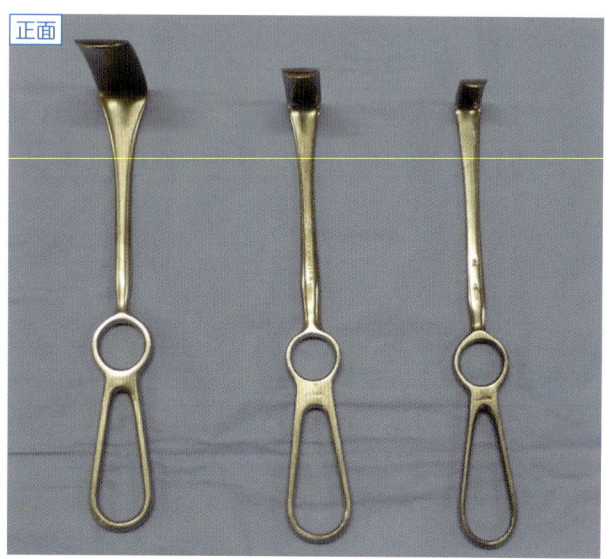

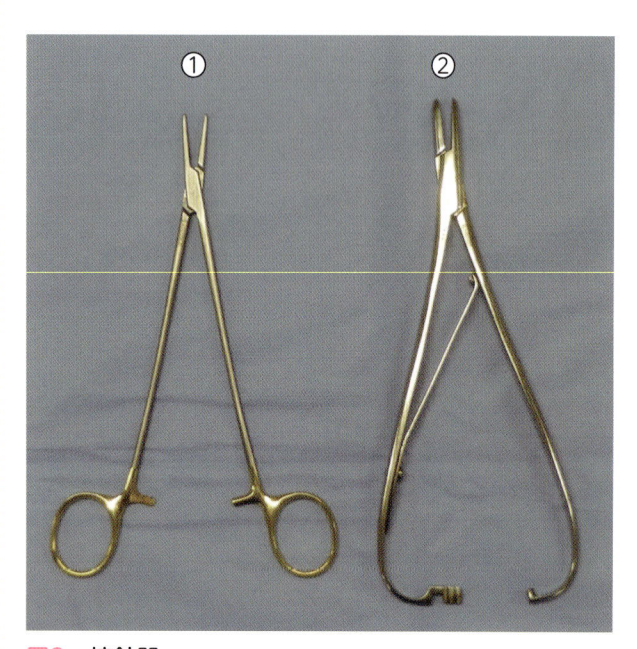

図9　持針器
①ヘガール持針器，②マチュー持針器

図10　サイズの異なる筋鉤

二爪鉤（図11）

◆ 鉤に2つのフックがついている。主に皮切後，皮膚と皮下を牽引する際に使用される。

単鉤（図12）

◆ 鉤に1つのフックがついており，先が鈍のものを単鈍鉤，鋭のものを単鋭鉤とよぶ。筋層や骨に鉤をかけ，牽引する際に使用する。

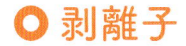

> **みんなの Pitfall**
> 単鉤を受け取る際や返す際に，器械出し看護師の手や指に引っかかることがしばしばあるため，受け取りの際には目を離さないようにする。

🟠 剥離子

◆ 骨膜や軟部組織の剥離に用いる。

ラスパトリウム（図13-①）

◆ 骨膜剥離子とよばれ，骨と骨膜の間を剥離する器械で，骨に沿って移動させて使用する。押し当てて使用するタイプと手前に引いて使用するタイプがある。

コブラスパトリウム（図13-②，③）

◆ 筋肉などの軟部組織の剥離・軟部組織と骨組織の剥離の際に使用する。先端はスプーン形状だが，皿状の部分は窪んでおらず平らになっている。指が触れても切れない程度の刃がついており，鈍的剥離に用いられる。

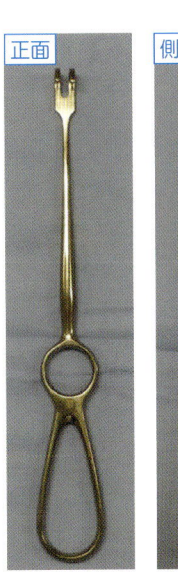
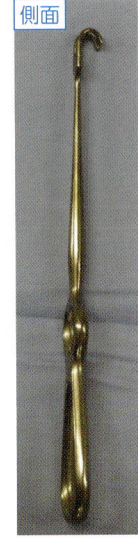

図11　二爪鉤

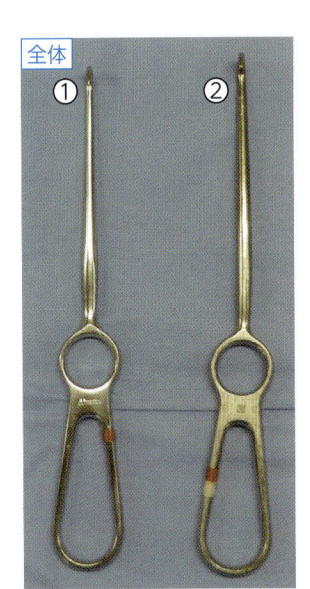

図12　単鉤
①単鋭鉤，②単鈍鉤

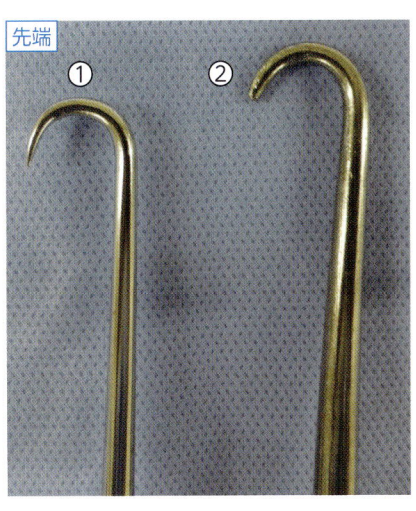
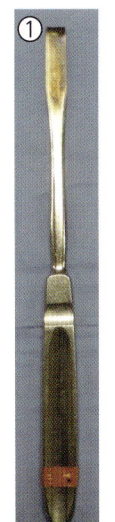
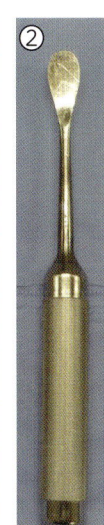
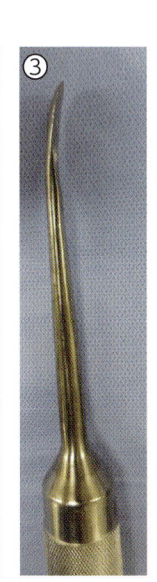

図13　剥離子
①ラスパトリウム，②コブラスパトリウム正面，③コブラスパトリウム側面

エレバトリウム

◆ 骨から筋肉や腱などの軟部組織の解離，剥離をする際に使用される。先端が丸みを帯びており，組織を損傷しない形状になっている（**図14**）。

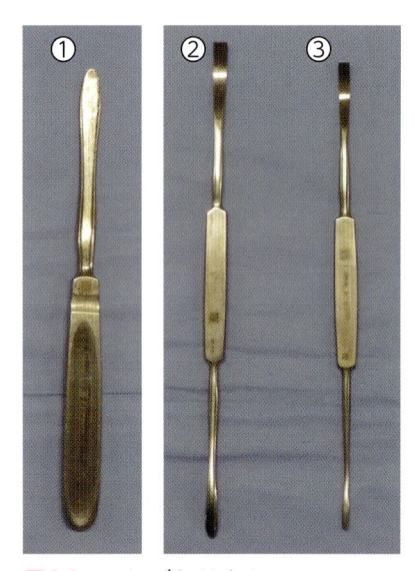

図14 エレバトリウム
①エレバトリウム，②③エレバラスパ

◆ 骨折の整復操作や，メスや電気メスで組織を切離する際のプロテクターとして，また人工関節やプレートの抜去など多様な用途に使用される。

◆ 弱弯や強弯や太さの種類などバリエーションがある。またラスパトリウムと一体となったもの（エレバラスパ，**図14-②，③**）もあり，主に手の外科の手術などで使用される。

○ ノミ

◆ 形状により平ノミ（**図15**），丸ノミ，曲がりノミなどがある（**図16**）。平ノミには片刃と両刃がある。切る骨の大きさや深さなどの目的により使い分ける。

◆ まっすぐに刃を進める際には，一般に両刃の平ノミが使用される。また片刃の平ノミは刃の食い込みがよく，刃の角度の方向にノミが入る構造になっている。

◆ 弧状に骨を切りたい場合に丸ノミを，骨棘を削る際には曲がりノミを使用することもある。

アドバイス

片刃を使用する際は刃の裏表を必ず確認し，刃の進む向きと照らし合わせて使用する。

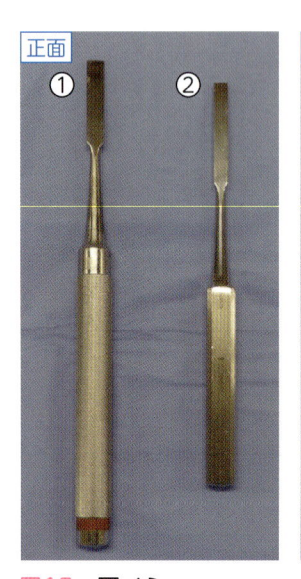
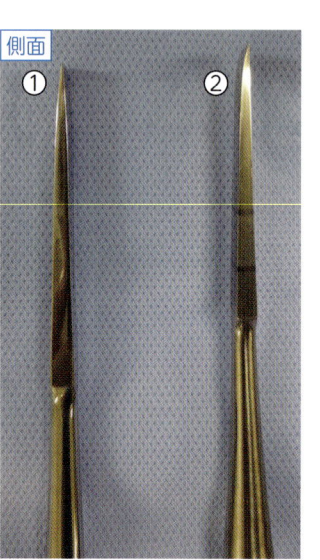

図15 平ノミ
①両刃，②片刃

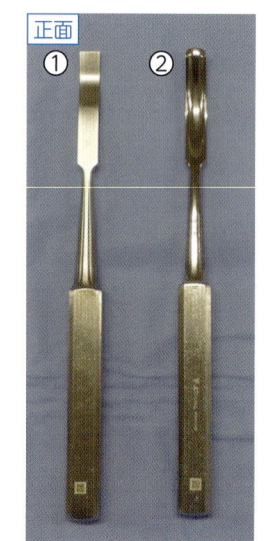
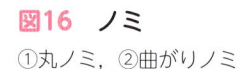
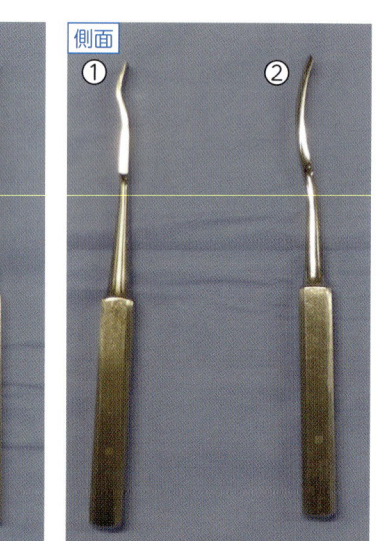

図16 ノミ
①丸ノミ，②曲がりノミ

リウエル

◆ 骨や軟部組織の除去に使用する丸ノミ鉗子で，グリップ部分を握ると先端部が閉じる構造になっている（**図17**）。骨の切除や骨棘の除去に使用される。把持力が強いため軟部組織の把持にも使用される。

◆ 使用目的や術野により先端の小さいものや2連タイプのもの，大きいサイズのものを使い分ける。

槌

◆ 金属製とプラスチック製がある（**図18**）。小さな骨や比較的柔らかい骨を切る場合はプラスチック製を，大きな骨や硬い骨を切る場合は金属製のハンマーを用いる。大きさや重さなどのバリエーションがある。

髄核鉗子

◆ 主に脊椎手術で使用し，髄核や黄色靱帯，骨片などを除去する。

◆ 通常はまっすぐで太いものを使用するが，微細な操作では細いものを使用する。先端が上向きや下向きとなっているものもあり，術野の状況により使い分ける（**図19**）。

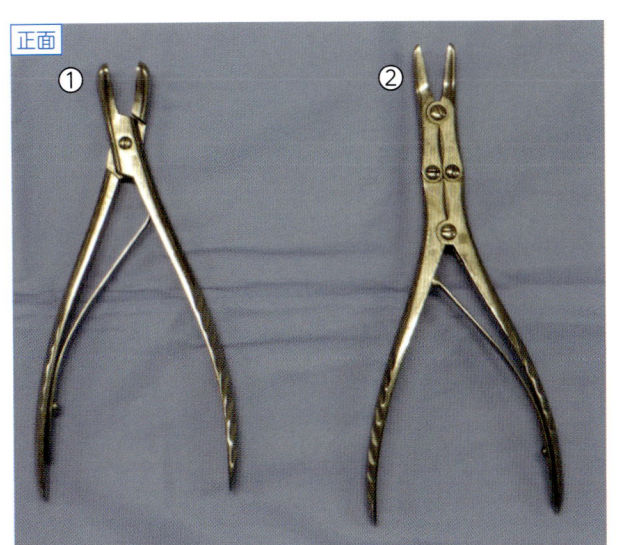

正面

図17　リウエル
①リウエル，②2連タイプのリウエル

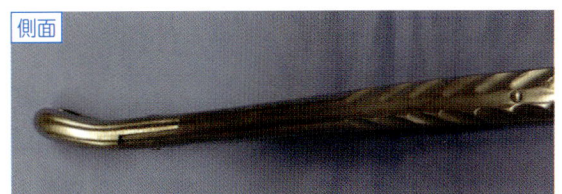

側面

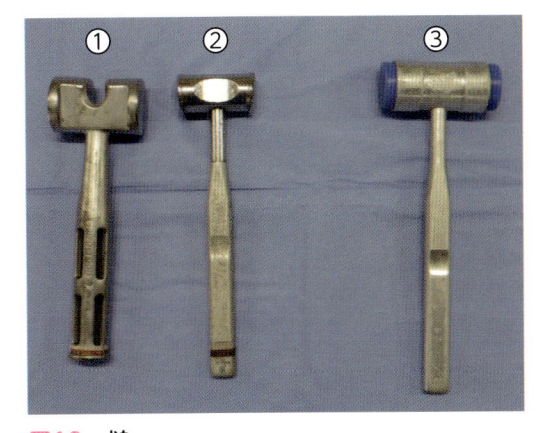

図18　槌
①②金属製ハンマー，③プラスチック製ハンマー

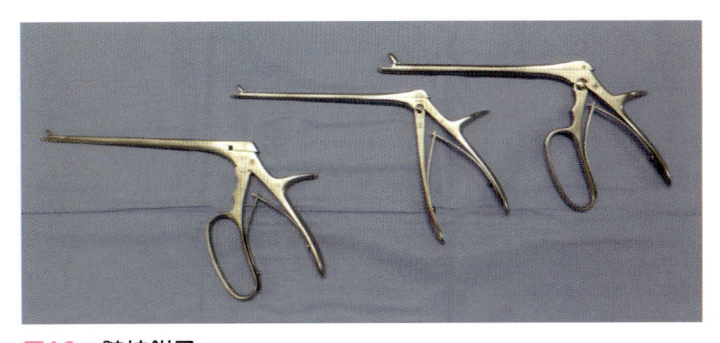

図19　髄核鉗子

⭕ ドリル

◆ 鋼線やスクリューを挿入するために骨に穴をあける器械で，先端部分によりオートチャック式（図20），ヤコブスチャック式（図21，22）などに分けられる。オートチャック式のものはKirschner鋼線刺入時に使用する。スクリュードリルを使用する場合にはヤコブスチャック式のものを用いる。

⭕ エアドリル

◆ 気道式と電動式がある（図23）。ハンドピース，バーガード，バーからなる。スイッチがハンドピースについているものとフットスイッチのものがある。

◆ バーにはスチールバーとダイヤモンドバーがあり，スチールバーは目が粗いため，切れがよいが周囲の組織を巻き込みやすいという特徴がある（図24）。

◆ ダイヤモンドバーは，目が細かいため切れはそれほどよくないものの，周囲の軟部組織を巻き込みにくいこと，また細かく削るため出血が少ないという特徴がある。

◆ 椎弓の掘削ではスチールバーから始め，硬膜に近くなったところでダイヤモンドバーに変更する。またバーの径や長さにはさまざまな種類があり用途により使い分ける。

アドバイス

先端がぶれないように脇を締めて，エアドリルを両手で持つ。骨を削る際，はじめは回転数を落として削り，起点を作ってから回転速度を上げると，バーが骨に弾かれずに削ることができる。また使用しない際に誤作動防止のためハンドルの安全装置をかけることを忘れないようにする。

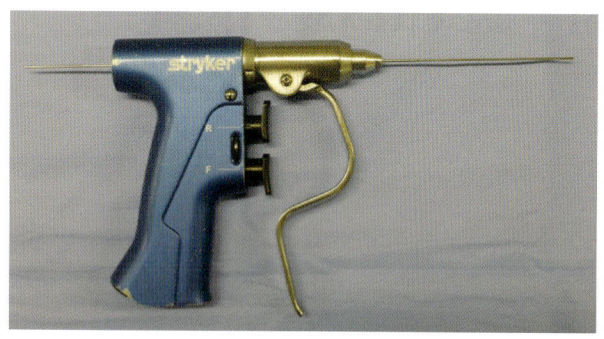

図20　オートチャック式ドリル

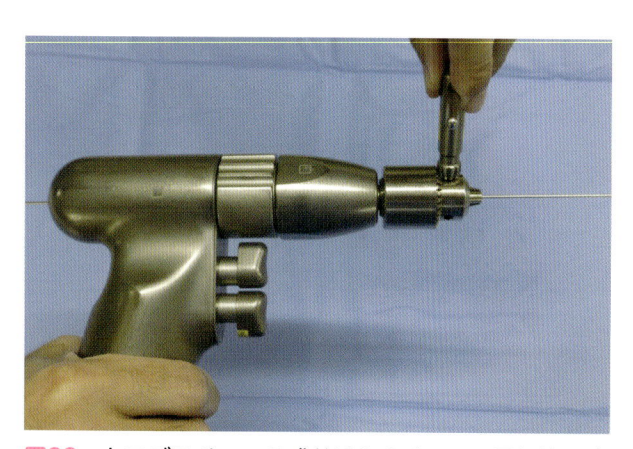

図22　ヤコブスチャック式ドリルのチャック回し使用時

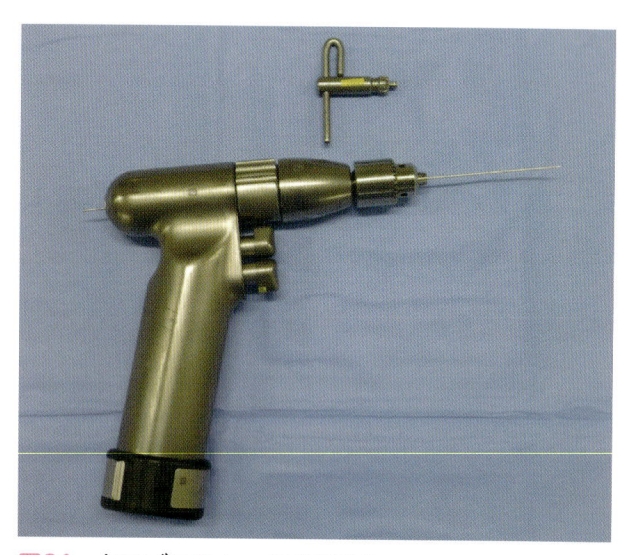

図21　ヤコブスチャック式ドリル

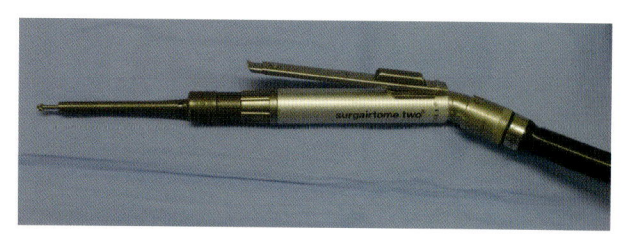

図23　エアドリル

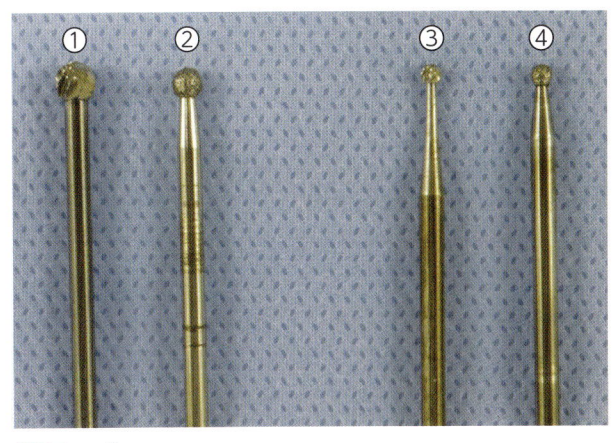

図24　バー
①4mmスチールバー，②3mmダイヤモンドバー，③2mmスチールバー，④2mmダイヤモンドバー

ボーンソー

◆ ハンドピースの先に鋸刃を用いて使用する（**図25**）。刃の形状，大きさや長さには色々な種類が存在する。

◆ 刃には目盛りがついているため（**図26**），深さをイメージしながら深部に進める。骨切りの際に熱が発生するため，適宜生理食塩水をかけて冷やしながら骨切りを行う。

◆ 必ず両手で持ち脇を締めて，利き手でハンドピースを持ち，反対の手を横から当てて安定させ少しずつ削る（**図27**）。

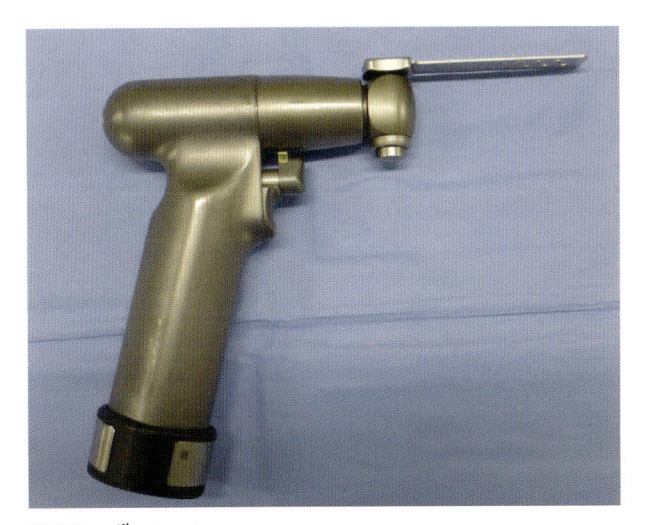

図25　ボーンソー

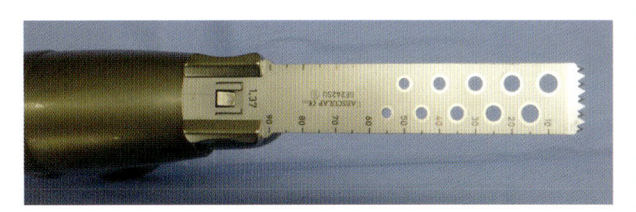

図26　ボーンソーの刃
刃には目盛りがあり，深度の指標にする。

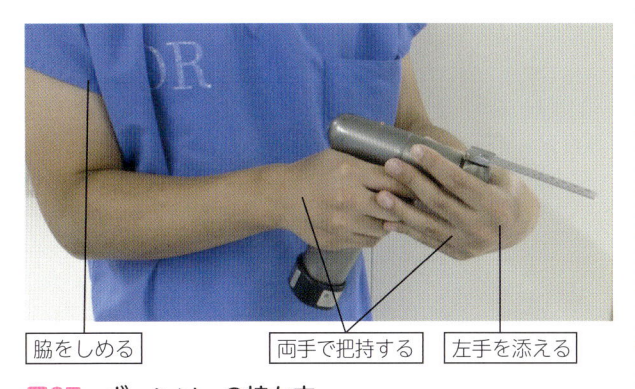

脇をしめる　　両手で把持する　　左手を添える

図27　ボーンソーの持ち方

参考文献

1) 今井晋二. 基本手術器具の構造と使い方. 井樋栄二, ほか監. 田中　栄, ほか編. 標準整形外科学 第15版, 医学書院：東京, 2023, p194-7.
2) 西浦康正. 基本手術手技の使い方. 戸山芳昭, 編. 整形外科手術

イラストレイテッド基本手術手技. 中山書店：東京, 2017. p2-13.
3) 高橋明子, ほか. 第2章　整形外科. 山本千恵, 編. 手術室の器械・器具201. オペナーシング2017年秋季増刊 2017：74-101.

術野準備

千葉大学大学院医学研究院整形外科学　萩原茂生

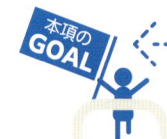

本項の GOAL

- ● 術式に合わせて仰臥位や側臥位など確実な体位の固定，術野の確保を得ること。
- ● 術野にインプラントやデバイスを設置して，透視装置などが確実に使用できること。
- ● 脱臼や整復操作など，予想される手術操作に対して手術中の清潔を保つこと。

● 術式による体位

◆ 清潔を保ったまま展開，手術操作が行いやすく，整復操作やインプラントの設置などが的確に行えることが必要である。電気メスや吸引，サージエアトームなどがスムーズに使用できる導線を整えることも重要である。

みんなの Pitfall

ドレープや電気メスを固定するための布鉗子で患者の皮膚をつまんでしまうと，重大な皮膚トラブルになる。

アドバイス

術野のライトはセッティング時だけでなく，その後の手術操作まで見越して準備することが重要である。例えば人工膝関節置換術において，展開と骨切り時の術野を照らすライトの角度は異なる。

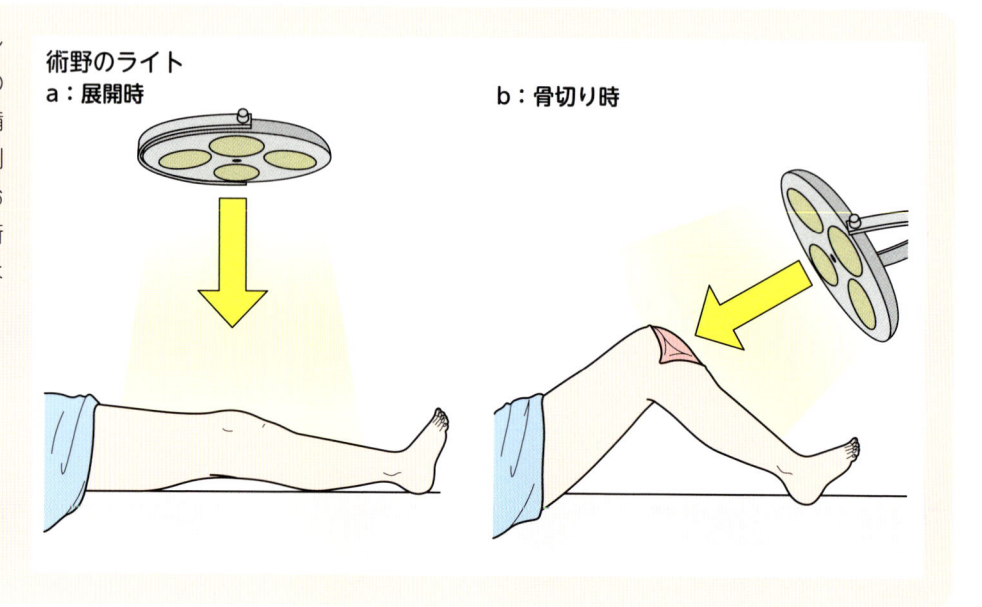

術野のライト
a：展開時
b：骨切り時

● 手術部位ごとの主な体位とその工夫

◆ **脊椎：** 腹臥位（頚椎前方手術では仰臥位，側臥位進入による椎体間固定なども行われる）

◆ **肩関節：** ビーチチェア位（前腕保持器などによる固定）

◆ **肘・手：** 仰臥位（駆血帯や手台の使用）

◆ **股関節：** 側臥位手術が基本（近年仰臥位によるアプローチが増加）

◆ **膝関節・足関節：** 仰臥位（駆血帯の使用）

● 清潔野の確保

◆ 待機的手術では水疱や湿疹などの皮膚病変がないことを確認する。皮切部位を中心としてポピドンヨード，アルコール添加0.5％クロルヘキシジン，グルコン酸クロルヘキシジンで術野を消毒する（**図1**）。剃毛については皮膚損傷の可能性があるため手術用クリッパーを用いるのが安全であり，手術直前に行うことが望ましい。

◆ 汚染された創部や足趾の爪領域などではブラッシングを行う場合がある。消毒は手術部位を中心として辺縁部に移動していくことが推奨されている[1,2]。

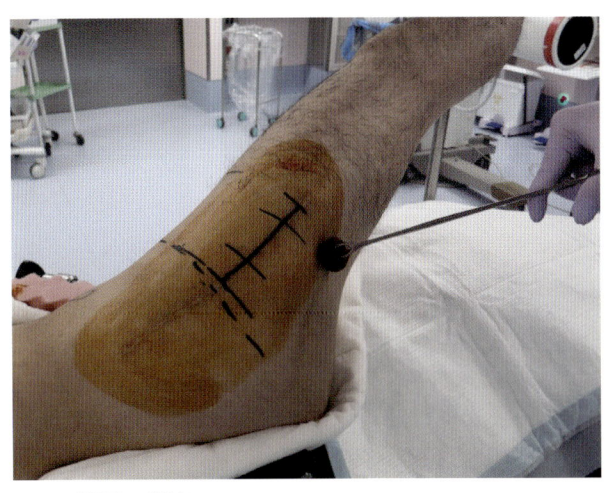

図1 術野の消毒

術野準備の実際

● 脊椎手術体位

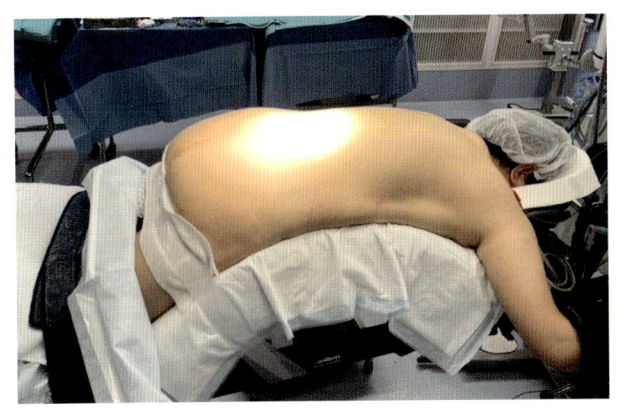

1 頭部では眼球圧迫，人工呼吸器の接続に十分注意して腹臥位をとる必要がある。体幹では軟部組織の圧迫による褥瘡や末梢神経の圧迫による麻痺に注意する。インストゥルメンテーションなど術中透視を用いる際にはそのスペースを確保する。

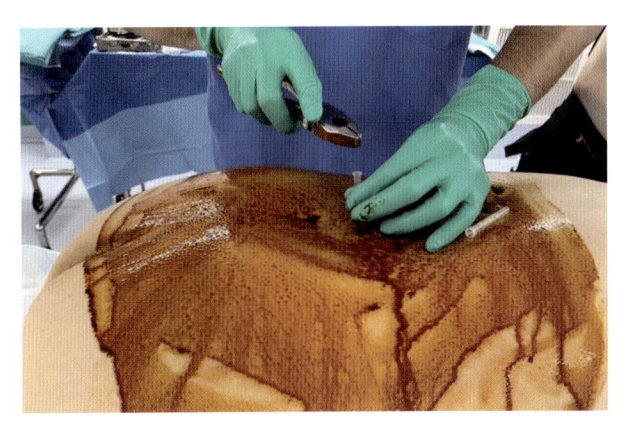

2 手術高位については執刀前にメルクマールを撮影するなどして確認するが，確実に棘突起に打ち込み，手術室にいる全員で高位の確認を行う。

◯ 肩関節手術体位

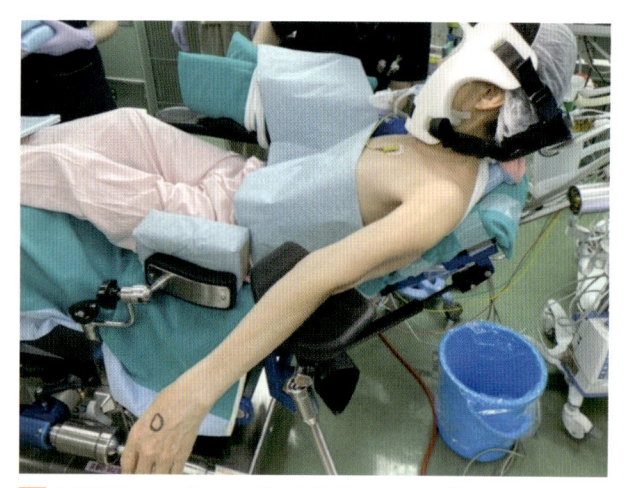

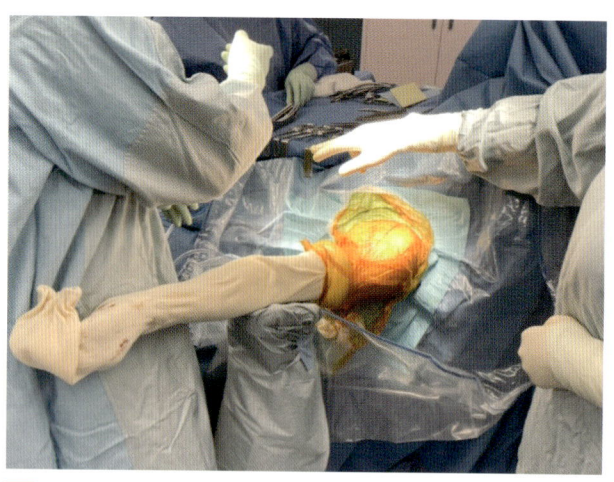

1 30°程度ヘッドアップした姿勢をとる(ビーチチェア位)。体は手術台の患側に寄せるため，落ちないよう体部を固定し頭部は術野確保のためにフェイスマスクなどで角度の調整と固定を行う。

2 術中の上肢は助手または前腕保持器などで良好な肢位を保持する。

◯ 手外科手術体位

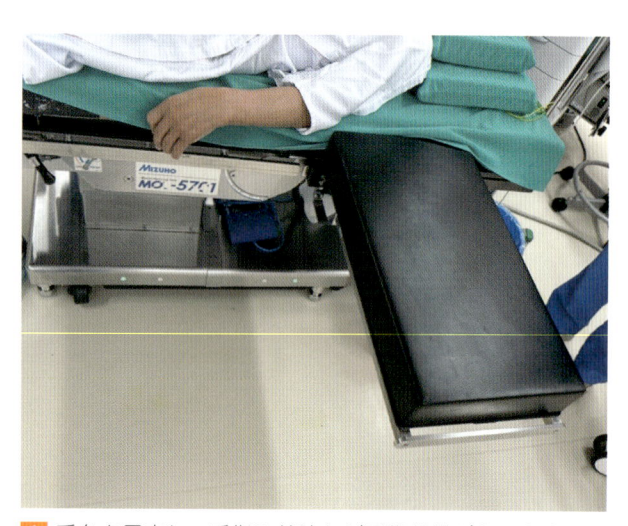

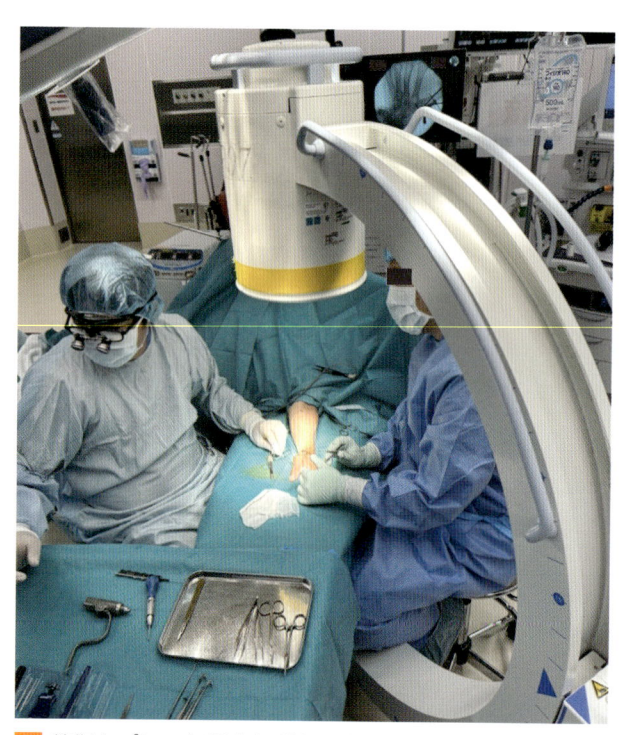

1 手台を固定し，手指や前腕など手術部位が台の中央にくるように術野を確保する。
駆血帯を使用する場合には緩まないように上腕に巻く。

2 整復中プレート固定など行う際には透視装置のスペースを確保する。

🔸 股関節手術体位

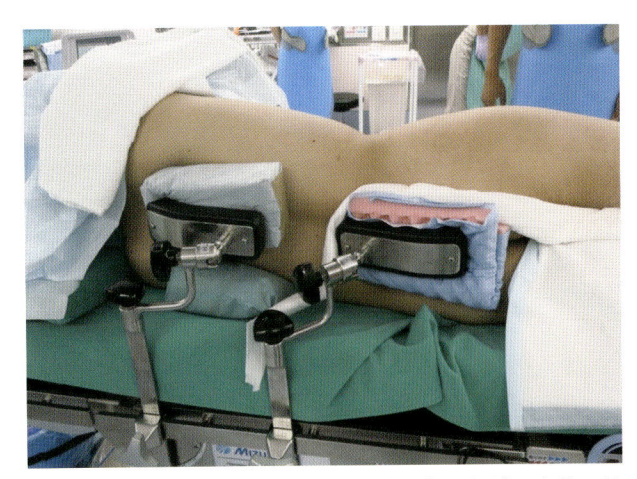

1 側臥位手術では恥骨，上前腸骨棘，仙骨などで十分に骨盤を固定する。術中の脱臼，インプラント挿入操作において骨盤が動かないことが重要である。腋窩神経，腓骨神経麻痺への圧迫を避ける必要がある。

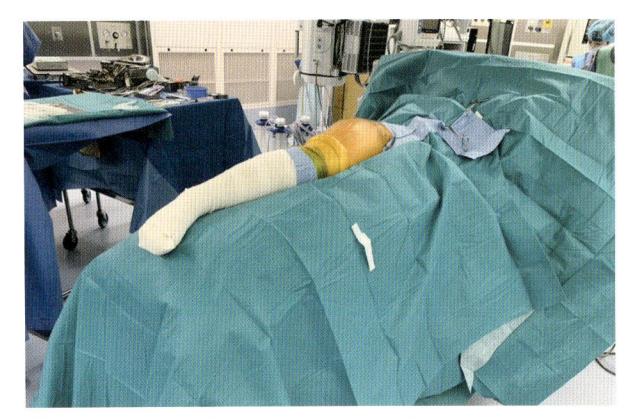

2 人工関節手術が多く，術野の清潔が十分に保たれる必要がある。

> **みんなの Pitfall**
> 骨盤の固定が不十分だとカップの打ち込みなどにより骨盤が動いてしまい，予定されたアライメントで固定できなくなってしまうことがある。

🔸 膝関節手術体位

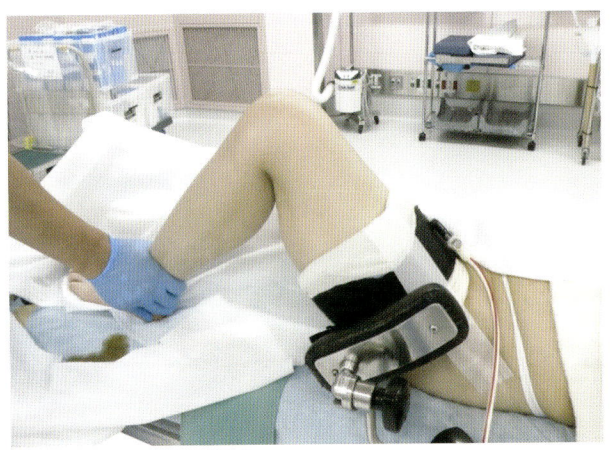

1 清潔な術野を確保できるように大腿の近位に駆血帯を装着し，コネクターが装着しやすい向きに固定する。

> **みんなの Pitfall**
> 駆血帯を近位に巻かないと体格によっては十分な皮切が確保できなくなってしまうことがある。

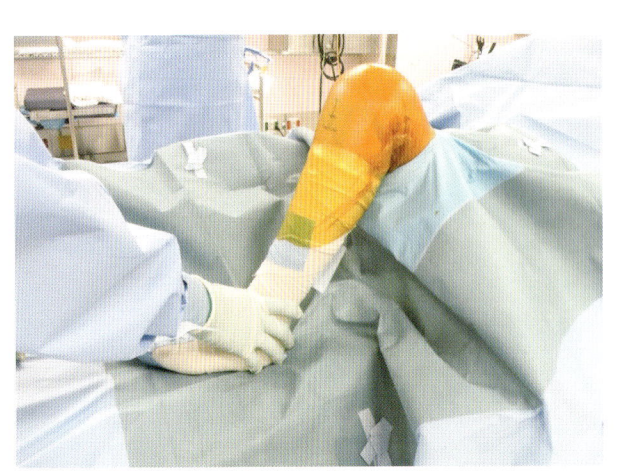

2 人工膝関節全置換術(total knee arthroplasty；TKA)では大腿骨，脛骨それぞれの操作部位によって膝の伸展屈曲角度が異なる。関節鏡では観察部位によって下垂位や胡坐位などがとれるようにする必要がある。

参考文献

1) 日本整形外科学会，ほか監. 日本整形外科学会診療ガイドライン委員会，ほか編. 骨・関節術後感染予防ガイドライン2015改訂第2版. 南江堂；東京，2015. p41-5.
2) 田中康仁，ほか編. 整形外科感染対策における国際コンセンサス. メジカルビュー社；東京，2019. p11-7.

麻酔法（気管挿管）

たらお内科・消化器科　多羅尾健太郎

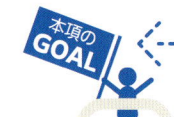

- ◉ McGRATH™ MAC ビデオ喉頭鏡を用いてより挿管困難な患者にも高い確度で挿管することができる方法を覚える。
- ◉ エアウェイスコープ®のより洗練された使用方法を覚える。
- ◉ 上記2つのデバイスの使用用途の差を覚える。

◆ 近年，気管挿管デバイスの性能において，大きな改善がみられ，救急救命現場，麻酔導入時などにおける気管挿管に，ビデオ喉頭鏡は一般的に用いられている。一方で，ビデオ喉頭鏡デバイスを用いてもなお，気管挿管の失敗がみられている[1]。

◆ 究極的な生死を分ける気道確保，気管挿管については「困難気道ガイドライン」があり，換気困難，挿管困難時の気道確保フローチャートについてはそちらを参照されたい[2]。

◆ しかしながら，気道確保に慣れない医師にとっては，結局は気管挿管が最終的な気道救命の一手となることも多い。したがって本項においては，忘れてしまうような情報を省き，実際の整形外科医による気管挿管成功率の上昇という結果をより重視した気管挿管技術について述べる。なお気管支鏡による挿管については熟達度に非常に左右されるため，通常の整形外科医の挿管と考えた場合には不適切と考える。

⭕ 体位

◆ 体位については当然，スニッフィングポジションがよりよい体位であることは間違いないが，整形外科の患者においては体位がとれないことも多く，また他書物やインターネットで多くの情報が出ているため，そ

らを参照されたい。

◆ 頸部の前屈，後屈が自由に許される患者である限り，体位は気道確保には非常に重要であるものの，気管挿管においては喉頭鏡により上下顎の位置は調整できてしまうため，気管挿管成功率については技術次第で事前に調整する体位による影響がない。

◆ ハローベスト装着や頸椎固定後の患者といった頸部後屈が不可能な場合などの困難な状況も，なるべく高い確率で挿管可能なテクニックを以下に述べる。

⭕ デバイス

◆ 挿管におけるデバイスとしては現在通常の二次病院であれば常備していることが多いMcGRATH™ MACとエアウェイスコープ®（AWS）が挙げられる。

◆ これらのうちエアウェイスコープ®では頸部後屈は原則必要がないが，技術的に難しく，応用範囲も狭いため，緊急時の気管挿管ではMcGRATH™ MACを第一に選ぶのが救命に関しては得策である。

◆ 緊急ではなく，頸部後屈制限がある場合はエアウェイスコープ®が第一選択となる。

McGRATH™ MAC ▶

◆ McGRATH™ MACは従来使用されてきた直達喉頭鏡

の上位互換であり，特にMacintosh型喉頭鏡では先端の形状もまったく共通であるため，完全上位互換であると考えてよい。したがって著者は気管挿管を専門にしていない職種の医師は挿管には常にMcGRATH™ MACを使用するべきであると考えている。

◆McGRATH™ MACは非常に使いやすいが，基本的にはMacintosh型喉頭鏡であるため，技術的には非常に奥が深い。熟練者においては最終的には最も応用が利き，最も使用しやすいツールであると同時に，初級者にも取り扱いやすいが，ピットフォールがある。

◆McGRATH™ MACの喉頭展開には喉頭蓋にブレードをかけて展開を行う方法（**図1**）と，喉頭蓋にブレードをかけずに喉頭展開する方法（従来の挿管方法同様に喉頭蓋谷にブレードをかける方法，**図2**）と大きく分けて2種類ある。

◆安定している状況であれば，まずは喉頭蓋にかけずに展開する方法は難易度が低くやり慣れた方法であるため，これで行ってもよい。

◆しかし緊急時に1回で成功させなくてはいけない場面，特にハローベストや頚部後屈制限がある患者の挿管に直面した際には喉頭蓋をブレードにかけずに行う方法では不可能な場合も多く，喉頭蓋にブレードかけて行う方法をお勧めする。

◆なお，McGRATH™ MACで正しく喉頭展開すると自然と頚部後屈のアライメントがかかるため，後屈禁止の患者においては注意が必要である。

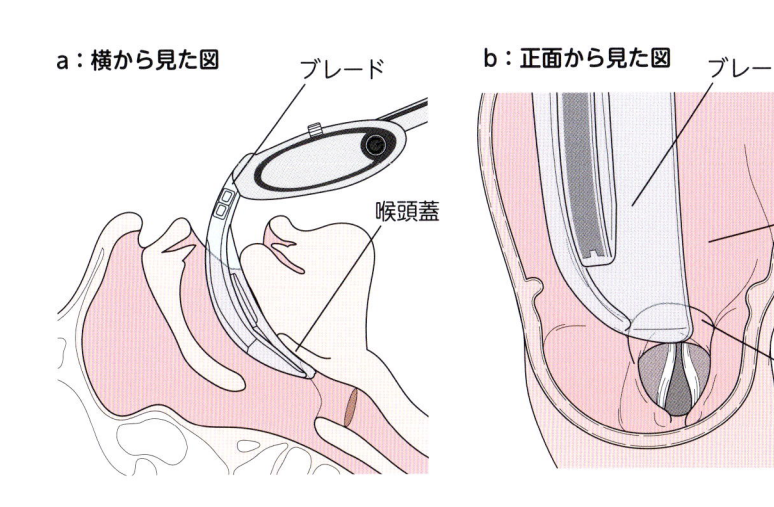
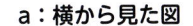

a：横から見た図　ブレード　b：正面から見た図　ブレード

舌根

喉頭蓋

喉頭蓋

図1 喉頭蓋にブレードをかけて展開する方法

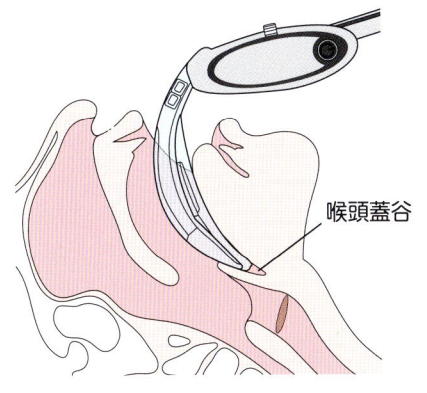
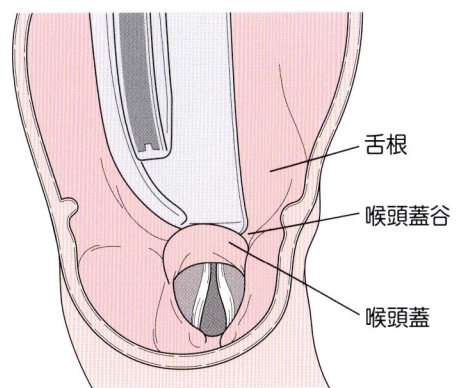

a：横から見た図　b：正面から見た図

舌根

喉頭蓋谷

喉頭蓋

喉頭蓋谷

図2 喉頭蓋にブレードをかけずに展開する方法

気管挿管の手技

● おおよそあらゆる場面において 最も成功率が高い方法

◆ この方法は侵襲が少なく，通常でも使用できるうえに，習熟すれば頚部後屈制限がある患者で，通常のアライメントでは挿管できないような場合においても高い確率で成功する挿管方法である。

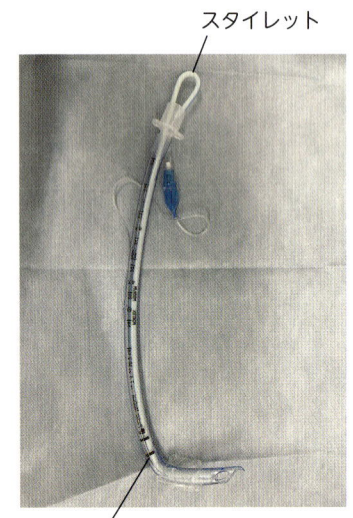

スタイレット

声門マーカー

1 日本人成人男性はスタイレット付きの内径7.5mm，成人女性は内径7mmのチューブを用意する。先端5～7cmを90°弱，患者の顔の大きさにより適宜調節し，曲がりを作製する。チューブ先端とチューブ内部とスタイレットは摩擦がないようにゼリーで潤滑しておく。特にチューブ内部に関する薄く滑らかな潤滑は手技の成否に大きく影響するため，注意する。

アドバイス

これらの形状にチューブを曲げる理由には，かつてトラキライト®といった道具において，最も挿管困難な群と対峙する際に必要だった曲率に倣っている。またこの形状は単純に解剖学的に声門に届きやすい形状であるという歴史上の事実があるだけではなく，**8**のように，チューブとスタイレットを抜き差しする際に，アライメントの変化を利用してチューブを進めるという行為が可能となることにもある。

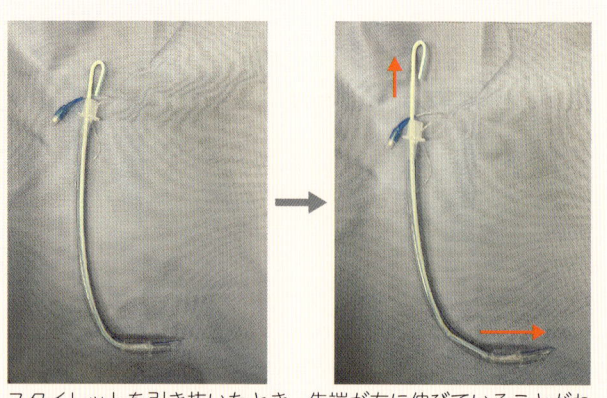

スタイレットを引き抜いたとき，先端が右に伸びていることがわかる。

2 カフの確認。意外な盲点であるが，急いでいるときのチューブのカフ漏れ確認はシリンジを引き，カフが完全に虚脱することを確認するだけで十分である。わざわざ膨らませる必要はない。

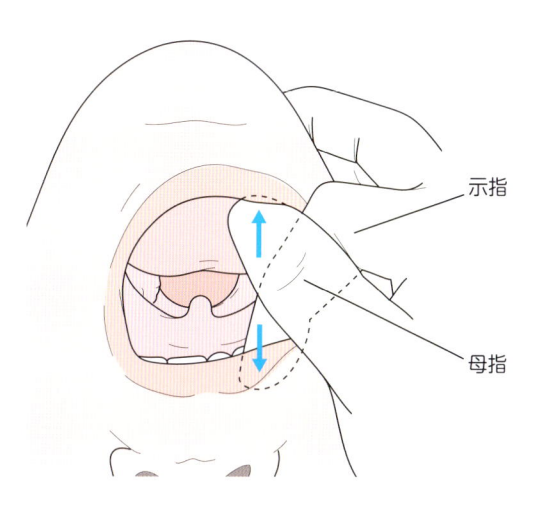

示指

母指

3 McGRATH™ MACを口腔内に入れる。喉頭展開においてMcGRATH™ MACに習熟すれば大きな開口は必要なくなるが，適宜右手で開口させ（例：クロスフィンガー法，左図），McGRATH™ MACを口腔内に差し込む。この際，手技に慣れていない場合は通常の喉頭鏡であると考え，口腔内を直視して口腔にMcGRATH™ MACを差し込むほうが成功率は高いようである。

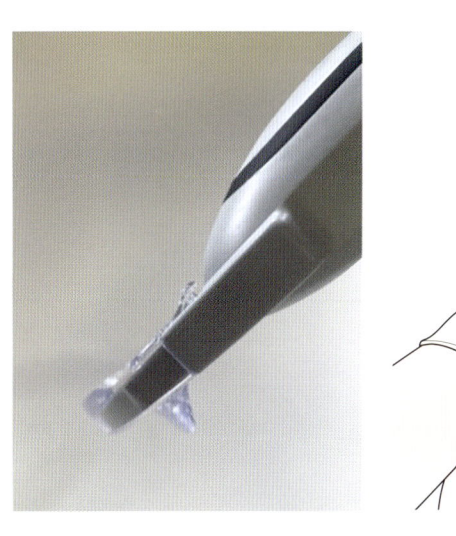

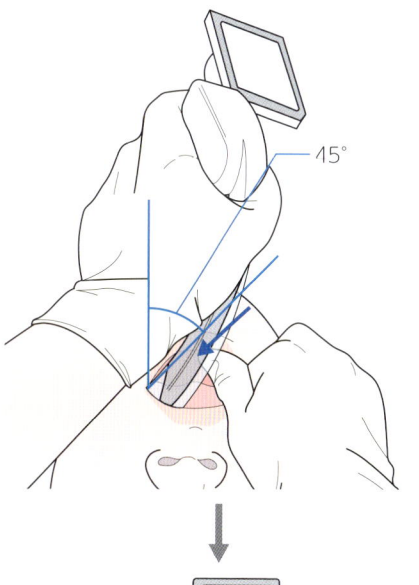

45°

4 右の梨状窩に向けて柔らかく深く喉頭鏡を差し込む。McGRATH™ MACのブレードはおおよそ斜め45°が最も低い高さとなるようにできており，右に45°傾けながらブレードを挿入する。

食道入口部

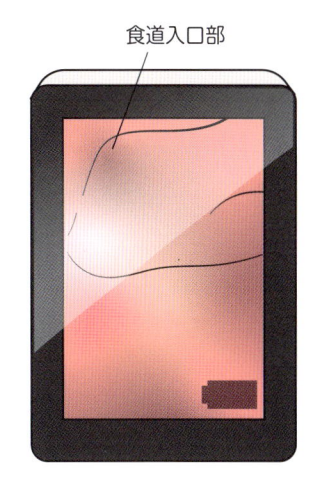

正中

5 左図のようなイメージを確認したのち，McGRATH™ MAC全体をゆっくりと正中に戻すイメージで顔前に戻し引き抜いてくる。この際の喉頭展開の角度は斜め前45°であるが，大きな展開力は必要なく，組織を柔らかく退ける程度の意識でよい。

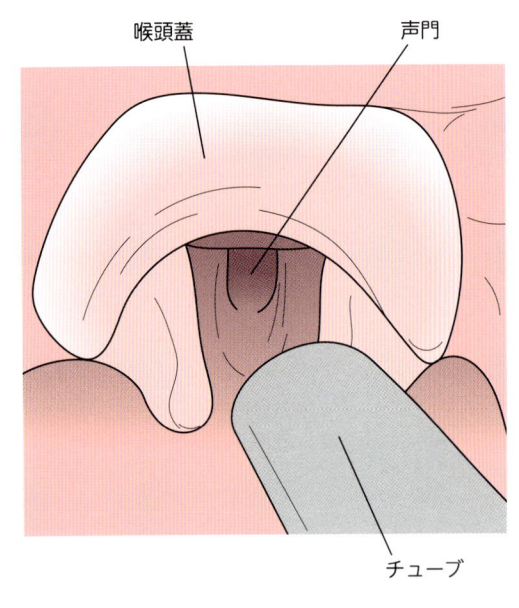

喉頭蓋　声門

チューブ

6 喉頭展開のイメージが見て取れたら，口腔内にチューブをそっと入れていく。この際，介助者がいれば右口角の唇を退けてもらい，挿管チューブが通る空間を確保してもらうのもよい。

7 口腔内の形をイメージしながらチューブを差し込む。**1** の曲げ方をしていると大抵は挿管チューブの先端が声門の目の前に現れる。

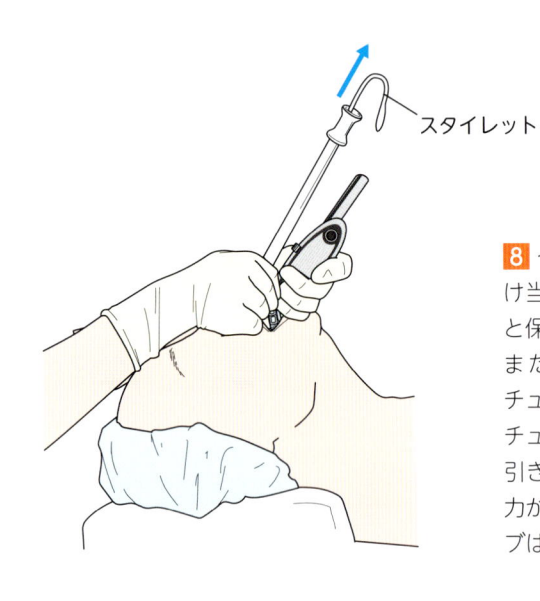

スタイレット

8 そっとチューブの先端を声門に少しだけ当たるようにし，チューブをしっかりと保持したうえで，スタイレットを半分，またはすべて抜く。セットされた挿管チューブで試せばわかることであるが，チューブを保持したままスタイレットを引き抜くと，チューブ先端は進む方向に力がかかることとなる。この時点でチューブは声門にしっかりと引っかかる。

9 たわんだチューブを少し伸ばすようなアライメントを取りながら，そっと反時計回りにチューブを回す（反時計回りがうまくいかないときは時計回りにする）。

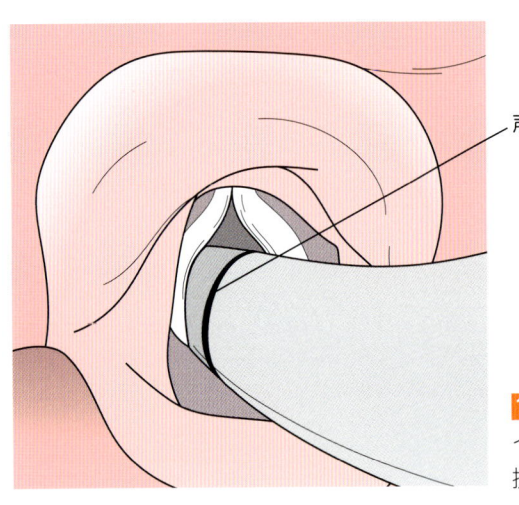

声門マーカー

10 チューブを回転させると気管のアライメントにチューブが沿う形となり，抵抗が消失するとともに完全に挿管される。

11 チューブのアライメントを本来の向きに戻し，挿管チューブを固定する。

● エアウェイスコープ® を使用する場合

◆ もう1つの代表的なデバイスであるエアウェイスコープ®は比較的に簡便だと考えられているビデオ喉頭鏡デバイスであり，救急救命士の使用するビデオ喉頭鏡デバイスにも指定されている。

◆ また口頭展開を行う際，頸部後屈が必要なく，頸椎保護には最も適した道具である。

◆ しかしながら注意点や本来考えられていた通常の使用方法では困難にあたる場合も多く，手技のポイントを解説する。

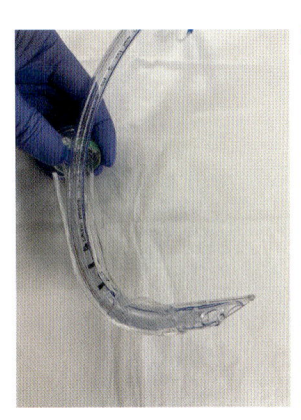

1 準備。エアウェイスコープ®では左図のようにチューブをセットする。理由としては，エアウェイスコープ®は斜め上の口頭展開ができないため，声門ではなく梨状窩に向かってチューブが進んでしまうためである。したがって，なるべく声門にチューブが進む期待値を上げる向きにチューブをセットすること，視野の妨げにならず，かつチューブを送る距離が最小限にある位置であることが挙げられる。緊急時においては薄型のイントロック®（薄型AWSイントロック® NK M-ITL-TL，緑色）を使用し，チューブサイズは男女かかわらず内径7mm，もしくは6.5mmを使用する。明らかに大柄であり，口周りの大きい症例や首の長い症例においてはAWSイントロック® NK M-ITL-SL（無色）を使用する。

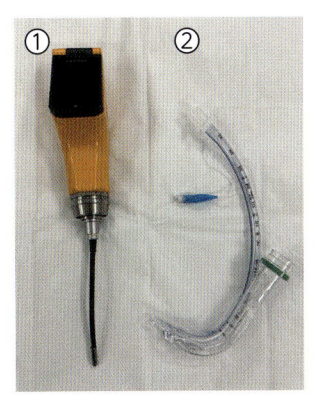

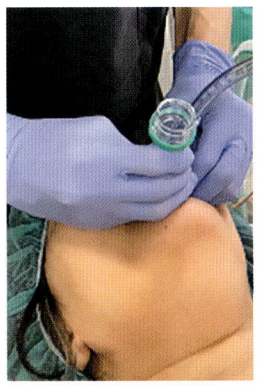

2 使用する際には，カメラ部分（①）と先端透明部分（イントロック®部分，②）は合体させずに，まずは口腔内に挿入し，だいたいの位置までデバイスを進める。

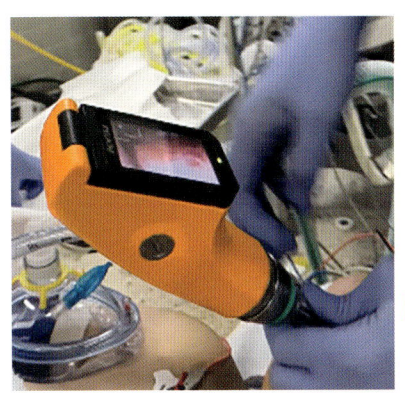

3 この後，オレンジのカメラ本体を透明部分と接合させ，さらにデバイス全体をゆっくり進める。

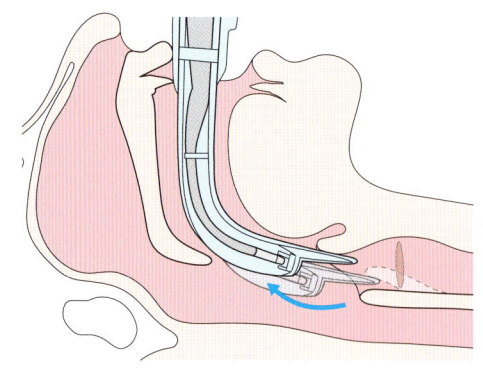

4 しっかり画像を見ながらゆっくり正中に戻し，引いてくる。

披裂軟骨部　　ターゲットマーク　　梨状陥凹

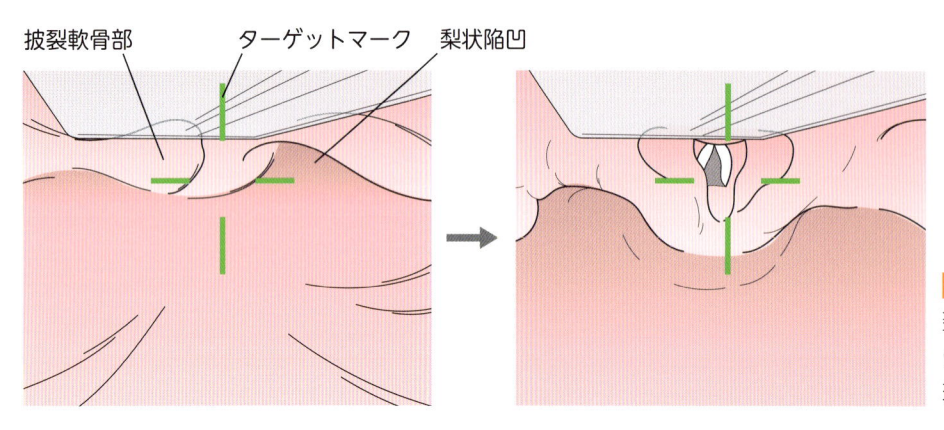

5 ゆっくり引いてくると，喉頭蓋をデバイスの先端で釣り上げている状態で声門が比較的突然に出現する。

声門マーカー

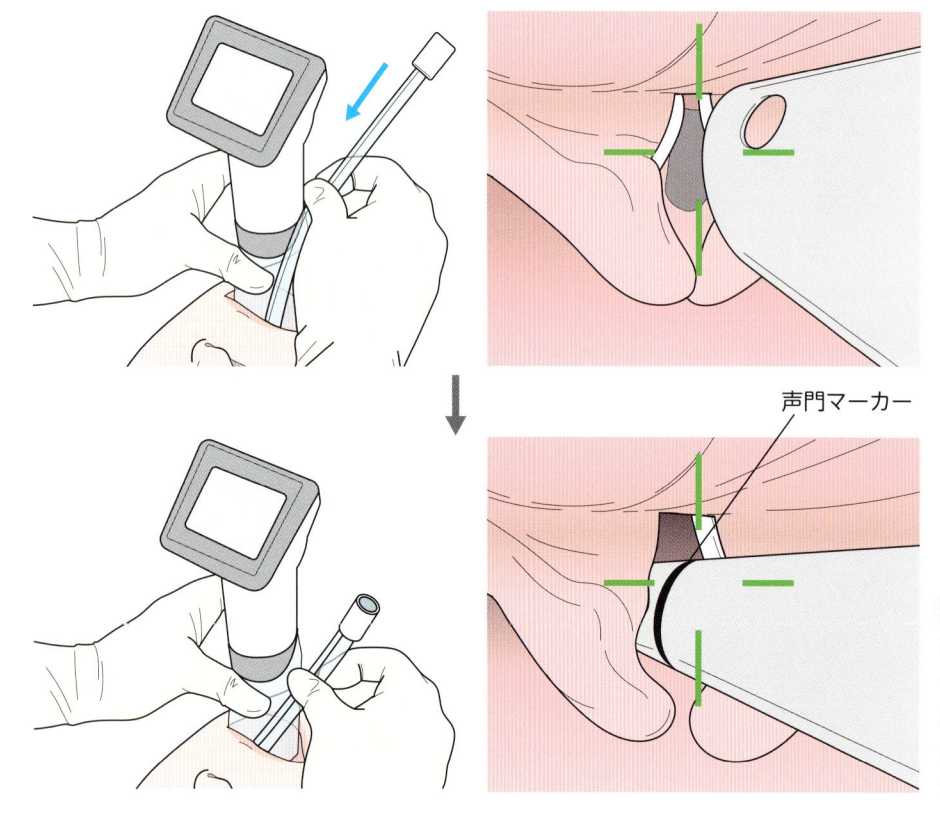

6 左手でエアウェイスコープ®本体をしっかり保持しながらチューブを進める。チューブを進めるのが固いこともあるので，この際はチューブを半分レール部分からはずすなど工夫して進める。

◆ このようにエアウェイスコープ®はややテクニカルな道具であり，この道具を使う可能性がある現場にいると自身で考えられる場合，定期的にこのカメラ本体のオレンジ部分とイントロック®（透明部分）の接合の手順やチューブを送る感覚などをチェックしておくことをお勧めする。

◆ このイントロック®のカメラ部分を合体したまま，いわゆる通常の説明書通りのデバイスとして使用してしまうと，イントロック®と口腔内の確度を合わせるためには胸壁にカメラ部分が当たってしまい，幾何学的に挿入不可となってしまう場合があるため，正しい手技の習熟を図るべきである[3]。

アドバイス

細かな角度調整などが困難な道具であるため，最良の方法に習熟し，それでもエアウェイスコープ®による挿管が難しい場合は速やかに撤退し，McGRATH™ MAC＋二人法による用手的頚部正中位固定（右図）[4]による気管挿管に戦略をシフトするのが望ましい。これらの場合は喉頭蓋谷にブレードをかけて展開を行い挿管する方法でなければならない。なお，ハローベストを装着している場合はすでに頚椎はプロテクトされているため，基本的にはMcGRATH™ MACを使用したほうが成功率は高い。

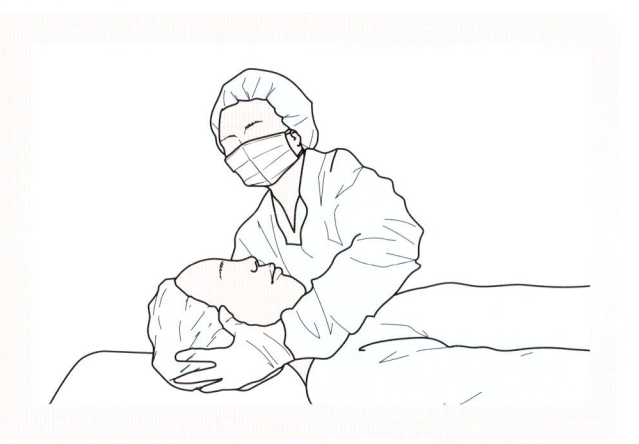

○ まとめ

◆ 以上，最も多く利用されるビデオデバイスについて，さまざまな困難な環境において最も成功率の高い方法について解説した。

◆ 病棟における緊急気道確保において，換気困難症例で患者の命を失ってしまう症例が後を絶たないことを著者は目にしてきた。いくら困難気道管理のフローチャートがあっても，現実に声門上器具挿入や気管切開を経験したことがない医師が挑む場合やそれらがうまくいかない際に，挿管技術が最後の砦となることは少なくない。

◆ 挿管は確かに技術的習熟度で大きく成功率が変化する手技ではあるが，意外にも知識が非常に大切な分野である。上記の内容を覚えていただき，数回繰り返すだけで，飛躍的に挿管技術が高まり，多くの患者が救われ，無理なく医療者の義務が果たされることを願っている。

参考文献

1) Heidegger T. Management of the Difficult Airway. N Engl J Med 2021；384：1836-47.

2) Japanese Society of Anesthesiologists. JSA airway management guideline 2014：to improve the safety of induction of anesthesia. J Anesth 2014；28：482-93.

3) 鈴木昭広，ほか. 産科麻酔におけるエアウェイスコープの使用経験. 臨麻 2007；31：709-12.

4) Austin N, et al. Airway management in cervical spine injury. Int J Crit Illn Inj Sci 2014；4：50-6.

皮膚切開

千葉大学医学部附属病院形成美容外科　秋田新介

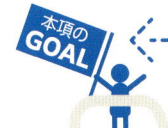

- ◉ 傷痕の目立ちにくい皮膚切開の方向がわかる。
- ◉ ケロイドや肥厚性瘢痕の好発部位と注意事項がわかる。
- ◉ 皮膚のマーキングの重要性を知り，治療に活用できる。

◯ 切開前のデザイン

◆ 皮膚切開を行う前に切開ラインのデザインをマーキングする。局所麻酔液は組織が膨隆するため，局所麻酔を行う前に切開デザインを描くとよい。皮膚マーカーや，手指，足趾のような微細なデザインが求められる場合は滅菌した爪楊枝と青色色素を用いてもよい（図1）。ただし，色素に塩化メチルロザニリン（ピオクタニンブルー）を用いる場合は，文書による患者の同意が求められる。通常の油性ペンは，術後創縁に色素を残す可能性がある。

◯ エピネフリン液の注射

◆ 真皮から皮下へのエピネフリンの局所投与は，血管の収縮による止血効果と局所麻酔作用時間の延長効果をもち，薬液は皮膚切開にあたって皮膚組織に適度な緊張を与えてくれる。ターニケット（駆血帯）を用いる場合や禁忌がある場合を除いて，局所麻酔薬として，リドカイン注射薬1%エピネフリン含有（10万倍希釈）を浸潤麻酔として用いるか，全身麻酔がかかっている場合は，20万〜50万倍に希釈したエピネフリン液を局所投与することが勧められる（図2a）。

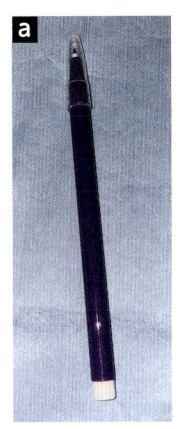
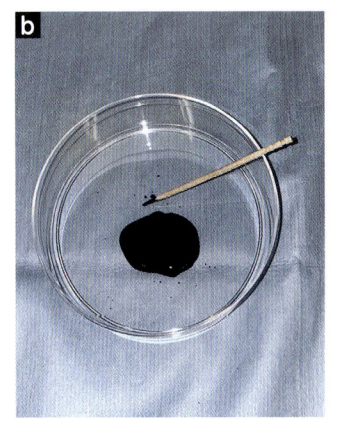

図1　皮膚マーカー（a）および爪楊枝と青色色素（b）

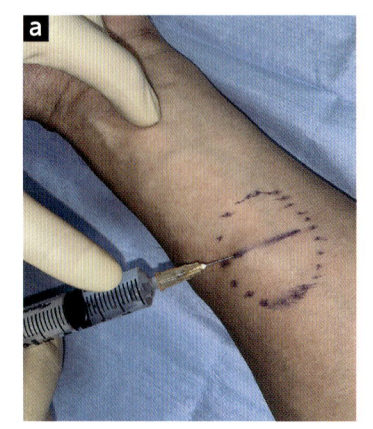
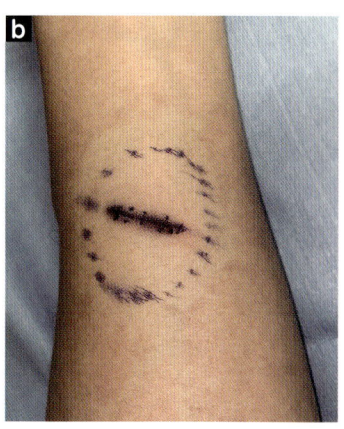

図2　エピネフリン液の注射

◆エピネフリンの効果によって真皮下血管網が十分に収縮するには3分程度を要する。リドカインの効果が現れて患者の痛覚の消失が確認されても，少し堪えて麻酔した範囲が周囲組織よりも白くなるまで待機したほうが，真皮下血管網からの出血に対する止血にかかる時間が節約され，組織の焼灼による損傷が抑えられるため，術者にとっても患者にとっても有益である（図2b）。

◯ メスの種類と使い分け

◆メス刃には円刃刀（15番メスなど，図3a）と尖刃刀（11番メスなど，図3b）とがある。円刃刀は直線的な皮膚切開に用い，丸くなった腹（刀腹）を使って引くように切開する。尖刃刀は小さな三角弁を作製するような繊細な作業をする場合や，小さなポートや鈍針を通すための孔を穿つ場合など，小範囲の切開をする際に，先端を用いて刺し込むように，押して切開する。

◆これら比較的小さなメス刃は，ペンを持つようにペンホールド式で把持する（図4）。そのほかの把持方法としては，長い皮膚切開を行う場合に大きなメス刃において用いる，バイオリン弓式，テーブルナイフ式などの把持の方法がある（p.37参照）。

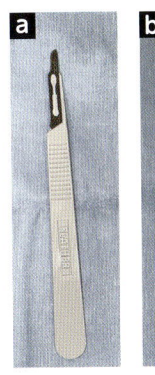
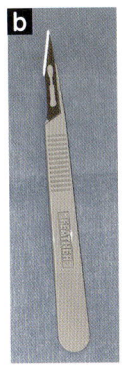

図3 メスの種類
a：円刃刀
b：尖刃刀

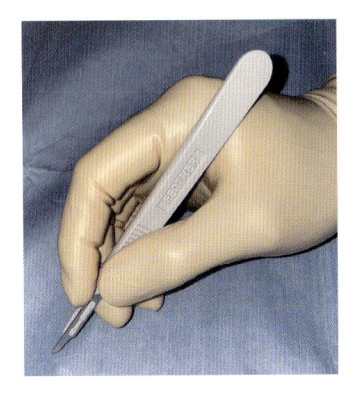

図4 ペンホールド式

皮膚切開の手技

◯ 概要

◆皮膚切開は，術中の展開のしやすさ，皮下に走行する知覚神経を含めた重要臓器の損傷の回避と，残される傷痕を考慮して決定される必要がある。傷痕の問題には，目立ちにくさという整容的な面と拘縮という機能的な面とがあるが，概して整容的に良好な美しい傷痕は機能的にも良好な結果につながるため，目指す仕上がりは同じである。人体には，皮膚切開の方向は傷痕の目立ちにくい方向と目立ちやすい方向があり，ケロイドや肥厚性瘢痕といった術後合併症の好発部位がある。

◆本項では特に四肢，体幹における，術野の良好な展開と美しい傷痕を達成するために重要な点を紹介する。さらに，最終的に整容的な皮膚縫合を達成するために，皮膚切開の段階からできるマーキングのポイントについても解説する。

○ Relaxed skin tension line（RSTL）

◆ 皮膚には弾性線維があり，常に張力がかかっていることは，皮膚切開をすると創縁が開いていくことからも実感できる。この張力は方向によって異なり，創縁にかかる力が最も弱い切開線の方向は，relaxed skin tension line（RSTL）とよばれ，この方向に沿って皮膚切開をすることで，術後の瘢痕が最小限になると考えられている[1]。

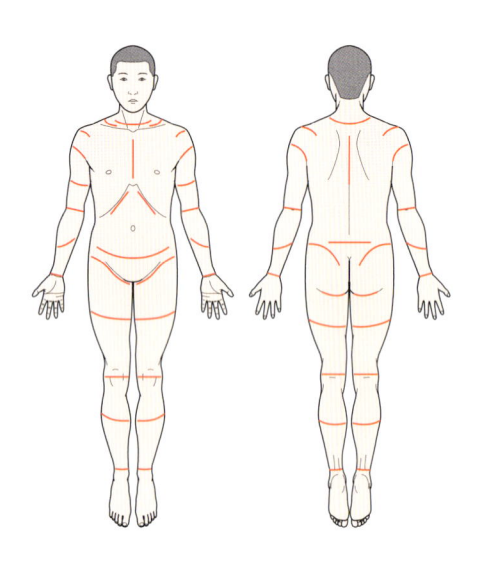

1 全身のRSTLを考慮した，傷痕の目立ちにくい皮膚切開の方向。逆にこれらの線に直行する皮膚切開は傷痕が目立ちやすい。

◆ 四肢の関節部は皺の方向がわかりやすいが，関節から離れた部位や運動の方向が多様な肩関節周囲では，一見してその方向がわかりにくい場合もある。指で皮膚に皺を寄せてみて，皺がS字状にならず，まっすぐになる方向を参考にする。顔面では表情筋の走行は複雑であり，加齢性の下垂や凹凸も影響しやすいことから，傷痕の目立たない切開の方向は，やや複雑となる。

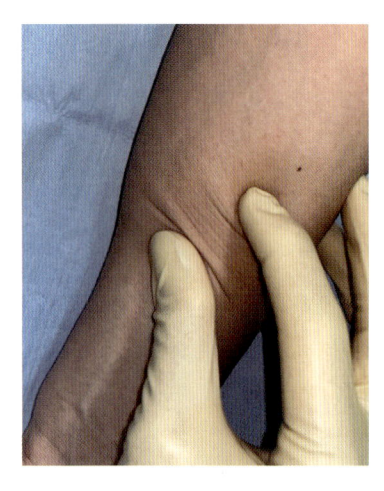 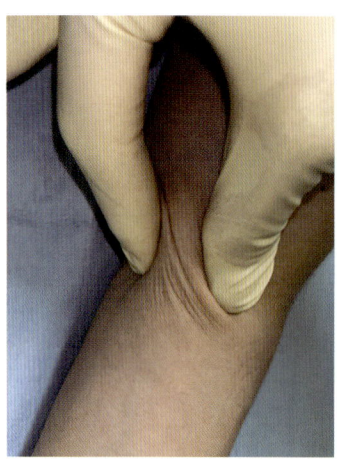

2 RSTLに沿った方向に皮膚を寄せると，容易に皺が寄り，その線はまっすぐとなる（左）。RSTLに沿った方向以外では，皺の方向が直線になりにくい（右）。

◆ 切開線の方向に配慮することは，整容的に良好なだけでなく，肥厚性瘢痕やケロイドの予防，瘢痕に起因する拘縮の予防となる。一方で，深部の展開，外傷創，皮膚病変の切除などの目的で，RSTLに沿わない皮膚切開が必要なことも多々ある。RSTLと直交する切開は側正中で行ったり，直行する切開が長くならないようにzig-zagの切開，S字状の切開としたりすることで，これらの合併症を防ぐ。

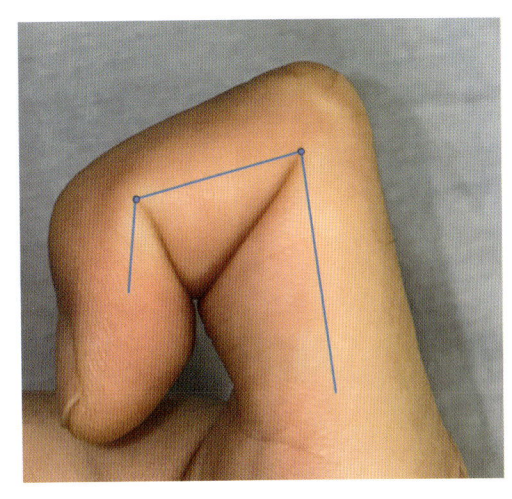

3 手指の側正中線。指を自動または他動屈曲した際の皮線の背側点をマーキングし，点と点をつないだ線が該当する。側正中での皮膚切開では，指の屈曲，伸展運動に際し張力がかかりにくい。

● ケロイド，肥厚性瘢痕の好発部位と予防

◆ ケロイド，肥厚性瘢痕は，傷痕が赤く盛り上がって痒みや痛みを伴うため，患者にとってはきわめて不愉快な術後合併症である。ケロイドはもともと存在した傷痕から徐々に拡大する傾向があり，肥厚性瘢痕はもともと存在した傷痕の範囲を越えて拡大することはないため，両者は異なる疾患であると考えられているが，中間的な性質をもつ病変も数多く経験され，区別が難しい場合もある。

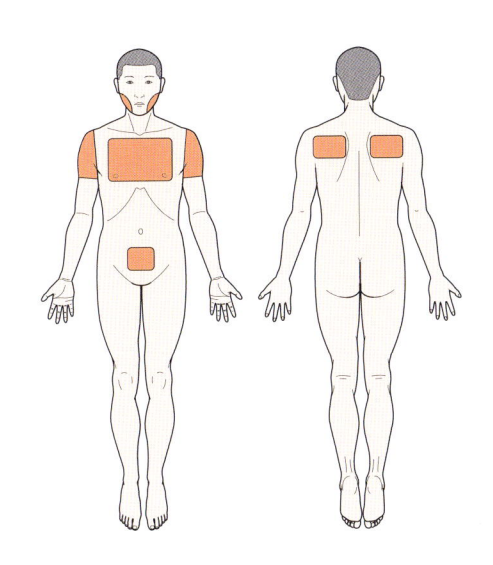

4 ケロイドには好発部位が存在し，胸の正中部，三角筋部，肩甲部，耳介，耳後部，恥骨上部などが挙げられるが，全身のどこでも発生の可能性はある。肥厚性瘢痕は関節部など可動部で傷痕に緊張のかかりやすいところに好発するが，やはり全身のどこでも発生しうる。

◆ ケロイドと肥厚性瘢痕のいずれの場合もその予防には皮膚切開の方向は重要な因子となる。**1** で示したRSTLを参考に示した皮膚切開の方向は，ケロイドが水平方向に拡大しやすい方向と90°異なる方向である。このため，ケロイドや肥厚性瘢痕が発生してしまった場合に形成外科で外科治療を行う際には，RSTLに沿った切開線が間に介在するようにzig-zagに皮膚切開を追加して，創縁にかかる緊張を分散させる。

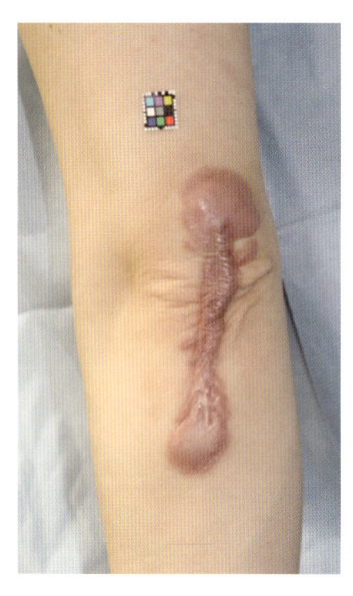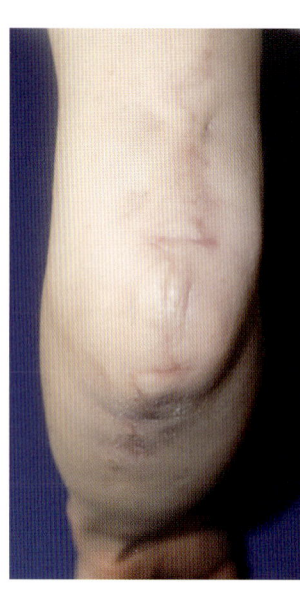

5 肘部ケロイド（左），外科治療＋電子線照射後（右）。瘢痕を分断するようにzig-zagに傷の方向を変えている。

◆ 整形外科疾患の治療にあたっては，ケロイド，肥厚性瘢痕の好発部位における皮膚切開が必要な際，同部位の外傷の治療の際には，リスクの事前説明と，予防として，皮膚切開の方向の配慮，適切な皮膚縫合（p.94参照），術後のテーピングなどによる圧迫指導などが重要である。

● マーキングの重要性

◆ 外科手術においては，なるべく小さな皮膚切開から深部の組織を展開し，手術を実施するが，切開した創縁は術中操作で筋鉤などで強く牽引されることになる。手術が終わるまでの間には皮膚は伸展され，向かい合う創縁の皮膚の位置はずれてしまっていることが多いが，術者の肉眼では，わかりにくい。ずれたまま縫合すると，術後，創縁にかかる張力は不均一となるため，最終的に傷痕が美しくならない。また，長い弧状の皮膚切開や，S字状の皮膚切開の場合も，向かい合う皮膚の位置のずれが生じやすい。

◆ 創縁の鉤による牽引の強い手術，長い皮膚切開，S字状の皮膚切開などが必要な手術を行う際には，皮膚切開のデザインを行った後，創縁に色素でマーキングをしておくことが勧められる（**図2b**）。皮膚縫合の際に，はじめにマーキングされた部位同士を縫い合わせることで，縫合の際のずれを予防し，最終的に美しい傷痕の達成へとつながる。

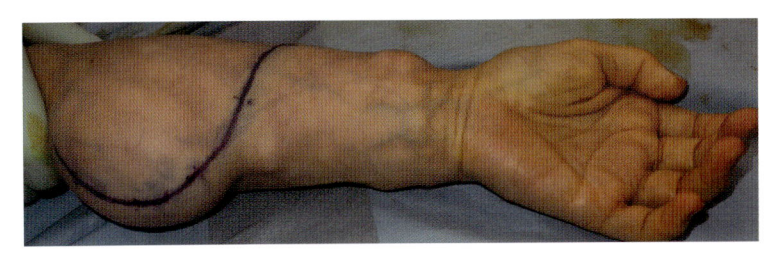

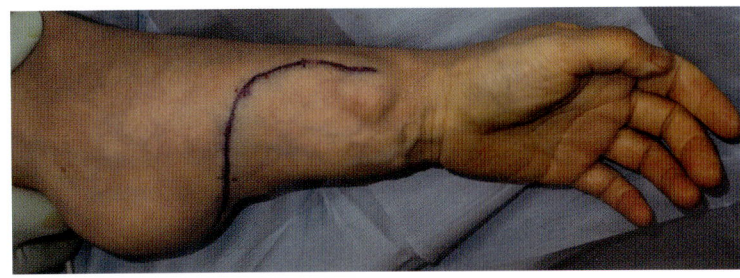

6 筋層内を貫く巨大軟部腫瘍のため，長い皮膚切開が必要である。緩やかなS字状切開として長軸方向への長い直線上切開を避ける。切開デザインの要所において，マーキングを施しておくと縫合時に位置を合わせやすい。

◯ 皮膚切開の実際

◆ メスは皮膚面に対して垂直に立てる。円刃の刀腹で引いて切開するにあたって，助手がいる場合は助手の手で，助手がいない場合は術者のメス持つ手と反対の手と，メスを持つ手の小指と手掌尺側を駆使して皮膚面に緊張をかける。

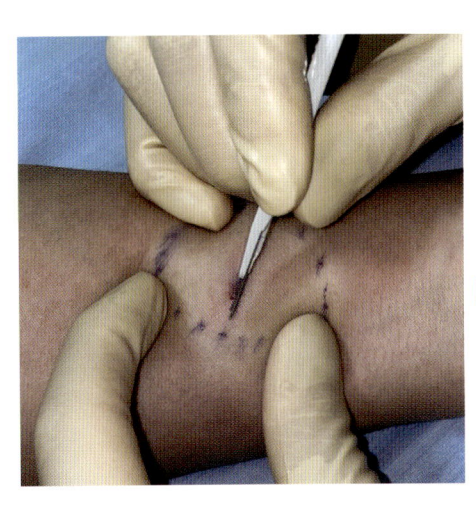

7 皮膚切開にあたっては，皮膚に適度な緊張が必要であるため，メスを把持する手の反対の手や小指，手掌尺側を用いて皮膚に緊張を与える。

> **みんなの Pitfall**
> 以前の外傷や手術創の瘢痕が存在する場合は，瘢痕を横切るような皮膚切開デザインは用いないようにする。瘢痕自体は血流が不安定であり，瘢痕周囲の皮膚も血流支配構造が正常解剖から変化しているため，壊死のリスクが高く，皮膚の伸展性も低い。瘢痕を全切除し，瘢痕に連続させ，RSTLに配慮した方向への追加皮膚切開を行うデザインとするのがよい。

参考文献

1) Borges AF, et al. Relaxed skin tension lines, Z-plasties on scars, and fusiform excision of lesions. Br J Plast Surg 1962；15：242-54.

鉤引き

君津中央病院整形外科　**穂積崇史**

本項の
GOAL

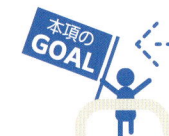

◎ 鉤の種類と特徴を知る。

◎ 鉤の引き方を理解し，状況に応じて適切に使用する。

○ 鉤引きの目的

◆ 手術の視野・操作スペースを確保する（**図1**）。

◆ 血管や神経などの重要組織を保護する。

◆ 組織を緊張させて切開を容易にする。

◆ 目的に応じて，方向や力加減を調整する。

みんなの
Pitfall

- 術者が見やすい視野を作る。必ずしも，助手が見やすいとは限らない。
- 無理な力を加えると皮膚障害をきたす。

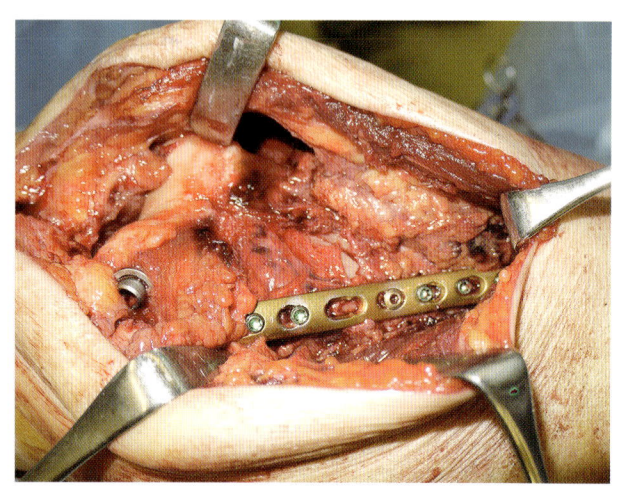

図1　鉤引き

○ 鉤の種類

筋鉤（図2）

◆ 持ち手が平らであり，扁平鉤ともよばれる。

◆ 多くはステンレス製である。

◆ 皮膚から骨までの組織を圧排するために使用されることが多い。

◆ 鉤部分は柄に対して直角であり，鉤部分の先端も数mm程度直角に曲がっている。これは牽引や圧排した組織のストッパーになる。

◆ 鉤の幅や深さの組み合わせに規格がある（**図3**）。

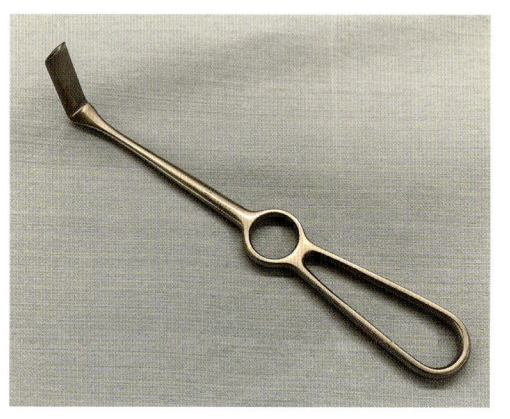

図2　筋鉤

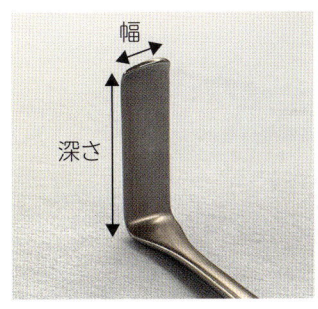

図3 筋鉤の規格

規格	幅(mm)	深さ(mm)
0号	8	20
1A	10	25
2A	13	40
2B	13	60
3A	18	40
3B	18	60
3C	18	85

単鉤（図4）/二爪鉤（図5）

◆ 鉤の部分が彎曲し，フックの形状をしている。
◆ 主に皮下組織や筋膜を牽引する際に用いる。
◆ 先端が鈍のものは鈍鉤，鋭いものは鋭鉤とよばれる。
 鈍鉤：組織損傷が懸念される部位。
 鋭鉤：骨など硬い組織を引っかける。
◆ 小さな単鉤はスキンフックともよばれる。

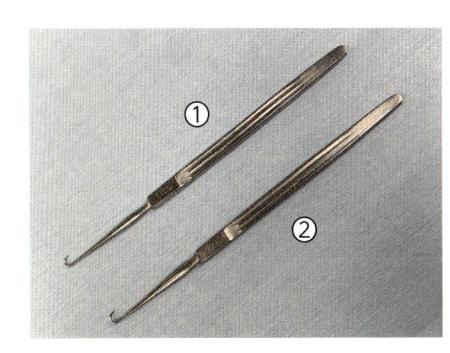

図4 単鉤
①鈍鉤，②鋭鉤

ホーマン鉤（図6）

◆ 骨と軟部組織の間に入れ，テコの原理で周囲の組織を圧排する。
◆ 部位に応じて，先端の形状や鉤のカーブを使い分ける。

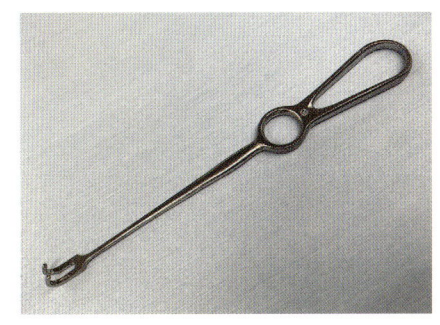

図5 二爪鉤

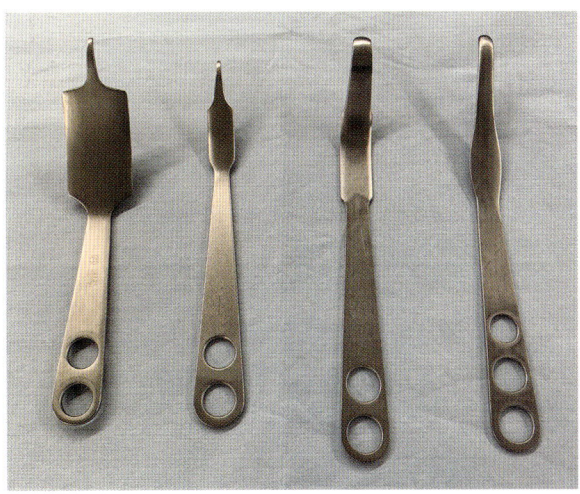

図6 ホーマン鉤

◆ 細長くて薄い，板状のヘラ。

◆ 腸ベラともよばれ，柔らかい組織のレトラクトに使用する。

◆ 術野の深さなどに合わせて，折り曲げて使用する。

◆ 臓器に触れる部分にガーゼやストッキネットをカバーのようにして被せて使用することもある。

● 筋鈎の持ち方（図8）

◆ 看護師は鈎の部分を引っかけるように先端を持つ。

◆ 術者は柄の部分が手掌の中央にくるようにつかみ受け取る。

● 開創器

◆ 筋鈎とともに，視野や作業スペースを確保するための重要な機器である。

◆ 開創器も種類を把握し，状況に応じて適切に選択すべきである。

■ ゲルピー開創器（図9）

◆ 表層の軟部組織を広げるために使用する。

◆ 左右に1本ずつ鈎がついている。

◆ 先端の長さや角度に種類がある。

◆ 浅型と深型を重ねて併用することもできる。

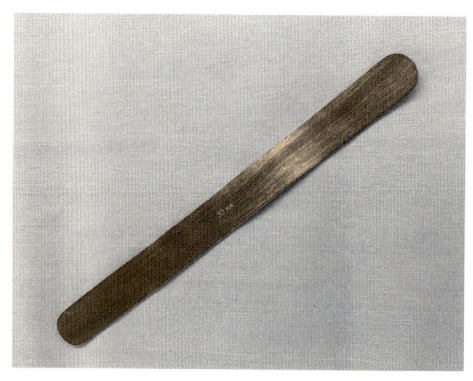

図7 スパーテル

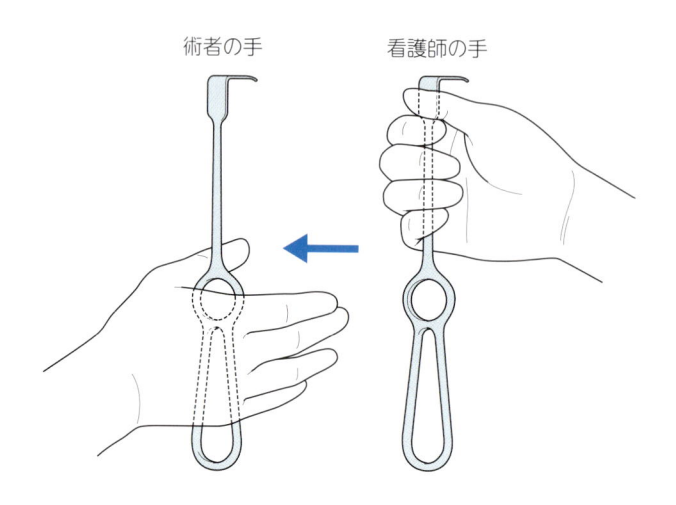

図8 筋鈎の持ち方

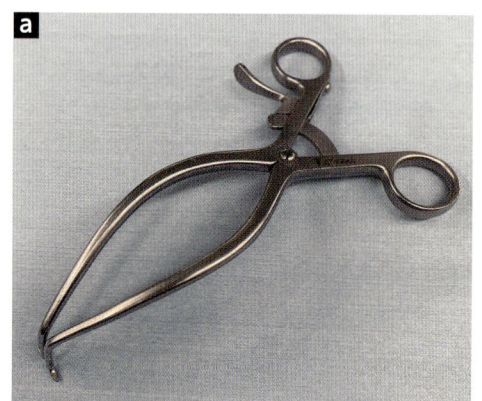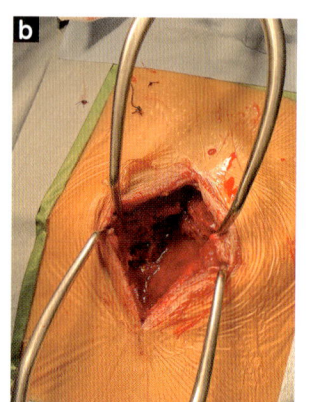

図9 ゲルピー開創器

アドソン/ベックマン/ウェルトライナー開創器（図10）

◆ 先端に複数の爪がついている。

◆ 深い術野や長い切開創に使用することができる。

クロワード開創器/トリムライン（図11）

◆ 主に頚椎前方手術で使用する。

◆ 適切な形状のブレードを選択し、アームと接続して使用する。

◆ ジョイント数、爪の数に種類がある。

チャンレー開創器（図12）

◆ 股関節手術のような、大きな術野の保持に用いる。

◆ 金属枠の両サイドに鉤をかける。一方が固定され、もう一方が可変式となっている。

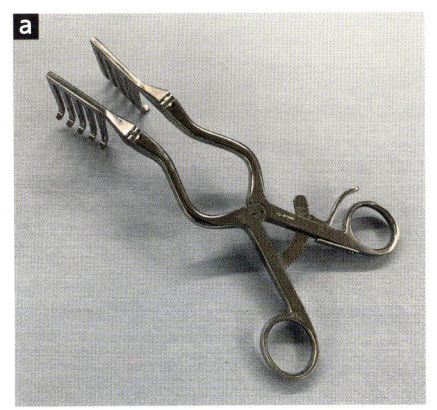
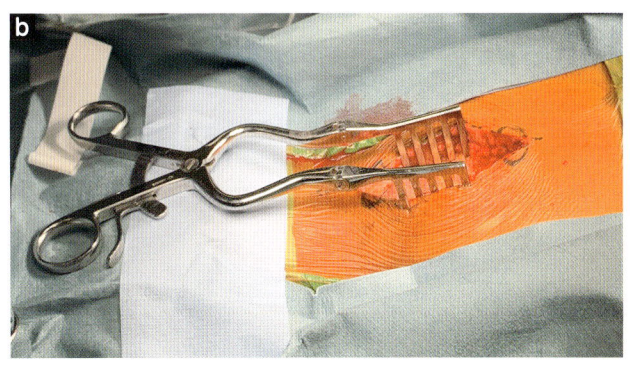

図10 アドソン/ベックマン/ウェルトライナー開創器

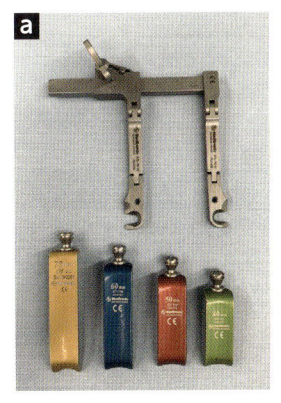
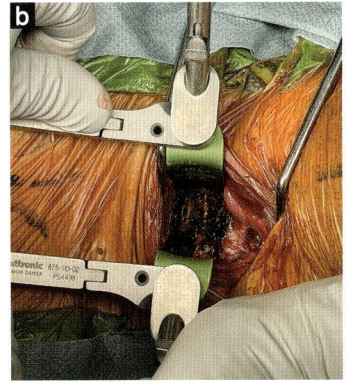

図11 クロワード開創器/トリムライン

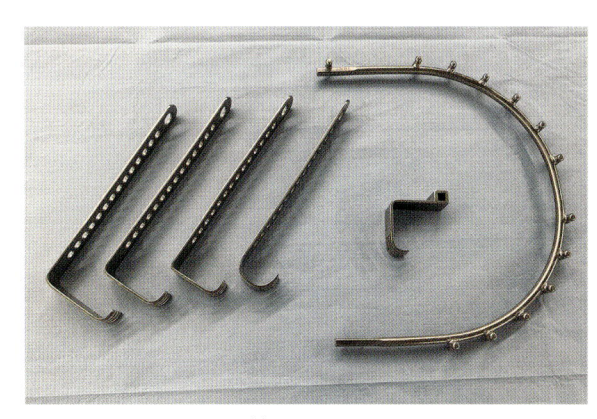

図12 チャンレー開創器

筋鉤の使い方

横方向に鉤をスライド

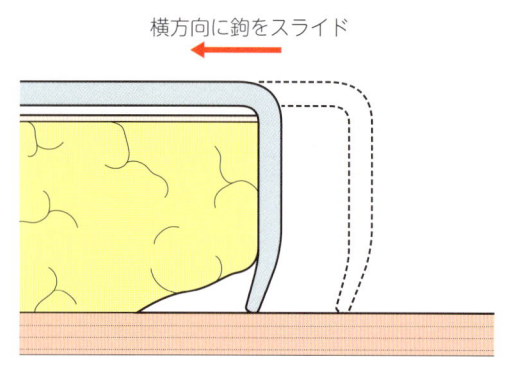
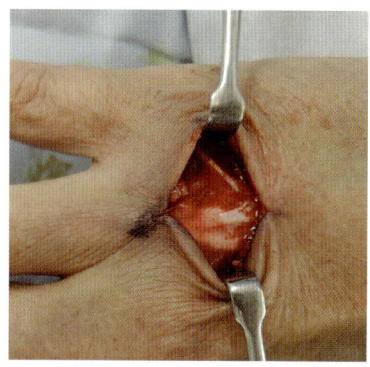

1 先端を奥の構造物にしっかりと当て，横方向に鉤を引き，視野を確保する。重要な構造物を保護する効果もある(例：頚椎前方手術の食道レトラクト，腰椎椎間板ヘルニア手術の硬膜レトラクト)。

実際の例：頚椎前方手術の食道レトラクト

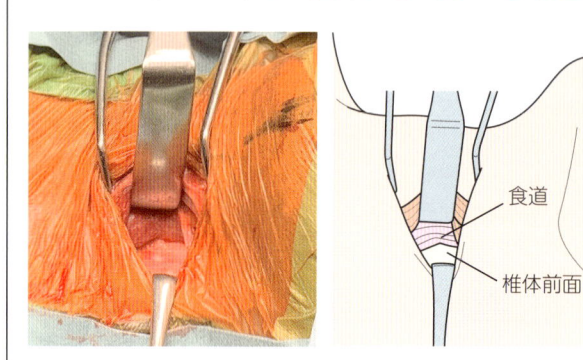
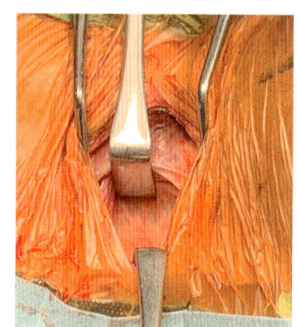
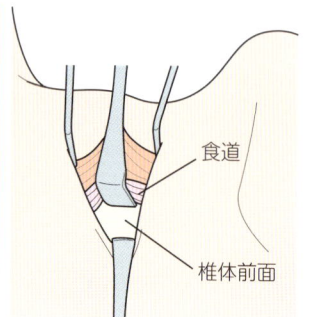

食道
椎体前面

食道
椎体前面

頚椎前方手術では，筋鉤で食道を側方にレトラクトする。食道を挟まないように，鉤の先端は椎体前面にしっかりと当てる。食道が術野に露出していないことを常に確認する。

先端を引っかけて引っ張り上げる

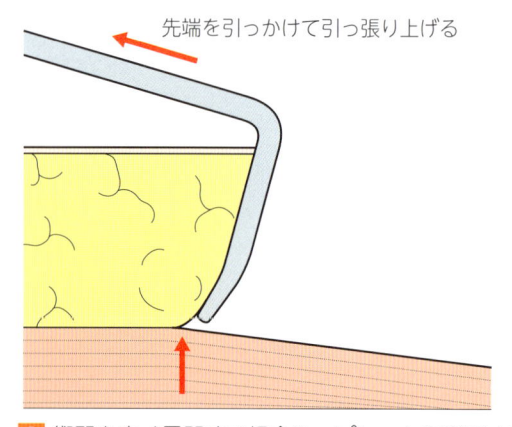
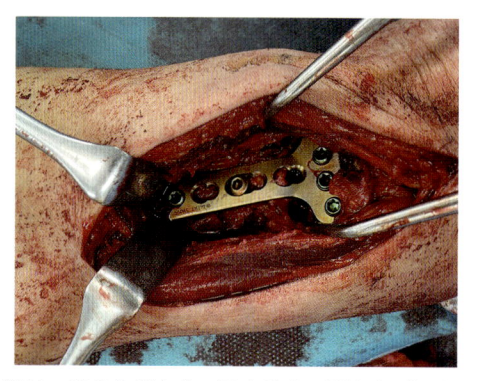

2 術野を広く展開する場合や，プレートを設置する際は，鉤の先端を食い込ませ上に引きあげると操作が容易となる場合がある。底面を緊張させると，切開が容易となる。

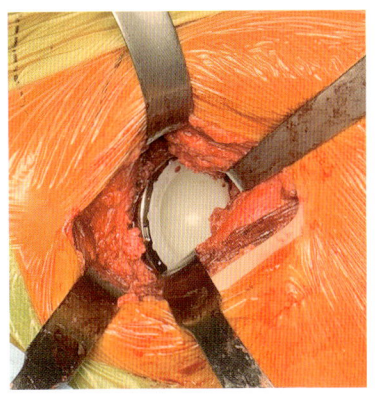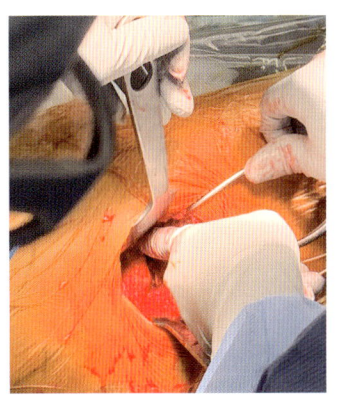

アドバイス

- 助手から鉤の先端が見えない状況では，鉤引きの適切な方向や力加減がわかりづらい場合がある。
- 助手が見やすいようにレトラクトすると，かえって手術操作の邪魔となる場合がある。
- 解剖をイメージして先端を構造物に押し当てる(先を効かせる)ようにすると，鉤が安定しやすい。

3 ホーマン鉤は先端を骨にかけて，テコの原理を応用してレトラクトする。関節手術以外にも，長管骨手術の術野を確保する際にも有効な場合がある。

参考文献

1) 関 深雪. 鉤類. オペナーシング 2018；33：556-9.
2) 長田龍介. 開く・持ち上げる器具・器械. オペナーシング 2017；32：1142-50.
3) 三淵未央. 筋鉤. オペナーシング 2015；30：513.
4) 稲葉 毅.「なぜなんだろう？」を考える外科基本手技. 南江堂：東京, 2018. p122-4.
5) 麦島貴子. 特徴・違いを写真で覚えよう！ その他の器具・器械のルール. オペナーシング 2013；28：497-503.
6) 小野文子. 開創器(鉤) 6. オペナーシング 2014；29：231-4.

剥離と切除

千葉県がんセンター整形外科　鴨田博人

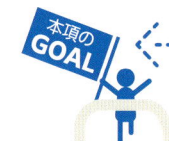

◉ 剥離と切除という基本手技に関して，実際の執刀時に迷いなく施行できるよう理解を深める。

◉ 剥離および切除に用いる器具を適切に選択し，使用できる。

⭕ 剥離

◆ 整形外科領域において，剥離操作が必要となるのは以下のような状況となる。

①皮下組織の剥離：皮下腫瘍切除，低侵襲手術や小皮切手術，カテーテル・ドレーン・脊髄刺激装置など医療機器の留置。

②神経・血管の剥離：通常手術時の視野確保，再建時のグラフト採取，神経障害・血流障害改善。

③骨周囲・骨膜の剥離：骨折など骨関連疾患の手術，自家移植骨採取。

④筋周囲・筋間の剥離：靱帯再建などの再建材料採取，癒着解除。

◆ 剥離方法は大きく2通りに分けられ，それぞれに使用する手術器具も異なる。

①鈍的剥離：剥離鉗子(ケリー鉗子，**図1b-①**)，ペアン鉗子(**図1b-②**)など，コブ剥離子(**図2a**)など。

②鋭的剥離：メス(**図3**)，剪刀など(**図4，5**)。

※ラスパトリウム(**図2b-①**)を用いた骨膜剥離は鋭的・鈍的両方の側面をもつ。

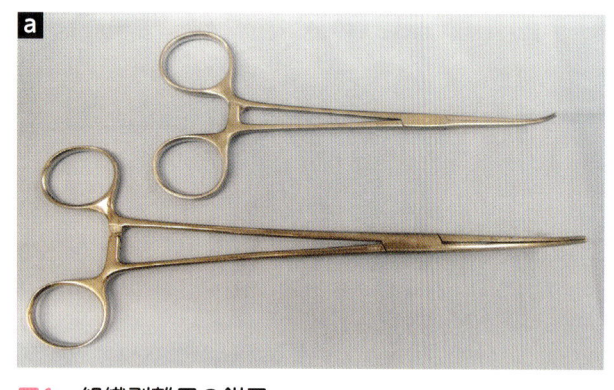

図1　組織剥離用の鉗子

a：剥離鉗子，**b**：①ケリー鉗子，②ペアン鉗子，③モスキート鉗子
組織剥離の際に用いることができる。先端部分の弯曲や太さに多種多様な形状があるため手術部位によって使いやすいものを用いる。

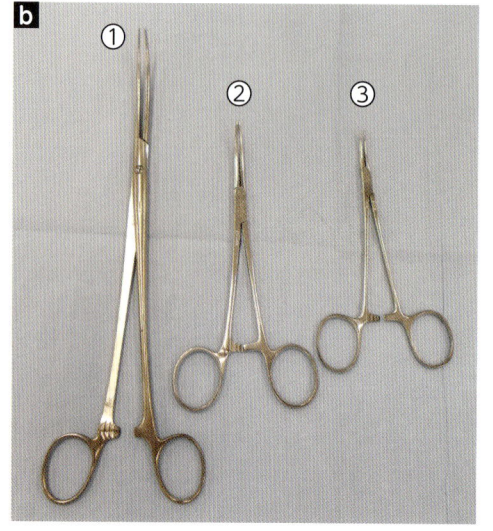

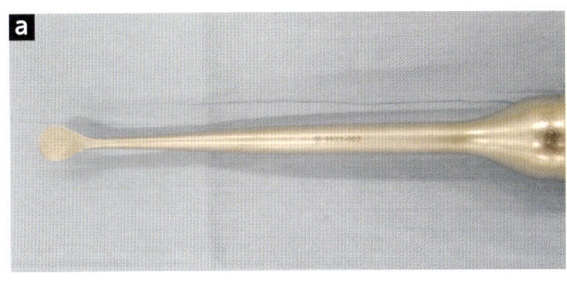
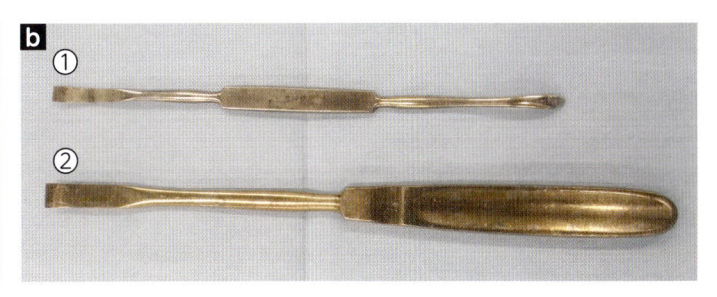

図2　剥離子

a：コブ剥離子。主に脊椎手術時における筋の骨付着部剥離に用いる。
b：①ラスパトリウム。骨膜の剥離に使用する。②エレバラスパ。手指など細かい作業に向いている。

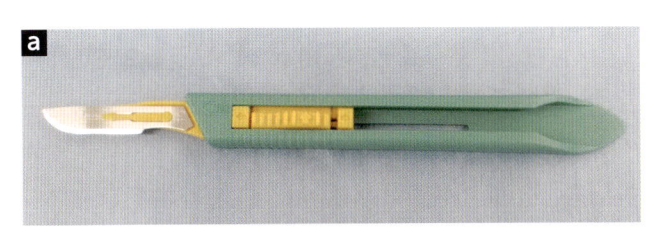
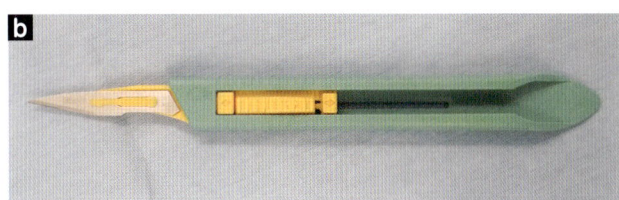
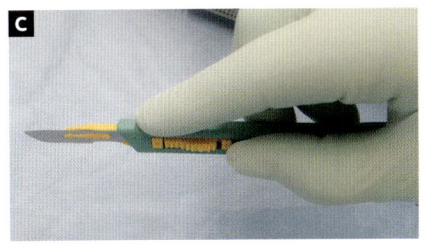
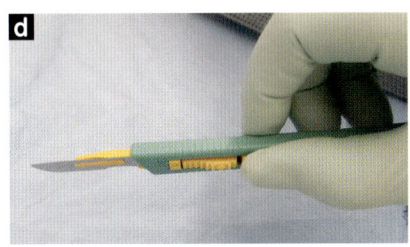
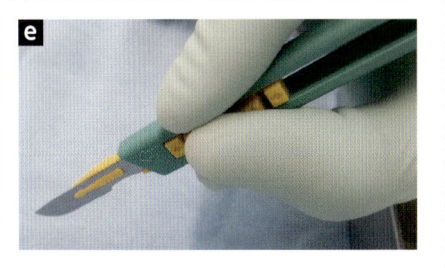

図3　メス

a：円刀（10番），**b**：尖刀（11番），**c**：テーブルナイフ式把持，**d**：バイオリン弓式把持，**e**：ペンホールド式把持
10番，15番は円刃であり，鋭利な円腹を用いて通常の皮膚切開に用いる。持ち方はテーブルナイフ式把持（**c**）
もしくはバイオリン弓式把持（**d**）とする。
11番は尖刃であり，先端部の刀尖を用いてより細かい作業や，皮膚を貫通する際に用いる。テーブルナイフ式
把持（**c**）もしくはペンホールド式把持（**e**）で使用する。

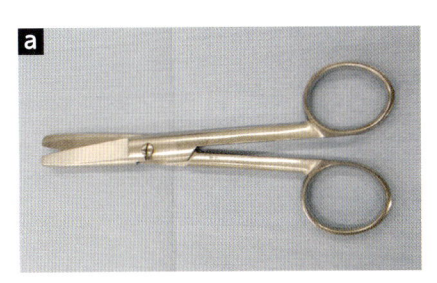
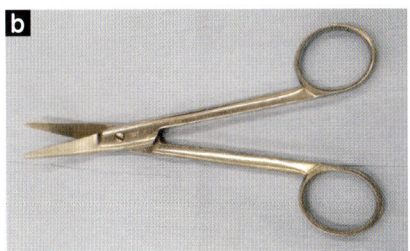
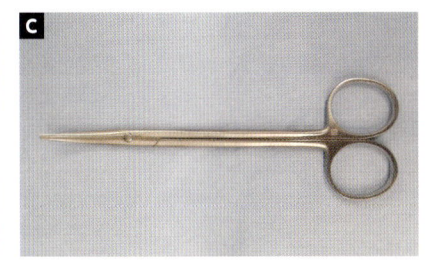

図4　剪刀

a：クーパー剪刀（曲/直），**b**：メーヨー剪刀。硬い組織の切離に用いる，**c**：メッツェンバウム剪刀。柔らかい
組織の剥離と切離に用いられる。
母指と環指で開閉を操作するのが基本であるが，細かい操作の際には母指と中指を穴に入れて操作してもよい。

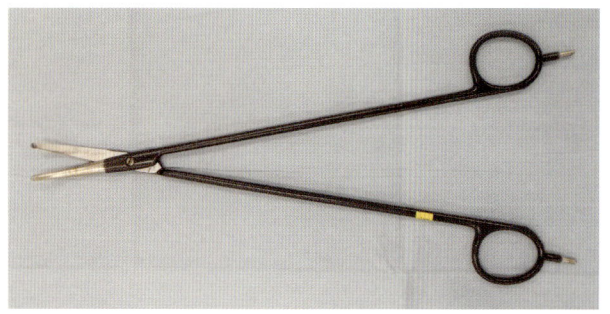

図5　バイポーラーシザーズ
組織の切離と凝固を1つの器具で同時に行えるという点で有用である。
剪刀と同様に把持して使用する。

◯ 切除

- 切除はすべて鋭的操作となる。軟部組織の切除はメスや剪刀などで行う。骨切除はそれ以外に，ボーンソー，ノミ（図6）やリウエル（図7）などの器具を用いて硬組織の処理が必要となる。いずれの部位においても出血コントロールに注意を要する。そのため電気メスによる凝固処置や，骨ろう塗布の準備を行っておく。
- 切除の範囲については，術前画像でよく確認しておく。感染部位のデブリドマンの際にはピオクタニンブルーを注入して切除範囲の直視下での確認がしばしば行われてきたが，未承認製剤としての取り扱いが必要である。

- なお腫瘍に対する切除範囲は以下のように分類される。
  - ①広範切除：腫瘍およびその周囲の出血や炎症性変化を生じた反応層を露出させないように健常組織で取り囲むようにして切除を行う。
  - ②辺縁切除：腫瘍周囲の反応層での切除を行う。
- 悪性腫瘍を取り扱う際は広範切除が原則であり，正常な筋組織の部分切除が必要となる。そのような場面では，シーリングデバイスを用いると剥離・止血および切除が容易となり，止血操作がほぼ不要となる。整形外科領域では骨軟部悪性腫瘍手術時にのみ保険適用となっており，リンパ漏予防としての効果も期待される。

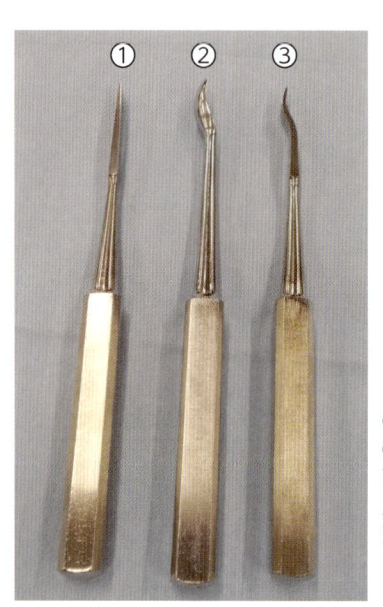

図6　ノミ
①片刃・両刃平ノミ，②丸ノミ，③段ノミ
両刃平ノミは最も自由度が高く汎用される。片刃平ノミは骨表面を薄く削ぐ際に用いる。丸ノミや段ノミは主に移植骨採取の際に用いることが多い。

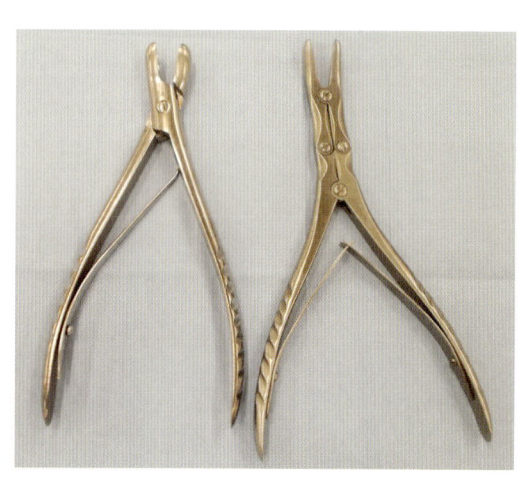

図7　リウエル
丸ノミ鉗子ともいい，骨やその周囲の軟部組織を削り取る際に用いる。

剥離・切除の手技

⭕ 鈍的剥離

◆ 使用頻度が高くどのような部位でも用いることが可能である。血管・神経周囲において
は剥離鉗子などを用いた繊細な操作方法の習得が必須である。また脊椎後方における傍
脊柱筋の剥離にはしばしばコブ剥離子が用いられる。

血管・神経周囲の剥離方法

◆ 総腓骨神経周囲の剥離を以下に示す。皮下の剥離や腫瘍周囲の剥離はいずれも同様の手
技により可能である。

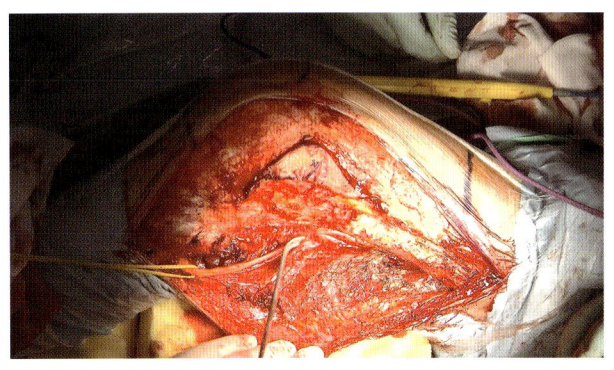

アドバイス

貫通が難しいときは，ある程度鉗
子先端が軟部組織内を進んだとこ
ろで，鉗子先端部を電気メスでつ
いて露出させる。もちろん血管
や神経を損傷しないよう注意する
ことはいうまでもない。

1 まず剥離用の鉗子を用いて，剥離対象とする組織の周囲
に存在する結合組織をすくい上げて挙上する。あまり欲張ら
ずに小範囲で行うほうがよい。結合組織が強靱で，鉗子の先
端が貫通できないときには，鉗子の開閉をゆっくり小刻みに
繰り返していくと先端が徐々に進んで貫通できる。

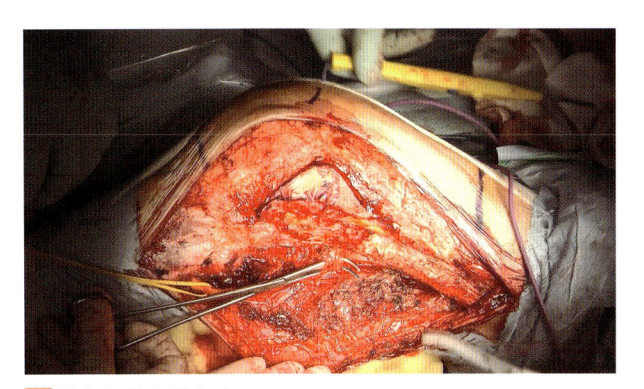

2 軟部組織を挙上する。

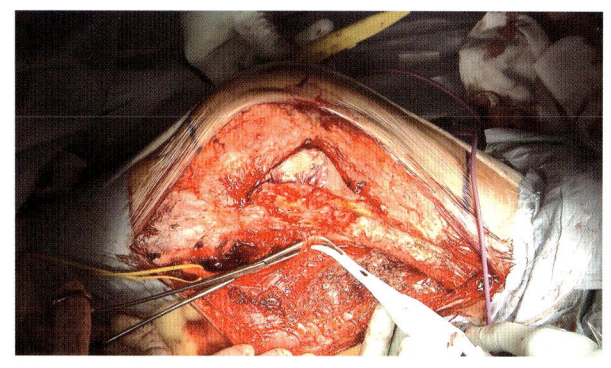

3 鉗子が剥離したい組織の一部を貫通したところで，鉗子
ですくい上げた軟部組織を鑷子でつまんで焼灼し，確実に止
血を行う。通常は鑷子と電気メスを用いるが，ここではシー
リングデバイス(LigaSure™)を用いている。

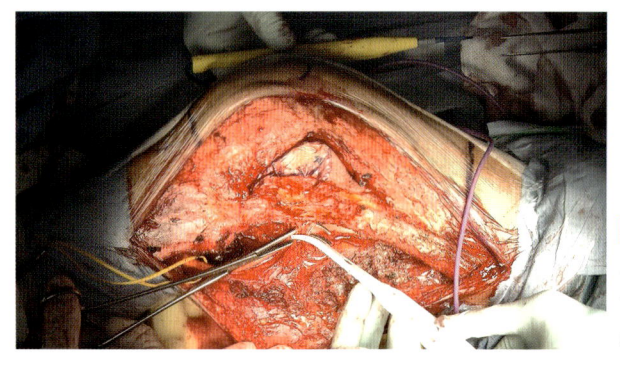

4 切離を行う。小剪刀を用いてもよい。焼灼した組織を鋭的に切離することまでが1回の剥離操作となる。

◆ 上記の手法(挙上〜焼灼〜切離)を繰り返すことで目的の範囲の剥離を完遂する。

◆ 止血をより確実に行いたいときは，組織を挙上した鉗子をできるだけ開いた後，絹糸2本による結紮操作をなるべく距離を離して行ってから切離する。

🔶 鋭的剥離

◆ 血管・神経などの損傷が生じない皮下部分で有効となる。作業が早いため適切に用いることで手術時間の短縮となる。

◆ 皮下の場合には同部位の皮膚を少し牽引し緊張させて挙上することで操作が容易となる。

◆ 剥離するべき組織を確認し電気メスで剥離範囲の結合組織を均等に焼灼することで操作が完了となる。

◆ なお鋭的操作と凝固止血操作の両方が可能なバイポーラーシザーズ(**図5**)は，血管が豊富な部位に対する鋭的剥離に非常に有用である。

参考文献

1) 森下侑亮, ほか. 基本手術器具の使い方. 関節外科 2022；41：126-33.
2) 西堀英樹, ほか. 外科診療における材料・器具・装置のすべて. 器具 メス，鋏，摂子. 臨外 2005；67：1434-8.
3) 上石 弘. 皮膚の切開・剥離の基本. 講座 頭頸部外科に必要な形成外科の基本手技1. 耳鼻・頭頸外科 1993；65：879-87.

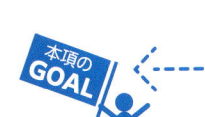

血管確保

千葉大学大学院医学研究院救急集中治療医学　斉藤千宙，富田啓介

本項の GOAL

◉ 目的に合わせて必要な血管を選択し，確保できるようになる。

◆ 本項では血管確保のなかでも頻度の高い末梢静脈ライン，動脈ライン，中心静脈ラインの3つの血管確保について説明する。

● 末梢静脈ライン

目的

◆ 補液
◆ 薬剤投与
◆ 採血（臨床現場では点滴留置する際に同時に採血をすることが多い）

穿刺部の選択

◆ なるべく末梢側から穿刺する（失敗したとき，同じ血管でも中枢側で穿刺し直せるため）。
◆ 緊急時を除き，なるべく肘正中皮静脈への穿刺は避ける（肘を曲げると点滴が落ちなくなってしまうため）。
◆ 蛇行していない，まっすぐな血管が望ましい。
◆ 二股に分かれている分岐部（逆Y字の血管）は，血管が動きにくいため穿刺部として望ましい。

禁忌となる穿刺部

◆ 人工透析用のシャントがある側（シャントの狭窄や閉塞のリスクがあるため）。
◆ 脳卒中などで麻痺がある側（点滴の血管外漏出や感染などの異常に気付きにくいため）。

◆ 乳房切除側（リンパ浮腫のリスクがあるため）。
◆ 皮膚障害があるところ（感染のリスクがあるため）。
◆ 上肢の場合，手首から肘側12cm以内（神経障害のリスクがあるため）。

合併症

◆ 血腫の形成
◆ 神経障害
◆ 薬剤の血管外漏出
◆ 感染　など

● 動脈ライン

目的

◆ 主に全身状態が悪く集中治療が必要な患者に以下の目的で留置する。
　・持続的な血圧や動脈圧波形のモニタリング。
　・電解質や酸塩基平衡，呼吸状態などの血液ガス分析によるモニタリング。

穿刺部の選択

◆ 橈骨動脈や足背動脈に留置することが多い（触れやすく，穿刺する動脈の背側に骨があり圧迫止血しやすいため）。留置困難の場合や緊急の場合は大腿動脈に留置する場合もある。

禁忌となる場合

◆ 皮膚障害があるところ（感染のリスクがあるため）
◆ アレンテスト陰性

用語解説

アレンテストとは？

患者に母指をなかに入れて拳を作らせ，患者の橈骨動脈と尺側動脈を指で圧迫する。患者に手を開かせ，手掌が白くなっていることを確認したら，尺骨動脈の圧迫を解除する。手掌の血流が回復するまでの時間が5秒以内であればアレンテスト陽性となる。アレンテスト陰性の場合は，尺骨動脈の血流障害が疑われるため，橈骨動脈にカテーテルを留置してしまうと，末梢部位の血行不全を起こすリスクがある。

合併症

◆ 血腫，血栓，仮性動脈瘤の形成
◆ 感染
◆ 空気塞栓（回路内に空気が入らないように注意する）
◆ 末梢組織の虚血（アレンテストで確認する）　など

○ 中心静脈ライン（CVカテーテル留置）

目的

◆ カテコラミンなどの循環作動薬の投与
◆ 中心静脈栄養の投与
◆ 中心静脈圧のモニタリングなど循環動態の把握
◆ 血液透析時のブラッドアクセス確保
◆ 末梢静脈ライン確保が困難な場合　など

穿刺部の選択

◆ 内頚静脈，大腿静脈，鎖骨下静脈，末梢静脈から挿入するperipherally inserted central venous catheter (PICC)が主に選択される。原則，リアルタイムエコーガイド下に穿刺を行う。本項ではそのなかでも頻度の高い右内頚静脈とPICCの穿刺方法（セルジンガー法）について解説する。

合併症

◆ 動脈誤穿刺
◆ 気胸，血胸
◆ 空気塞栓
◆ 不整脈（ガイドワイヤーを深く挿入しすぎないように注意する）
◆ 血腫の形成
◆ 感染　など

血管確保の手技

● 末梢静脈ライン

準備

◆ 手袋, 処置用シーツ(ベッドの汚染防止), アルコール綿(アレルギーがある場合はクロルヘキシジングルコン酸塩などで代用), 駆血帯, 末梢静脈留置針, 固定用テープ, 点滴ライン

手順

1 穿刺点より中枢側で駆血し, 患者に母指をなかに入れて拳を作ってもらう。

2 確保しやすそうな血管を探す。血管を怒張させるため患者にグーパーを何回かしてもらう。

3 穿刺部位を決めたら, アルコール綿などで消毒を行う。

4 針を持っていないほうの手で皮膚を末梢側に引っ張り, テンションをかけて血管が逃げないようにする。

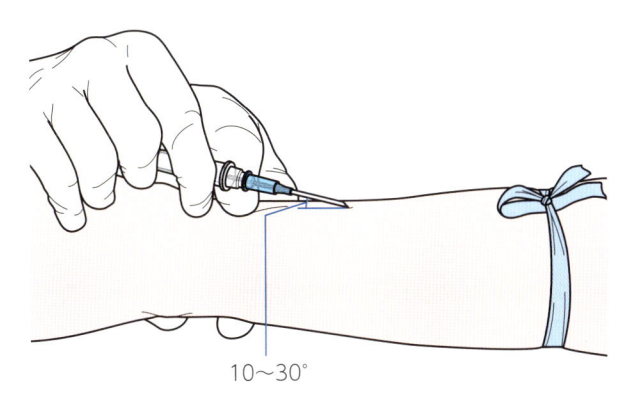

10〜30°

5 針の切り口が上になるようにして, なるべく針を寝かせて(10 〜 30°)穿刺する。

> みんなの
> **Pitfall**
>
> 皮膚にテンションをかけながら穿刺するのが難しく, 穿刺するときに血管が逃げてしまうことがある。また, 静脈は思ったよりも表面を走行していることが多いため, 穿刺が深くなってしまうことも多い。なるべく針は寝かせて穿刺する。

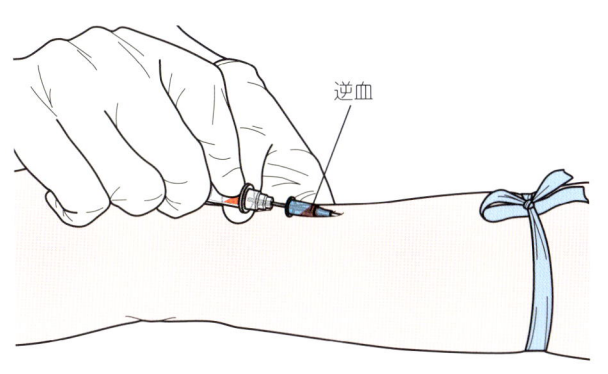

逆血

6 内筒に逆血がきたら, 内筒と外筒の差があるため針をさらに寝かせて数mm進める。逆血がきていることを確認し, 内筒は残して外筒だけ進める。

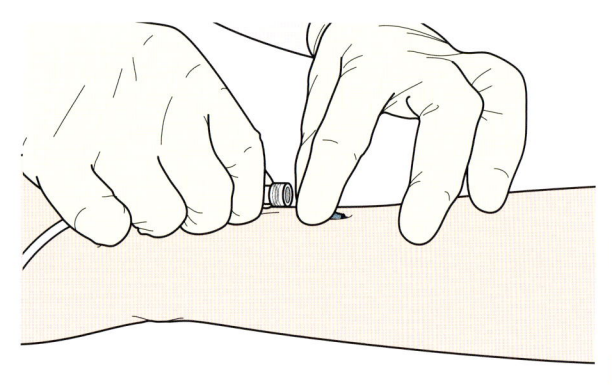

☑7 駆血帯をはずし，カテーテルの先端を圧迫して出血しないようにしながら，点滴ラインと接続する。

☑8 固定用テープで固定する。

アドバイス

ひたすら実践を積むことが大事である。血管確保の手技のなかでは1番頻度が高く侵襲も低いため，研修医同士で練習したり，例えば救急外来では誰よりも先に積極的にラインをとりに行ったりするなど，本項の内容を意識しながら，たくさん取り組もう。

● 動脈ライン

準備

◆ 20〜22G血管内留置針，タオルや雑ガーゼ（手枕にして手を背屈させる），テープ（手を固定する用），処置用シーツ（ベッドの汚染防止），アルコール綿（アレルギーがある場合はクロルヘキシジングルコン酸塩などで代用），消毒用ポピドンヨード，滅菌ガーゼ（これで清潔野を作る），滅菌手袋，局所麻酔（1%リドカイン，10mLシリンジ，24G針），2.5mLシリンジ（貫通法のとき），圧ライン回路，固定用テープ

手順

◆ 本項では留置する機会が多い橈骨動脈への留置について説明する。

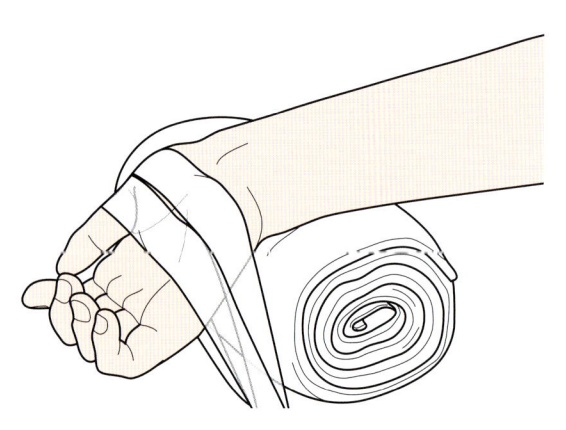

☑1 まず穿刺しやすい肢位を作る。手首の下に丸めたタオルなどを置いて，手を背屈させ，やや回外した状態にしてテープで固定する。

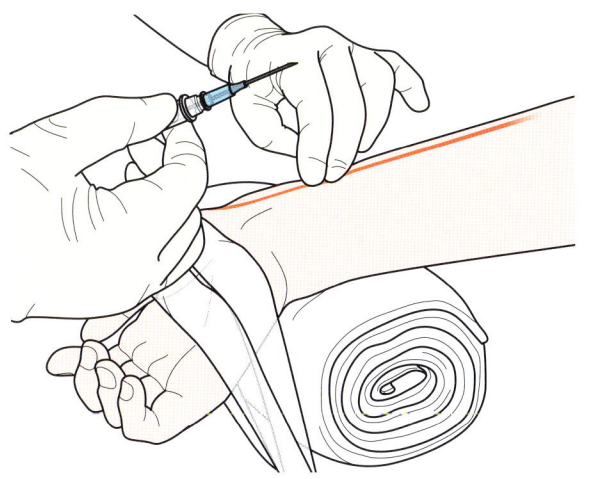

2 針を持たないほうの手の示指と中指で橈骨動脈の走行を確認する。

みんなの Pitfall

動脈を触れながら穿刺するとき，触れている指で動脈を内側に押してしまうことがあるため，動脈が走行している位置に比べ穿刺点が外側になってしまう。動脈は思っているよりも内側気味にあることを意識する。

アドバイス

動脈を触れるときに，指2〜3本で触れて動脈の走行を頭のなかでイメージする（動脈を触れる際，指の腹で触るより爪との間で触れるほうが位置を把握しやすい）。動脈の深さと穿刺の角度を考え，皮膚の穿刺点から針を何mm進めたら動脈に当たるかイメージするとよい。

3 穿刺部位を決めたらアルコール綿で消毒後，ポピドンヨードで広めに消毒する。

4 滅菌手袋を装着して，滅菌ガーゼで穿刺部を囲むようにして3〜4枚置く（清潔野を作る）。

5 局所麻酔を穿刺部の皮下に行う。

30〜45°

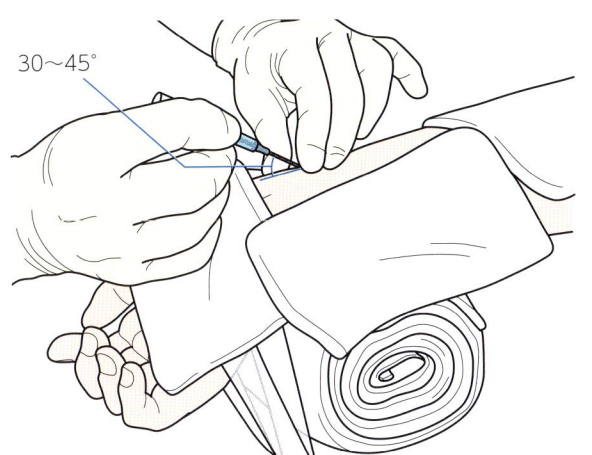

6 鉛筆を持つように針を持ち，30〜45°の角度で穿刺する。

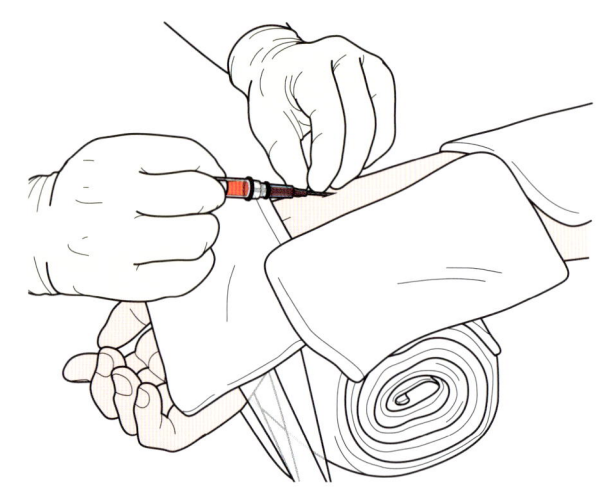

7 以下の方法で針を進める。

スライディング法：内筒に血液の逆流を確認できたら，針を数mm進めた後少し寝かせて，外筒だけ血管内に進める。

貫通法：内筒に血液の逆流を確認できたら，さらに針を5〜10mm程度進めて，動脈を貫通する。内筒は抜去し，外筒内に逆血がないことを確認したら，2.5mLシリンジを外筒に接続し，陰圧をかけながらゆっくり外筒を引いてくる。逆血を確認できるところまで外筒を引いたら，そこで外筒を血管内に送る。

8 カテーテルの先端付近を圧迫して出血を押さえながら，圧ライン回路と接続する。モニター上に圧波形が出ていることを確認して，テープで固定する。

◉ 中心静脈ライン（CVカテーテル留置）

内頚静脈からの中心静脈カテーテル留置

準備

- キャップ，マスク，滅菌手袋，滅菌ガウン，アイガード，エコー（リニアプローブ），滅菌エコープローブカバー，消毒薬（ポピドンヨード，クロルヘキシジングルコン酸塩など），局所麻酔（1%キシロカインなど），ヘパリン生食シリンジ数本，中心静脈カテーテルキット（穿刺針，シリンジ，ガイドワイヤー，ダイレーター，カテーテル本体，ガーゼ，ドレッシングなど含まれている），縫合セット（持針器，鑷子，針，糸），固定用テープ
- 必ず同意書が取得されていることを確認する。
- ガイドワイヤーの走行やカテーテルの位置をリアルタイムに確認できるため，可能な限りX線透視下で実施することが望ましい。

手順

1 枕をとり，患者の顔を穿刺側と反体側に向ける。脱水などで血管が虚脱気味の場合は下肢挙上や頭低位にすることで血管が怒張して穿刺しやすくなる。

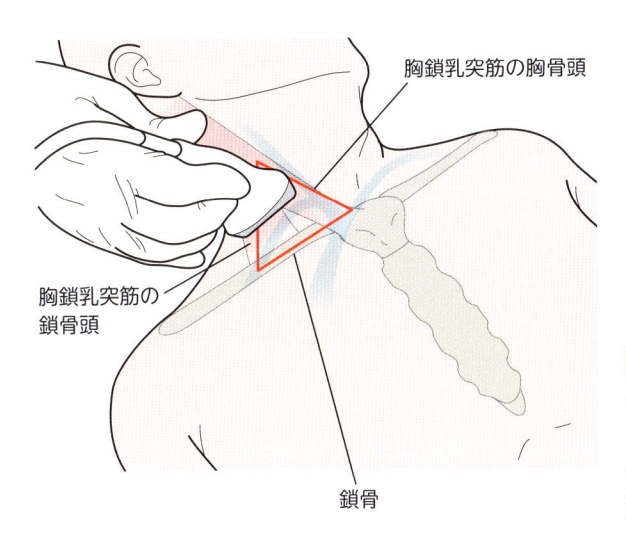

胸鎖乳突筋の胸骨頭

胸鎖乳突筋の鎖骨頭

鎖骨

2 穿刺点の目安は，胸鎖乳突筋の胸骨頭と鎖骨頭，および鎖骨によって形成される頚三角の頂点である。消毒前に必ずエコーでプレスキャンを行い，静脈の太さ，深さ，走行，動脈との位置関係を確認する。動脈との見分け方は，静脈はプローブで圧迫すると簡単に潰れる。またドップラーを使用して拍動の有無を確認する。

3 穿刺点を中心にして広い範囲を消毒する。術者はガウン，手袋などを装着して清潔になり，消毒した範囲に穴あきドレープをかける。処置台などに清潔野を作り，準備の項目で挙げた物品を並べる。事前にガイドワイヤー，カテーテル，ダイレーターにヘパリン生食で水通しをしておく。

4 エコープローブ（リニア）に滅菌プローブカバーをつける。

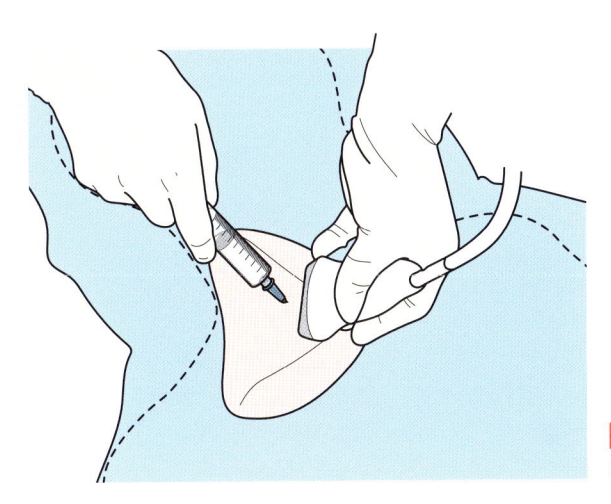

5 エコーガイド下で穿刺点を中心に局所麻酔を行う。

> みんなの
> **Pitfall**
>
> エコーを使って針の先端をリアルタイムで描出するのが難しい。エコープローブと血管の走行が垂直になるように心がける。

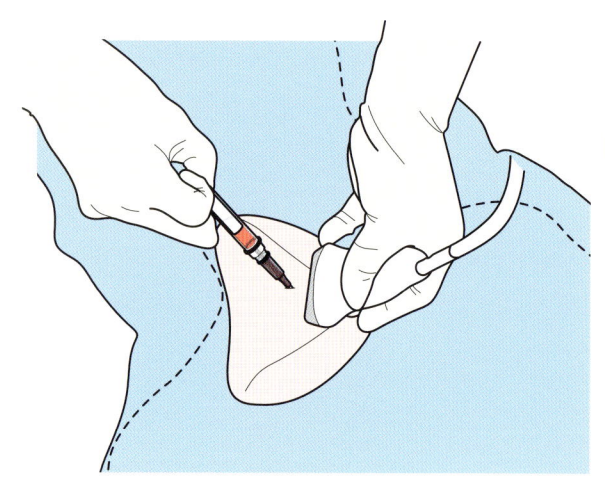

6 左手でエコープローブを持ち，針先を描出しながら30〜45°の角度で針を穿刺する。このとき針と接続しているシリンジに陰圧をかけながら血液の逆流を確認する。シリンジ内に逆血を確認できたら，必要に応じて針の先端をエコーで確認しながら血管の中心に向かってさらに数mm針を進める。

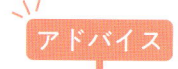
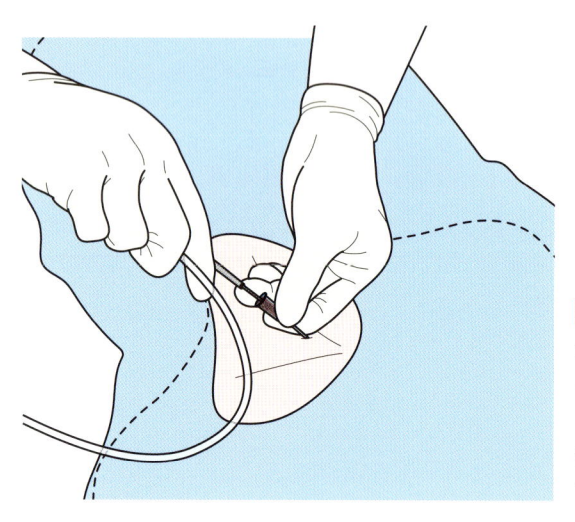

7 エコープローブを置き，穿刺針の内筒を抜去して外筒にシリンジを接続する。問題なく血液が引けることを確認したら，外筒にガイドワイヤーを挿入する（20cm以上は挿入しない）。外筒を抜去し，エコーで静脈内にガイドワイヤーが挿入されていることを確認する。

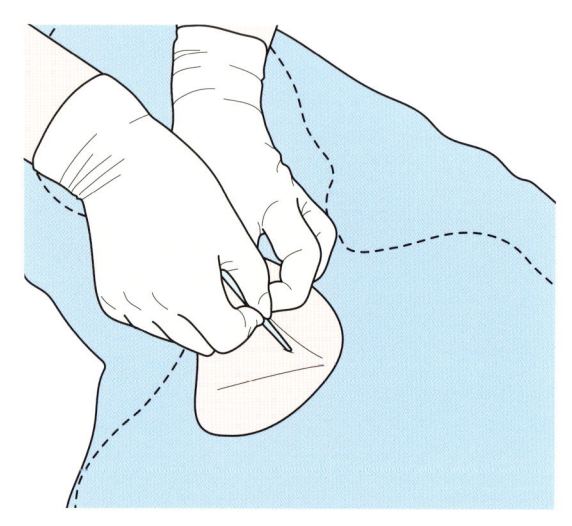

8 ダイレーターをガイドワイヤーに通して穿刺点をダイレーションする。ダイレーションする際，ガイドワイヤーが折れ曲がったり，抜けてしまったり，逆に必要以上に深く挿入されたりすることがないように注意する。ダイレーター挿入困難の場合は，ガイドワイヤーに沿ってメスなどで小さく皮膚を切開する。

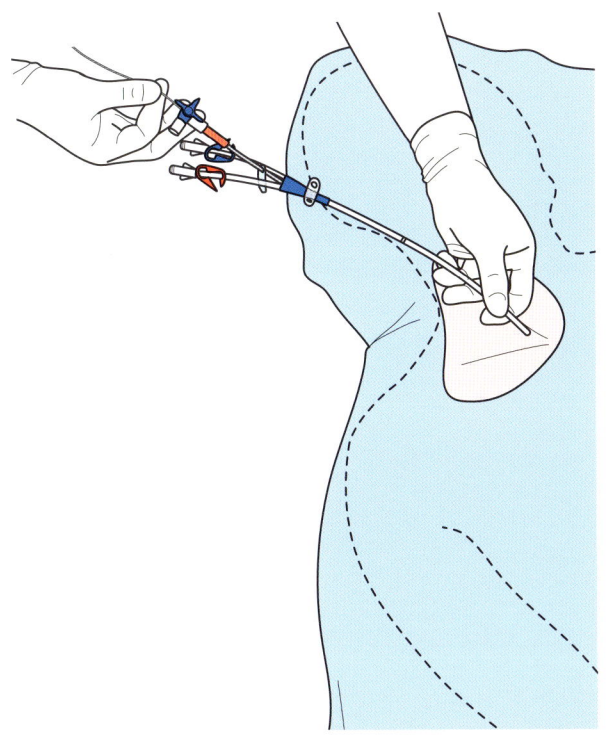

9 ダイレーターを抜去し，カテーテルをガイドワイヤーに通す。必ずカテーテルの末端からガイドワイヤーが出たことを確認する（出てこない場合はガイドワイヤーをカテーテル末端から出てくるまで抜く）。カテーテルを5cm進めるごとに，ガイドワイヤーがスムーズに動くかを確認する。カテーテルを13〜15cm挿入したら，ガイドワイヤーのみ抜去する。

10 ヘパリン生食シリンジをカテーテルのそれぞれのルーメンに接続し，逆血を確認した後フラッシュしロックする。

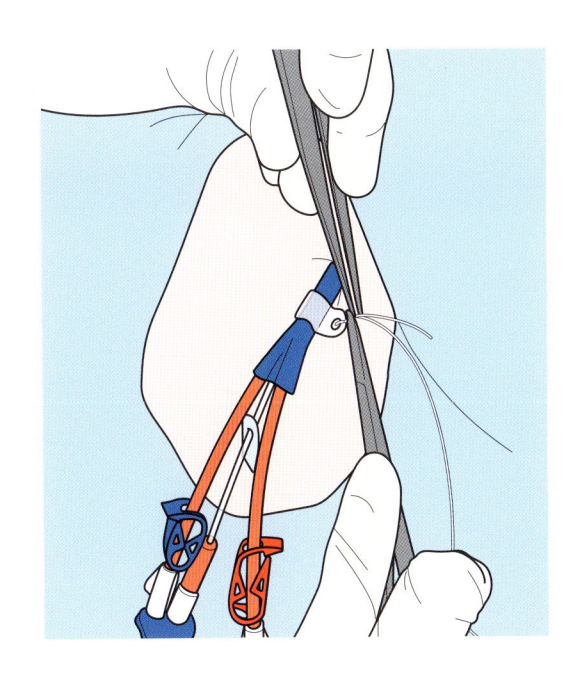

11 カテーテルを針と糸で縫合して皮膚に固定する。

12 胸部X線検査で，カテーテルの先端の位置（上大静脈の右心房近位）を確認するとともに，気胸などの合併症の有無を確認する。

PICC留置

◆内頚静脈穿刺と比較したPICCの利点と欠点を以下に挙げる。

利点：患者の負担が少ない（頚部を穿刺するよりも痛みが少なく恐怖心が緩和される），穿刺部が上肢であるため重大な合併症が少ない。

欠点：静脈炎を起こす可能性が比較的高い，カテーテルが長いため留置時に迷入しやすい。

準備

◆内頚静脈からの中心静脈ライン確保時と同じもの，駆血帯，PICC専用カテーテルキット

手順

1 末梢静脈ラインと同様に上腕を駆血する。腕は90°開いてやや外転位にするとやりやすい。

2 エコーで静脈の走行を確認する。近くに動脈や神経が走行しておらず，比較的太くて穿刺しやすい尺側皮静脈を選択することが多い。穿刺点を決めたら，そこから上大静脈まで約何cmか測定しておく。

→以降は，内頚静脈 **3** ～ **12** の手順と同様。ただし，穿刺する角度は末梢静脈ライン穿刺と同じくらい小さくする。ガイドワイヤーははじめに測定した長さ挿入する。

> **ひと言**
>
> 誰でも慣れないうちは失敗することが多いですが，その都度失敗した原因を振り返り，本書で学んだコツを活かして，自信をもって血管確保ができるようになってほしいです。

参考文献

1） O'Grady NP, et al. Guidelines for the prevention of intravascular catheter-related infections. Clin Infect Dis 2011；52：e162-93.
2） 多湖ゆかり. 末梢静脈カテーテル留置期間と血流 感染および静脈炎発生の関連性に関する検討. 環境感染誌 2014；29：122-7.
3） Rijnders BJ, et al. Use of full sterile barrier precautions during insertion of arterial catheters: a randomized trial. Clin Infect Dis 2003；36：743-8.
4） Scheer B, et al. Clinical review: Complications and risk factors of peripheral arterial catheters used for haemodynamic monitoring in anaesthesia and intensive care medicine. Crit Care 2002；6：199-204.
5） 日本麻酔科学会 安全委員会. 安全な中心静脈カテーテル挿入・管理のためのプラクティカルガイド 2017.

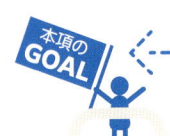

腱縫着法

千葉市立青葉病院整形外科　小曽根　英

本項の GOAL

◉ 骨片がある場合とない場合の損傷形態に対して，それぞれの治療法を習得する。

⭕ 腱付着部の損傷形態

◆ 骨片なし（骨から腱が剥がれる，図1）。
◆ 骨片あり（裂離骨折を起こす，図2）。

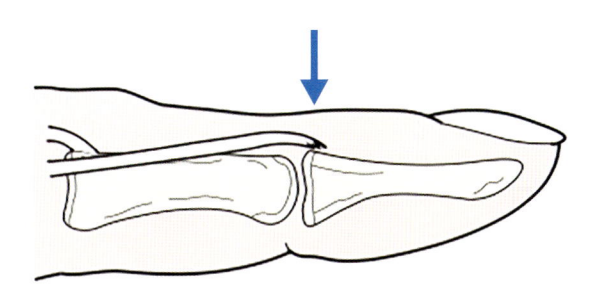

図1　骨片なし

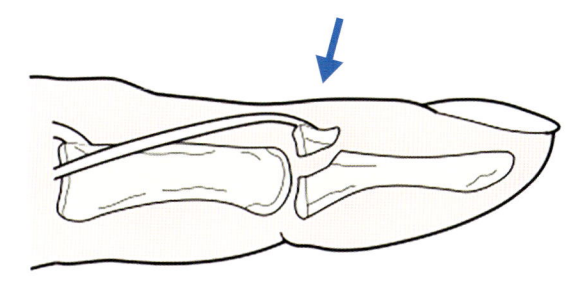

図2　骨片あり

● 骨片なし

◆ アンカーを骨に挿入して腱を縫着する。

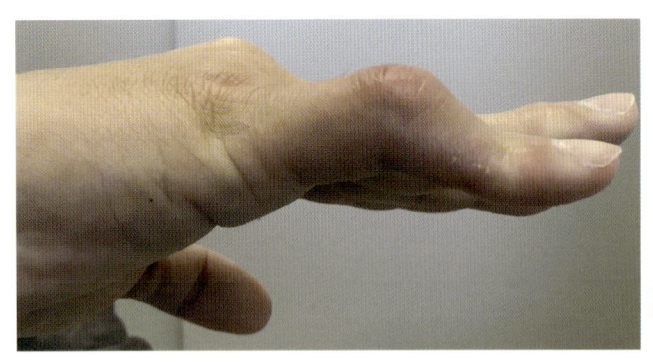

1 手指伸筋腱central bandが中節骨付着部から剥離した症例。

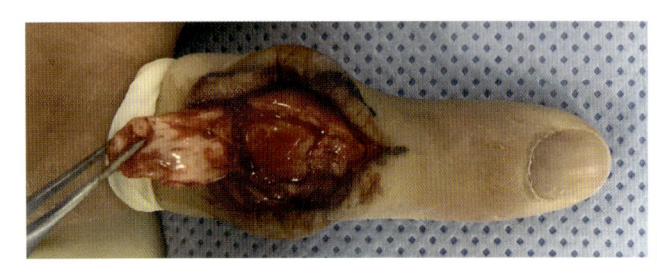

2 Central bandを確認する。

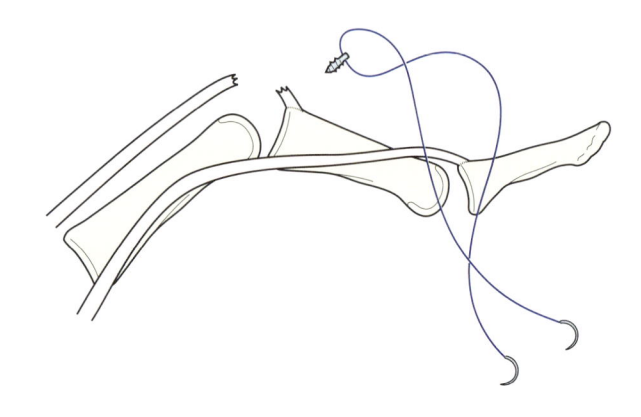

3 中節骨の伸筋腱付着部を郭清した後に，アンカーを挿入する。

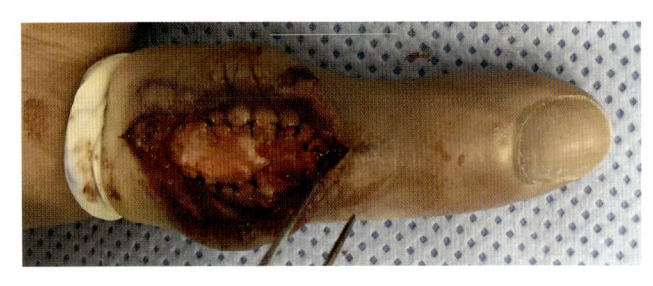

4 アンカーに付随する糸をcentral bandに縫合する (腱への糸のかけ方は後述)。さらにlateral bandとも4-0もしくは5-0ナイロンで縫合する。

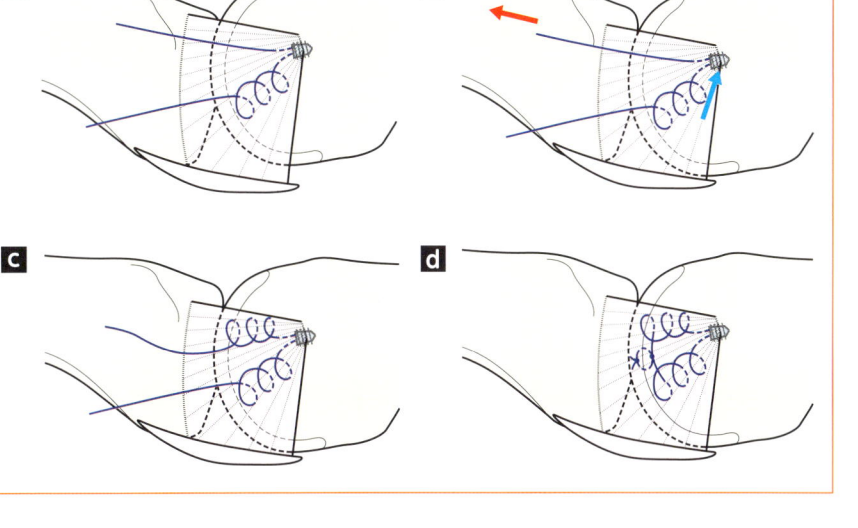

腱・靱帯への糸のかけ方

• 著者は徳永らの方法を用いて糸をかけている。

a：片方の糸を腱・靱帯にかけてロックする。
b：もう片方の糸を引き(赤矢印)，腱・靱帯の先端を骨に密着させる(青矢印)。
c：かけていないほうの糸を腱・靱帯にかける。
d：糸同士を結ぶ。

（文献1を参考に作成）

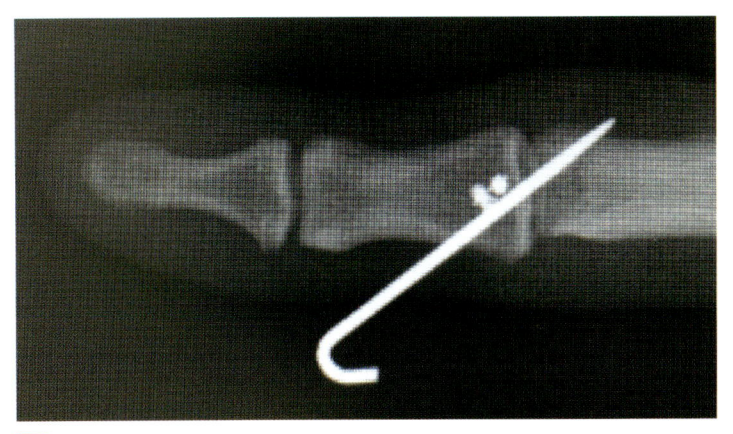

5 術後X線像。

　アンカーを打つ際には関節内にドリリングしないように注意する。骨の表面に垂直に打つとは限らない。骨と関節の形状を考える。

アドバイス

• アンカーを挿入する前に腱付着部を郭清することで，ドリリングをしやすくする。
• 本症例では関節固定のKirschner鋼線(K-wire)は腱に糸をかけた後に行っているが，部位によっては先に関節固定をしたほうがよい場合もある。いずれであっても，アンカーとwireが干渉しないようにすることが重要である。

○ 骨片あり

◆ 骨片が骨接合に耐えられる強度を持っているか否かを考える。

◆ **強度がある場合：**骨接合術を行う。

◆ **強度がない場合：**骨片なしと同様の方法，もしくは骨接合術に加えて補強としてアンカーなどを用いる。

◆ 通常の骨接合術を行う。

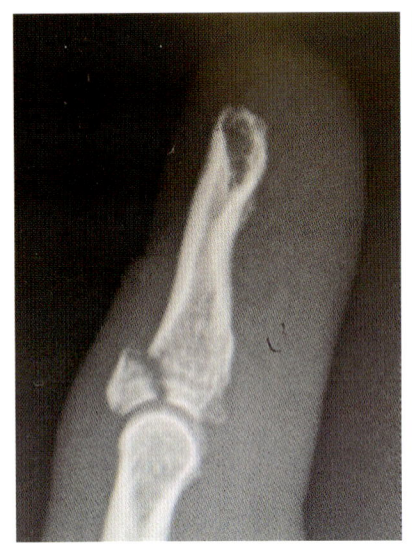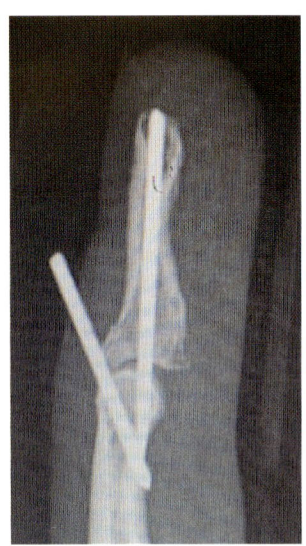

1 手指末節骨の骨性マレット指に対して石黒法を行った。

強度がない場合

◆ 骨片を伴わない場合と同様に，腱に固定力を求めるが，骨片を可能な限り整復して骨癒合も目指す。

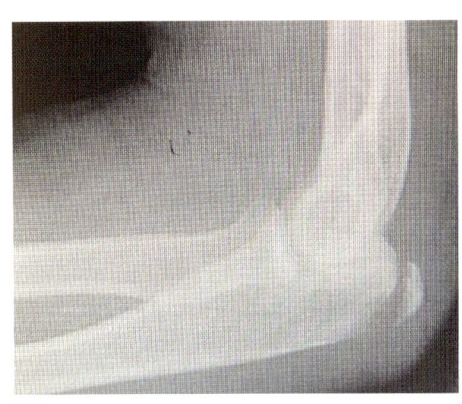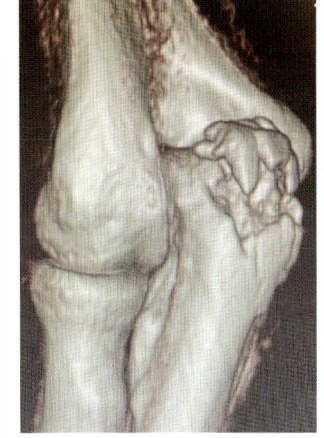

1 三頭筋付着部裂離骨折(肘頭骨折)の症例。

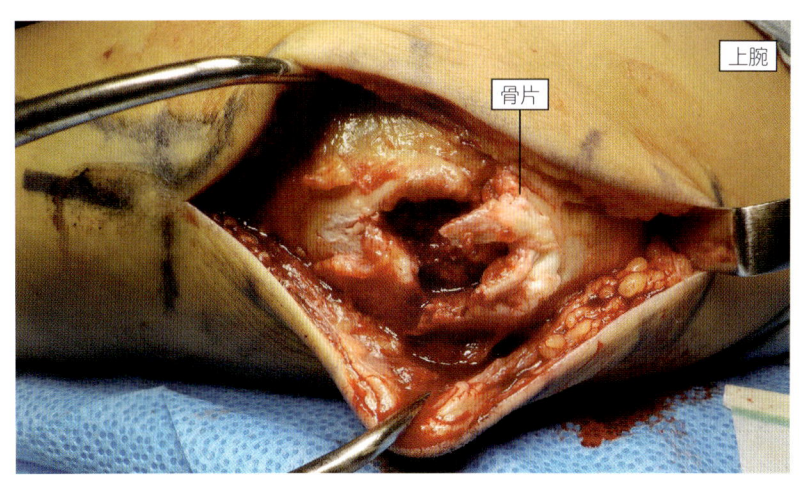

上腕

骨片

2 骨片が薄く，縦にも割れており，プレート・スクリューによる固定は困難である。

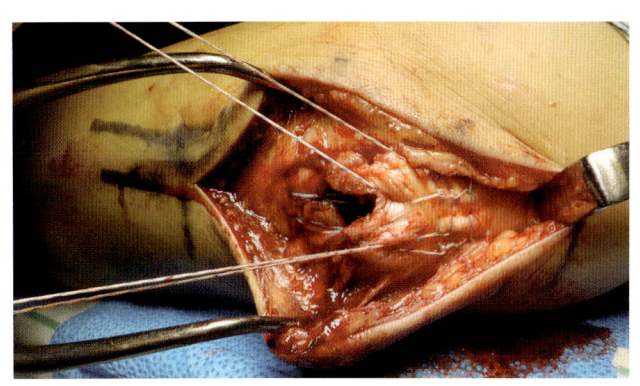
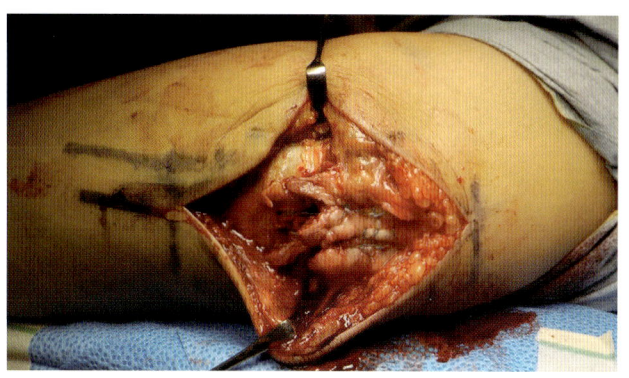

3 アンカーを尺骨に挿入したうえで，上腕三頭筋の筋膜や付着部の強固な部分に糸をかけることで固定する。術後は肘屈曲90°で外固定を行った。

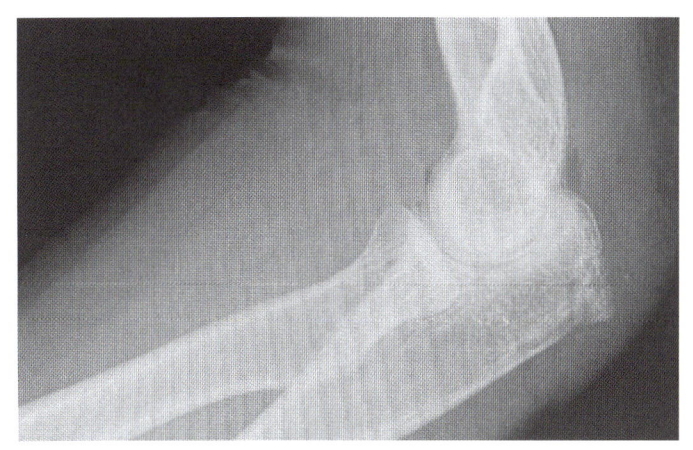

4 術後X線像。

みんなの
Pitfall

実際には骨接合に耐えられる強度がないにもかかわらず，腱に糸をかけずに金属インプラントのみで固定してしまうことで，術後に破綻をきたすことがある。

アドバイス

術後の後療法を決めるために，術中にどれくらいの角度で緊張がかかるかをみておくことも重要である。

参考文献

1）Tokunaga S, et al. Novel Suture Anchor Technique with Continuous Locking Stitch for Collateral Ligament Repair. J Hand Surg Asian Pac Vol 2016；21：276-9.

筋・筋膜・腱縫合

千葉大学大学院医学研究院整形外科学　木村青児

千葉大学大学院医学研究院整形外科学　木村青児

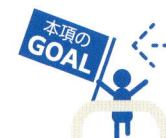

本項の
GOAL

◉ 筋・腱の運動機能の維持および回復のために，正確かつ的確な縫合法を習得する。

○ 筋・筋膜の縫合

◆ 筋・筋膜の縫合では筋の機能障害を生じさせないことが重要である。

縫合糸

◆ 縫合糸は，時間が経つと体内で吸収されて消失する吸収糸と，体内で吸収されない非吸収糸に分けられる。筋・筋膜の縫合では吸収糸が使われることが多い（**図1～3**）。

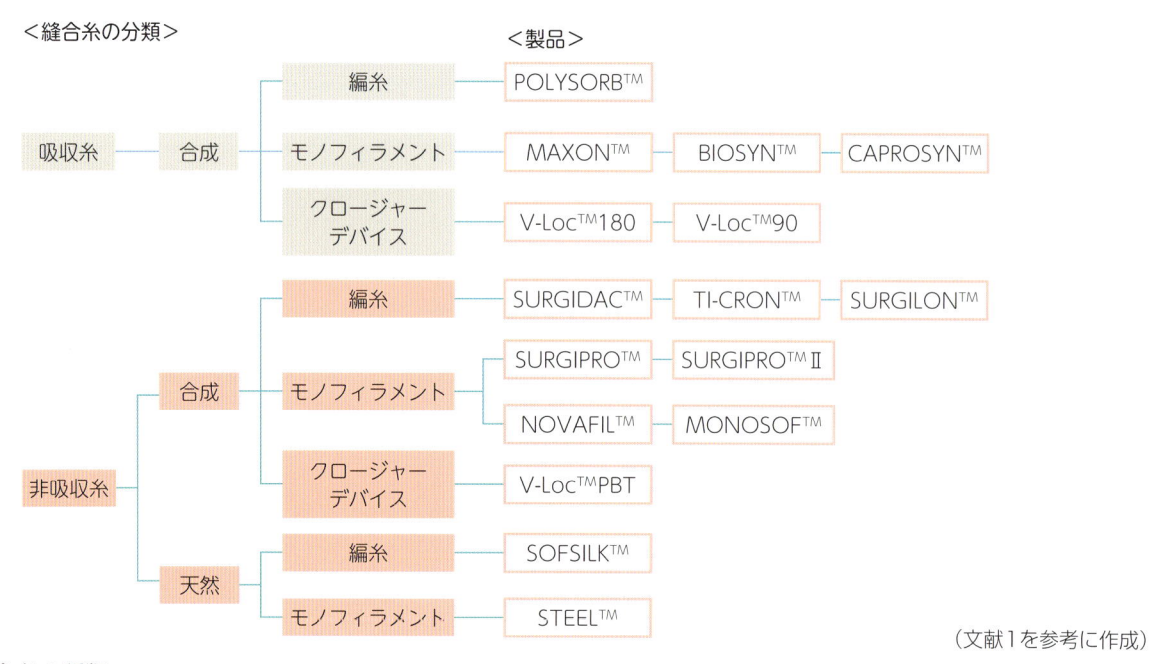

（文献1を参考に作成）

図1　縫合糸の種類

モノフィラメント

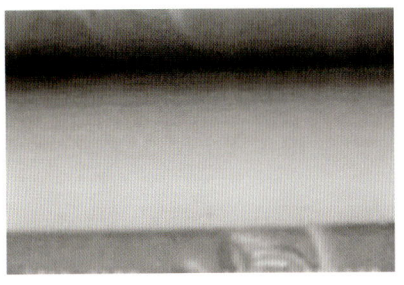

マルチフィラメント

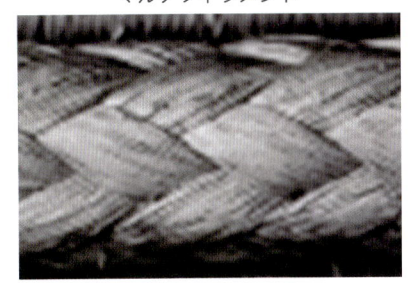

	モノフィラメント	マルチフィラメント
メリット	糸の表面が滑らか →糸の滑り下ろし良好 細菌の入り込みが少ない →感染しにくい	柔らかく扱いやすい 比較的緩みにくい
デメリット	コシが強く扱いにくい 比較的緩みやすい	細菌が入り込む可能性がある →感染に弱い

図2 糸の材質 （文献1より許可を得て転載）

V-Loc™

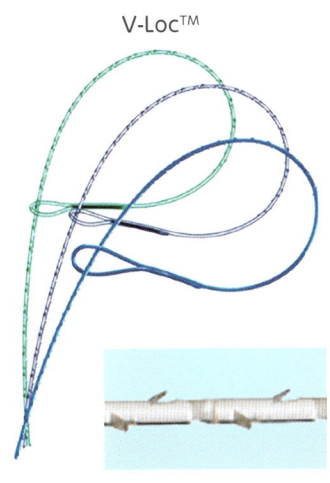

糸に均一にバーブ（トゲの返し）がついており緩まないため，連続縫合が可能である。
ループにより結節なく端の固定が可能である。

（文献2，3より許可を得て転載）

図3 クロージャーデバイス

> みんなの
> **Pitfall**
>
> 筋・筋膜の展開では筋膜縫合を考慮した筋膜切開および筋線維の展開を行い，筋線維を愛護的に扱う。

糸のサイズ

◆ 大腿部など筋膜が強く厚い部分では0号，手足など筋膜が薄い部分では2-0や3-0を選択する。

○ 腱縫合

◆ 腱は主に外傷によって損傷・断裂され，開放性損傷と閉鎖性損傷がある。閉鎖性損傷にはアキレス腱断裂な

ど外傷のほかに，関節リウマチなどによる骨の変形や骨棘との摩擦によって生じることもある。

◆ 腱断端の接合が可能であれば腱縫合を行い，腱の損傷や短縮により断端の接合が不可能であれば腱移行や腱移植を行う。縫合法は断端同士を寄せる断端縫合，腱移行などの際にほかの腱に腱断端を縫合する編み込み縫合（interlacing suture），骨の付着部断裂の際に用いる骨への縫着法がある。

縫合の手技

● 筋・筋膜の縫合

1 手術での展開に際して筋・筋膜を切離する場合には，筋膜を筋線維と同軸方向に切開し，筋は線維方向に沿って鈍的に分けて展開し，なるべく筋線維を損傷しないように深部に到達するようにする。

2 閉創では，筋の縫合は行わず，筋膜のみ結節縫合する。

筋線維方向と直行する筋切離

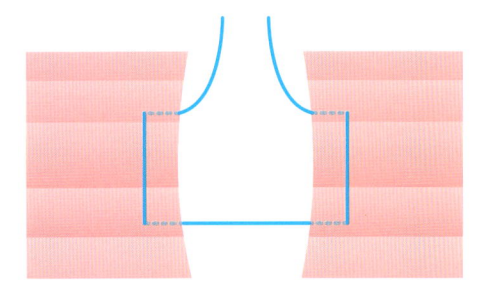

水平マットレス縫合

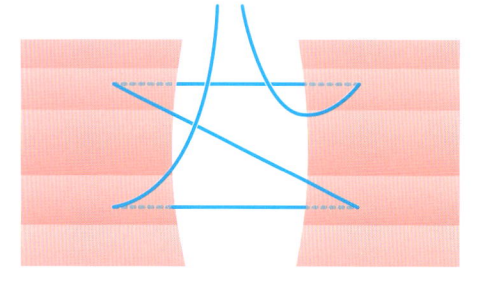

8字縫合

1 筋線維方向と直交する筋切離・損傷では筋線維のみを単独で縫合することは困難であり，筋膜とともに縫合する。その際は，筋線維方向に直交して縫合糸をかけるが，結節縫合では線維方向に沿って裂けてしまうため，水平マットレス縫合や8字縫合を行う。

糸結び

◆ **外科結び**：最初の結び目を二重にして行う。解けにくいので緊張のかかる組織の縫合に用いる。

◆ **男結び**：第一結紮と第二結紮を反対方向に行う。結び目が対称になり，解けにくい。

◆ 結紮回数は3〜4回である。

◆ 縫合後に指で触診し，筋膜が隙間なく十分な強度で寄っていることを確認する。

● 腱縫合

◆ 強固な固定を行って早期運動訓練を行うことが勧められる。周囲組織との癒着を防ぎ良好な腱の滑走性が得られること，縫合部に張力が加わりコラーゲン線維の成熟化を促し癒合を促進する利点がある。

2-strand法

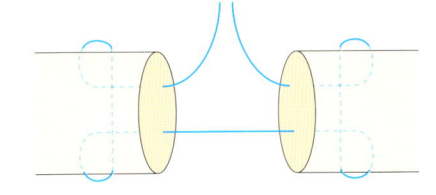

Modified Kessler法

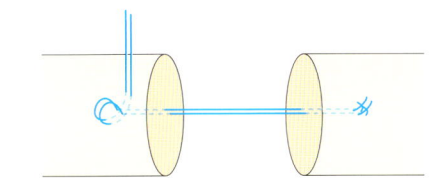

Tsuge法（single）

4-strand法

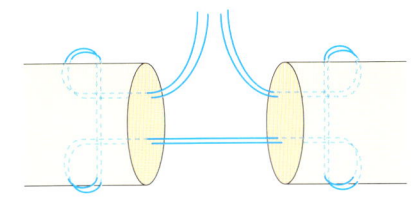

Yoshizu2法

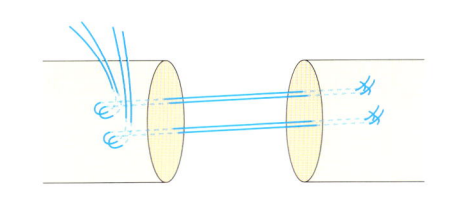

Tsuge法（double）

6-strand法

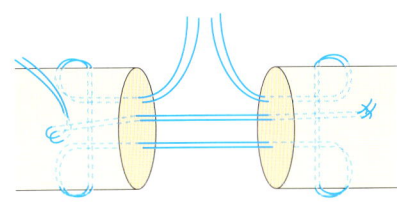

Yoshizu1法

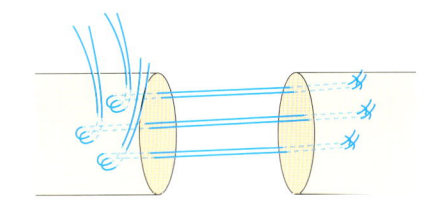

Tsuge法（triple）

1 腱縫合法としてはlocking構造をもつ中心縫合（core suture）に辺縁縫合（peripheral suture）を組み合わせた方法が強固である。中心縫合の数で2-strand法から6-strand法までが，一般的に行われている。早期運動訓練を行うのであれば，強固な初期固定力が得られる4-strand・6-strand法が望ましい。

2 手指の伸筋腱は十分な厚みがないため，中心縫合を行うことは困難であることが多く，8字縫合や水平マットレス縫合を用いる。

1 手指屈筋腱では4-0モノフィラメント（ナイロン糸）が一般的に用いられる。アキレス腱では2号など太い糸を用いる。また，ナイロン糸よりも張力が高いFiberWire®を使用することも多い。

Tsuge法

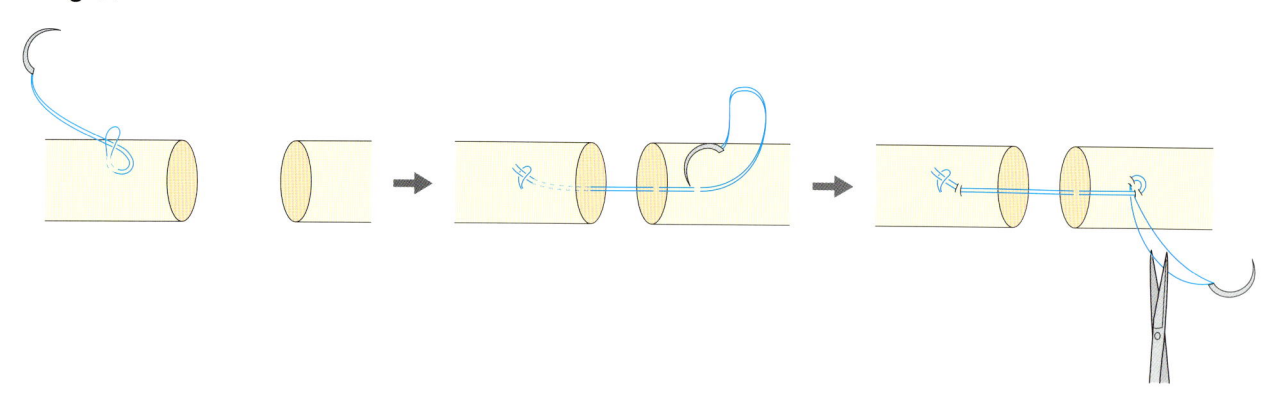

2 Tsuge法などでは，糸がループ状となったループ針が用いられる。

> **みんなの Pitfall**
> 周囲組織との癒着を防ぐため，強固な初期固定となるべく早期の運動療法が重要である。

> **アドバイス**
> 筋・筋膜・腱縫合は，創傷治癒にかかわるだけでなく，筋・腱の機能の回復にも大きくかかわるので，正確かつ的確な縫合をマスターしよう。

参考文献

1) コヴィディエンジャパン株式会社. 縫合糸の分類とサイズ. Medtronic. https://www.medtronic.com/covidien/ja-jp/clinical-education/catalog/suture-classification.html.（2024.5.20参照）.
2) コヴィディエンジャパン株式会社. V-Loc™ クロージャーデバイス. Medtronic. https://www.medtronic.com/covidien/ja-jp/products/wound-closure/barbed-sutures.html.（2024.5.20参照）.
3) コヴィディエンジャパン株式会社.Make it simple. Streamline suturing. V-Loc™ クロージャーデバイス. Midtronic. https://www.medtronic.com/content/dam/medtronic-wide/public/asia-pacific/japan/products/wound-closure/v-loc-wound-closure-device-brochure-ja.pdf.（2024.5.20参照）.

血管吻合法

東京都立墨東病院高度救命救急センター　松山善之

本項の GOAL

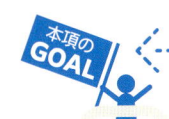

- ◉ 血管吻合のための準備ができる。
- ◉ 確実な運針と糸捌きで血管吻合を行うことができる。

🟠 必要器具

- ◆ 手術用双眼顕微鏡（**図1**）
- ◆ マイクロモスキート（**図2**）
- ◆ 持針器（ロック付き／なし，**図3**），マイクロ摂子（**図4**），
  マイクロ剪刀（曲／直，**図5**）

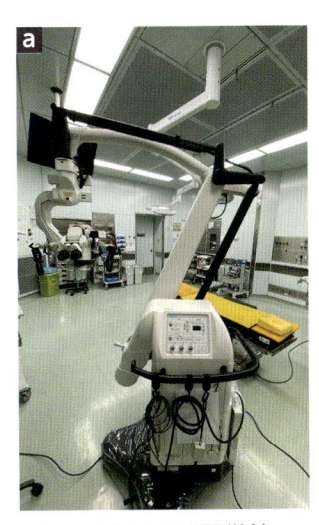
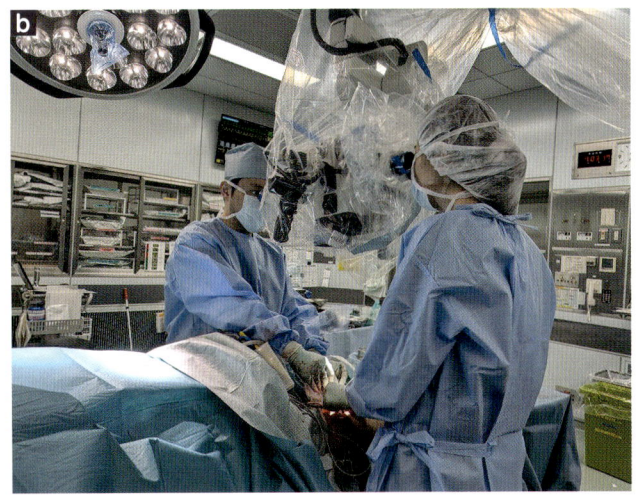

図1　手術用双眼顕微鏡

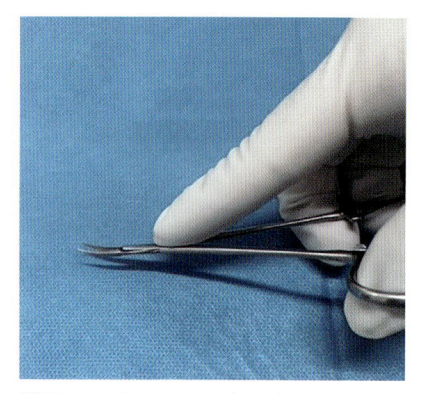

図2 マイクロモスキート

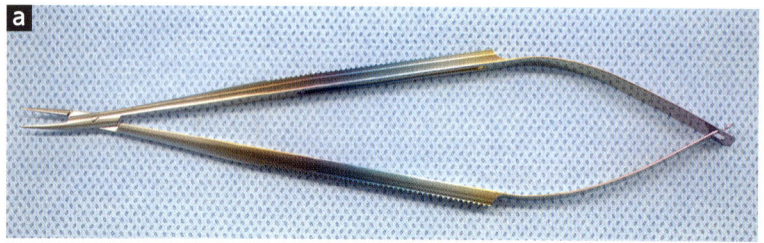

図3 持針器(ロックなし)

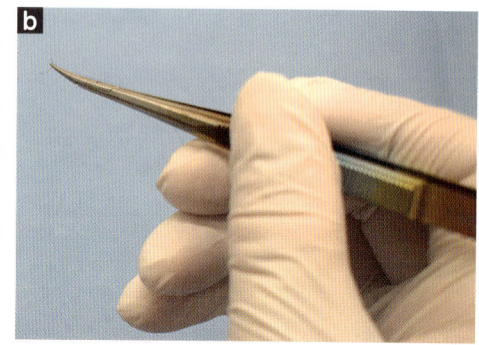

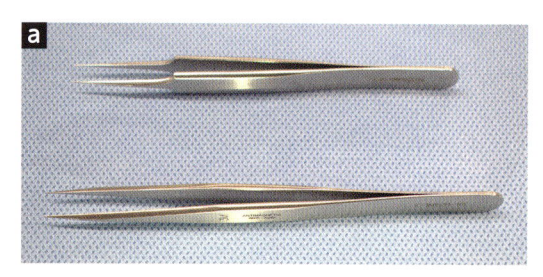

図4 マイクロ摂子

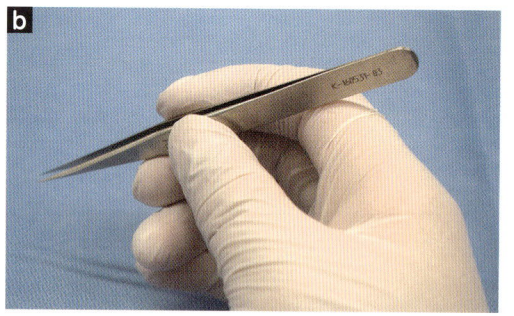

図5 マイクロ剪刀(直)

◆ 血管クランプ（シングル / ダブル，**図6**）：血管の太さや動静脈で使い分ける。

◆ 縫合糸（8-0，9-0，10-0，11-0ナイロン，**図7**）：口径1mm 程度の血管は10-0ナイロン，それ以上は9-0，8-0ナイロン，0.5mm以下は11-0ナイロンを使用する。

◆ 涙滴針：血管内腔の洗浄などに使用する（**図8**）。

◆ M.Q.A.（**図9**）

◆ ヘパリン加生理食塩水

◆ 塩酸パパベリン（血管攣縮予防）

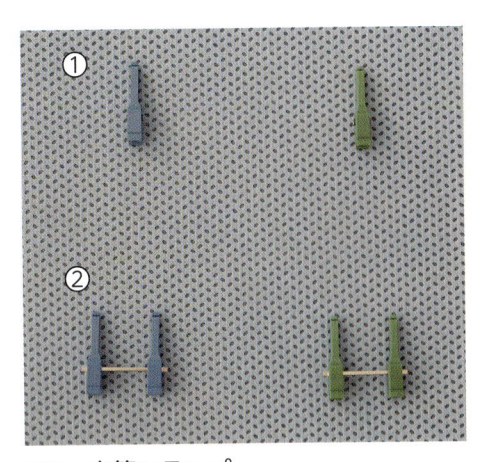

図6　血管クランプ
①シングル，②ダブル

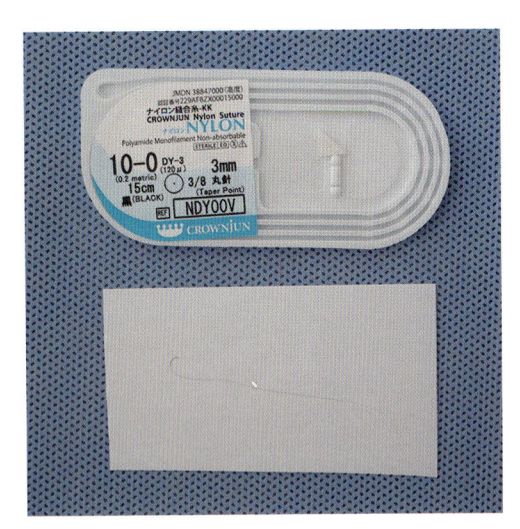

図7　縫合糸

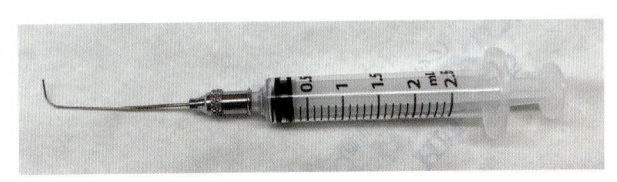

図8　涙滴針

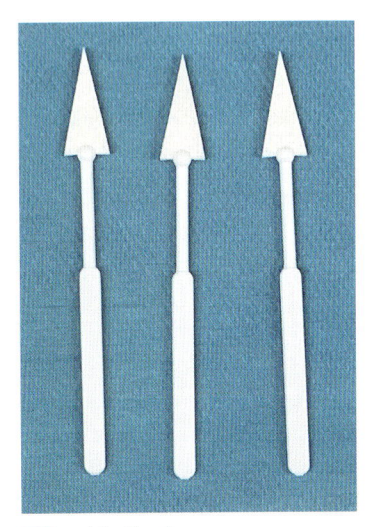

図9　M. Q. A.

血管吻合の手技

◯ ポジションの確認

◆ 顕微鏡の準備(手術前に目幅は合わせておく)，設置位置の決定。

◆ 持針器，摂子，剪刀は鉛筆持ちで肘関節から手関節，小指を安定させる(必要であればシーツなどを使用して安定させる)。

◆ 術者の体の位置や高さ，姿勢・頭の位置・目の位置は自然で疲れにくく，安定しかつ余計な力が入らないようにする。

◆ 吻合部周囲の組織をナイロン糸で縫い付け術野を確保し，吻合しやすくする。

◆ 可能であれば血管を縫いやすい方向とする(右利きであれば右上から左下の方向の運針が楽)。

◆ 顕微鏡視野の中心で手技を行うようにする(辺縁で行うと両眼視しにくい)。

◯ 血管の準備

1 本管を傷めないように必要十分な血管の分枝を処理し，緊張が強くなく吻合が可能な血管の可動性を出す。

2 吻合するのに血管同士の距離が遠く血管の緊張が強くなる場合は，静脈移植を使用し吻合部に緊張がかからないようにする必要がある。

3 血管クランプダブルを血管の両断端から5 〜 10mm程度離れたところにかける。

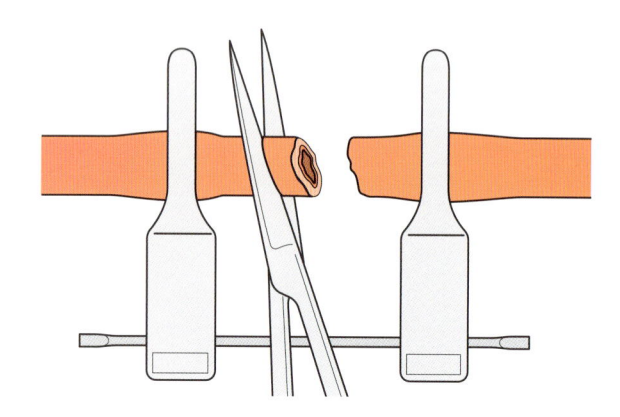

4 血管断端を直の剪刀で一刀両断に切る。

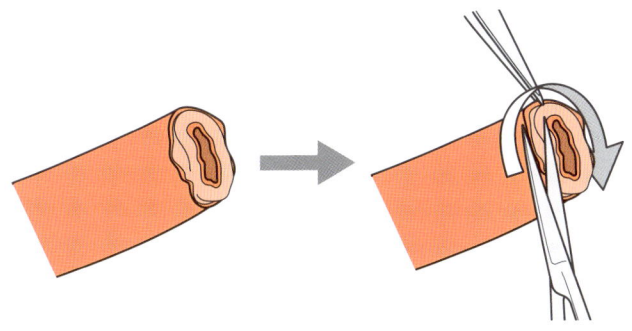

5 動脈硬化の症例では剪刀で切る際に血管を押しつぶし, 切断端近くで内膜が剥がれることがあるので, 血管の全周性に回しながら切る。

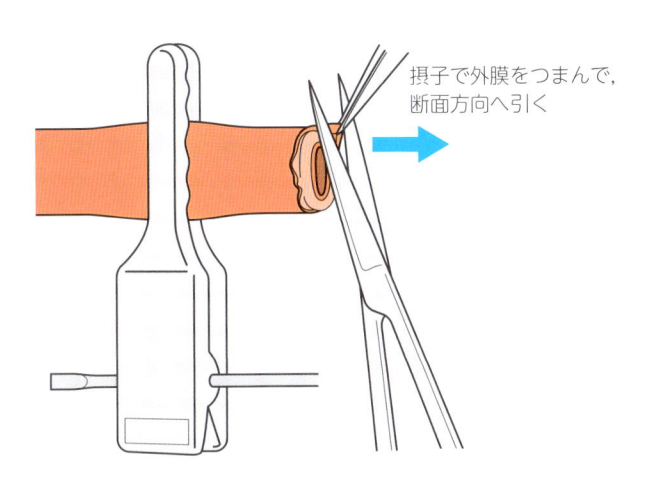

摂子で外膜をつまんで, 断面方向へ引く

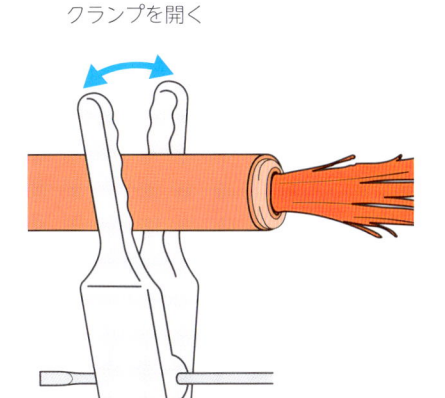

クランプを開く

6 摂子で血管外膜を愛護的につまみ, 断端方向に引きながら捲れこみそうな外膜部分を切除する。

7 全周性に外膜を切除し血管断端を明らかにする。

8 動脈の場合, 近位断端から拍動性の十分な血流が得られることを確認する。

9 血流が不十分であれば, より近位断端までの動脈展開と切離を検討する。血管攣縮があれば塩酸パパベリンをかけて解除する。

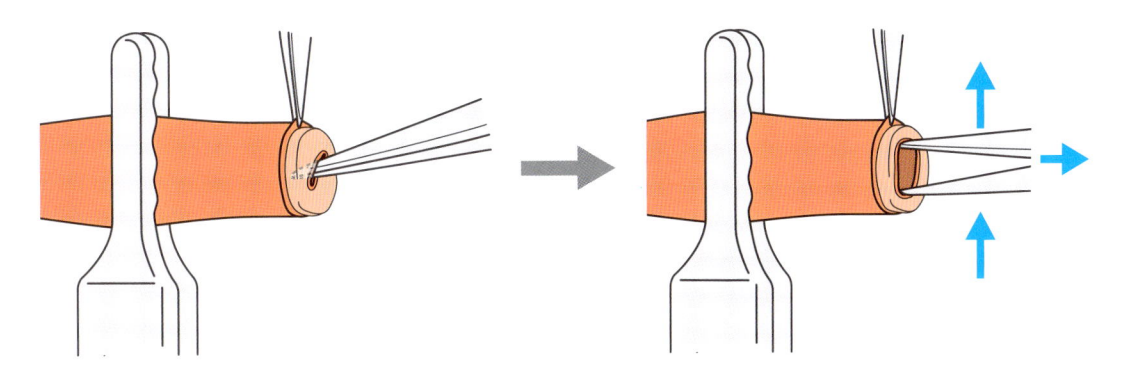

10 血管内腔を愛護的に摂子で広げる（何回も行わない）。

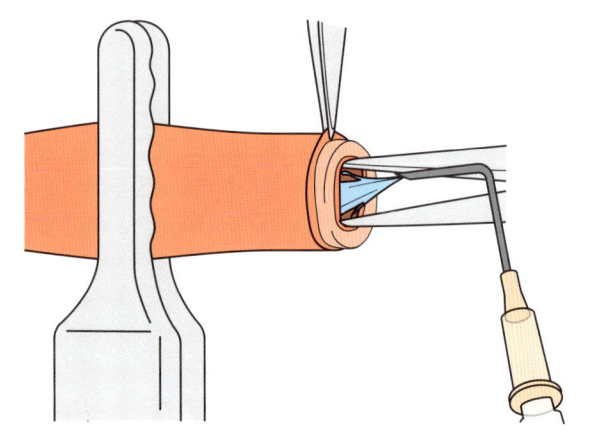

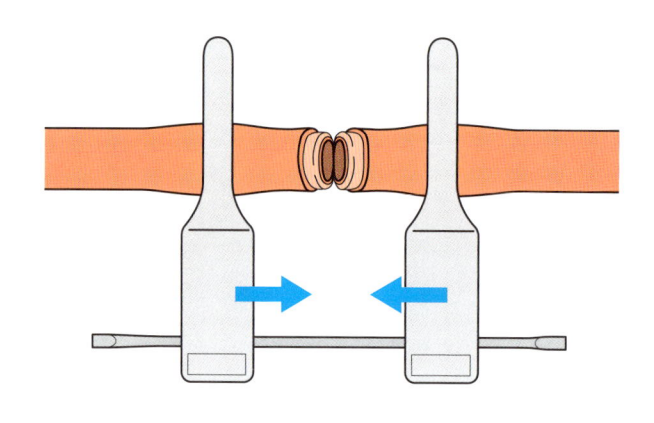

11 血管内腔をヘパリン加生理食塩水で洗浄する（血管内膜を傷めるリスクがあるので，涙滴針は血管内腔には入れない）。

12 血管断端を血管クランプダブルで緊張や蛇行することなく近接させる。

13 血管クランプダブルを周囲の組織や生食ガーゼで安定させる。

● 血管吻合の実際（通常の端端吻合の場合）

血管への刺入・運針

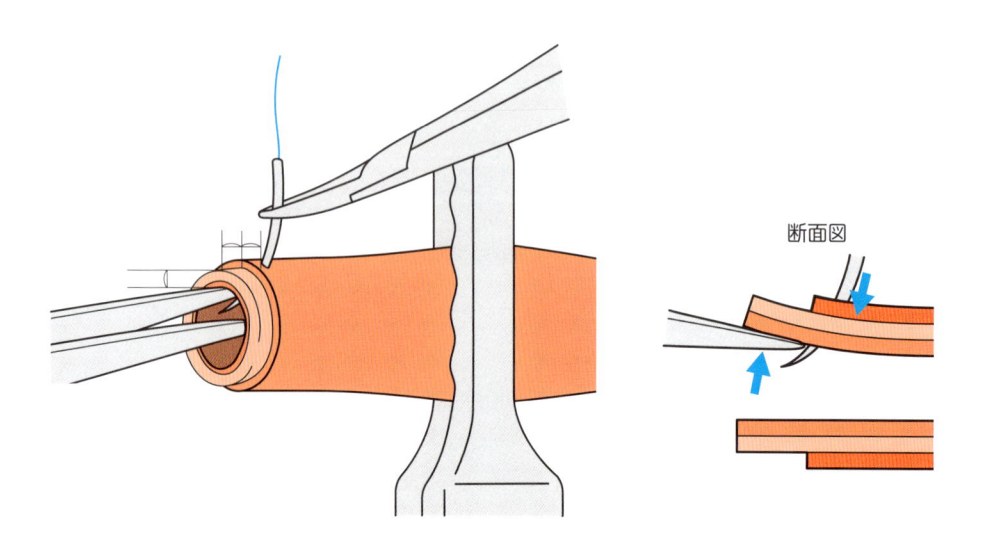

断面図

1 内膜を傷めないように注意して，摂子で血管壁にカウンターをかけ適度な緊張をかけながら，血管の厚さの約2倍のbiteで，血管壁になるべく垂直に針を刺入する。

2 針は回さずまっすぐに刺し，外膜から内膜まで全層を通す。

3 針先が血管内膜に刺入されていることが見えていることが大切で，血管壁のカウンターや摂子の使い方，また見えづらければ顕微鏡の拡大倍率を上げたりして確実な運針を心がける。

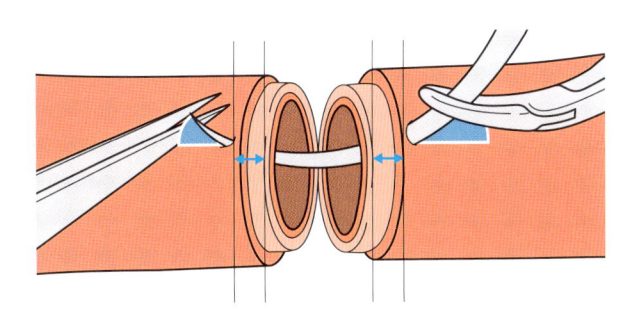

4 相対する血管壁も摂子で適度に緊張を保ちながら確実に全層刺入するが，biteや刺入角度は同様とし，刺入の方向は血管がねじれないように運針する。

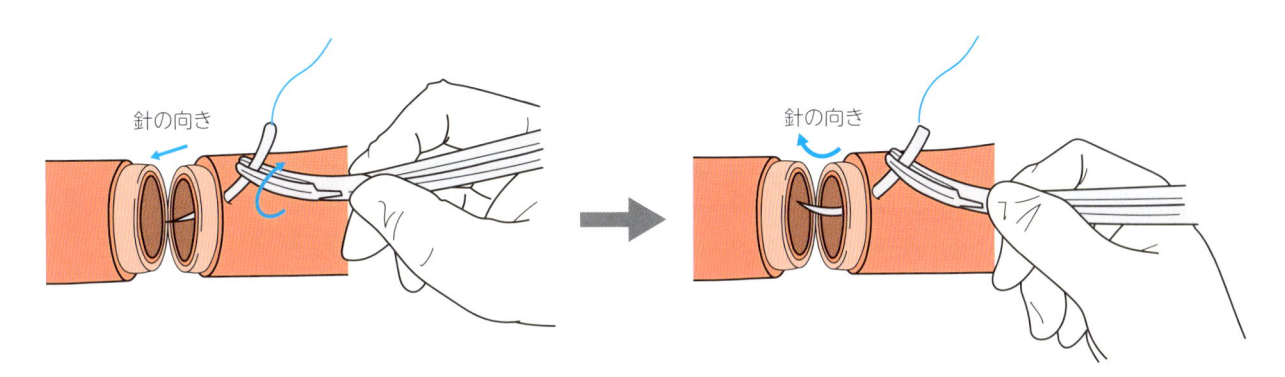

5 その際に必要であれば持針器を指でわずかにまわし（分まわし手技），針の方向を調整する。

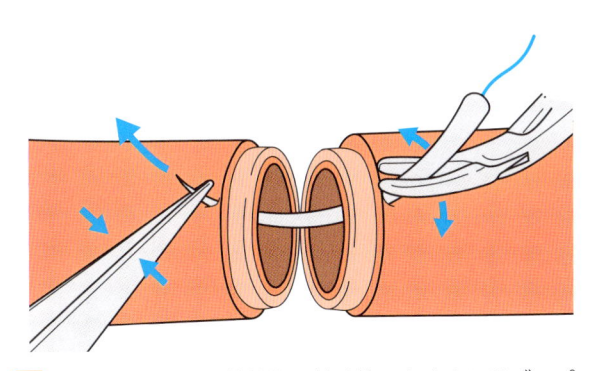

6 血管壁を通したら持針器で針は持ったままにせず，パッと針から持針器を離す。

7 血管壁に余計なストレスを与えないように摂子で針を抜く。

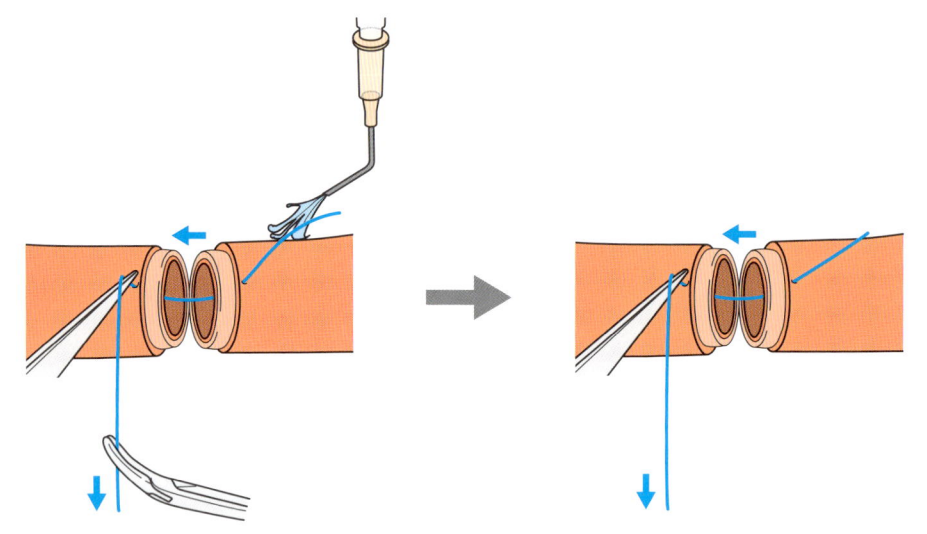

1 摂子でpulleyを作製し血管壁にストレスのかからないように注意して糸を捌く(右利きであれば,糸は右から左へ)。

2 周囲の血餅などで糸が引っかからないように糸を捌いているときは注意しながら,助手が適宜ヘパリン加生理食塩水を使用して血腫は除去しておく。

3 前腕は固定しておき,手首で糸を手前に引いてくる。糸は把持しやすく縫合しやすい長さまで引いてくる。

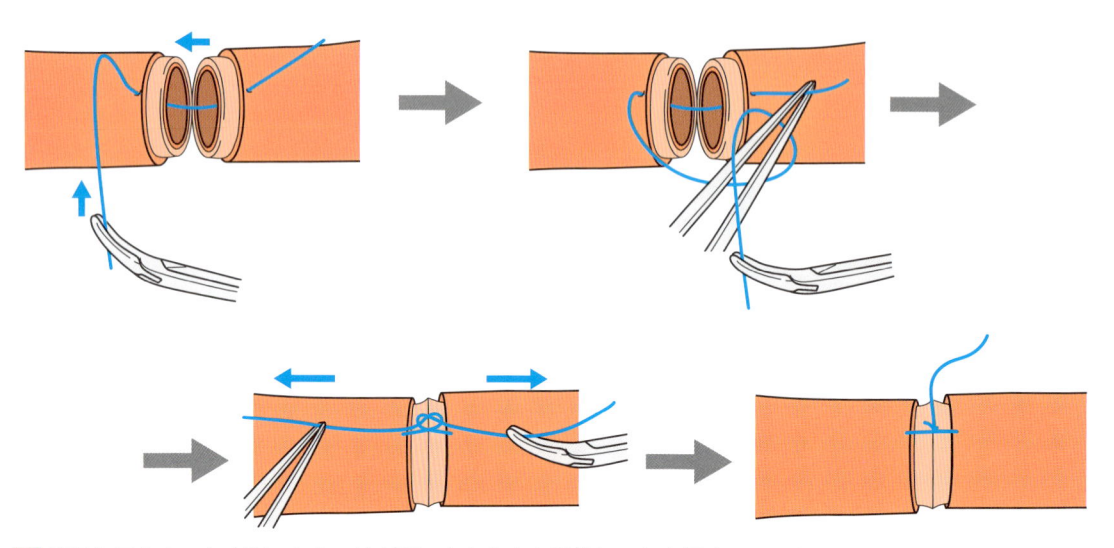

4 適切な長さまで糸を引いたら,持針器で上から糸を把持し,糸を押すことで摂子を置いた位置に自然にループを作製する(摂子と持針器が離れて動かないように,一緒に動かす)。

5 糸の先端を摂子でつかみ,自然にできたループを利用し,糸を結紮する(動脈のstay suture:支持糸は外科結びで,そのほかは単結紮)。

6 血管壁は寄せる程度とし,内膜が内反しないように結紮する。

7 糸の結び目はしっかり締める。

8 糸を切るが,1本は支持糸として長めに残す。

第2針から前面の吻合

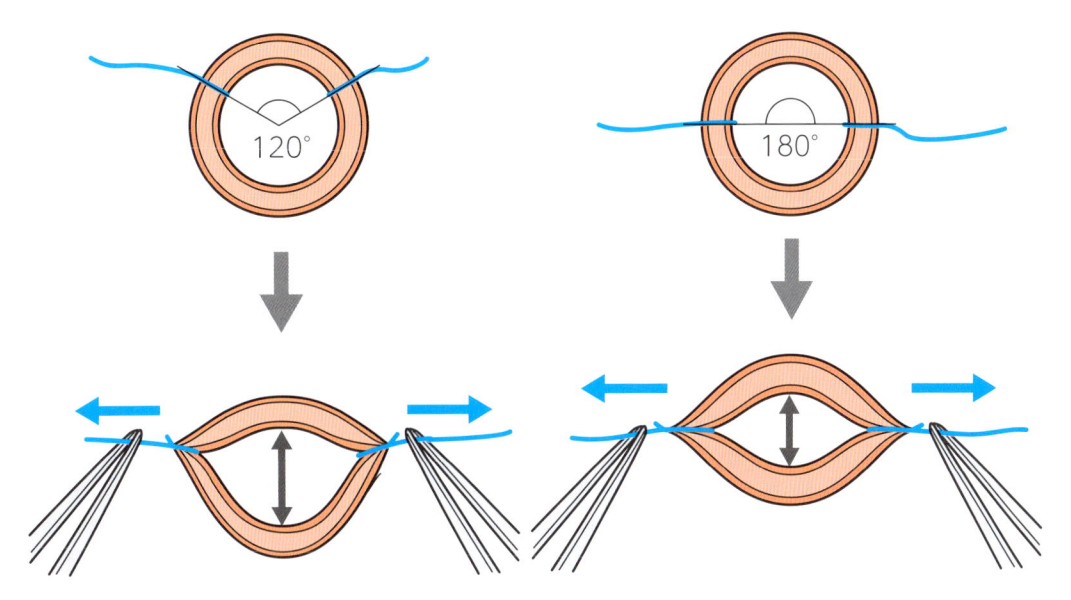

1 2針目はできるだけ対側となるように120°の位置に支持糸(eccentric stay suture)を作製する（吻合の注意点は1針目と同様）。120°法は180°法よりも血管壁後面を縫い込みにくいとされる。血管径に差がある場合は，それぞれの血管の円周の120°の位置で刺入する。

吻合数が奇数の場合 　　　　　　　　　　吻合数が偶数の場合

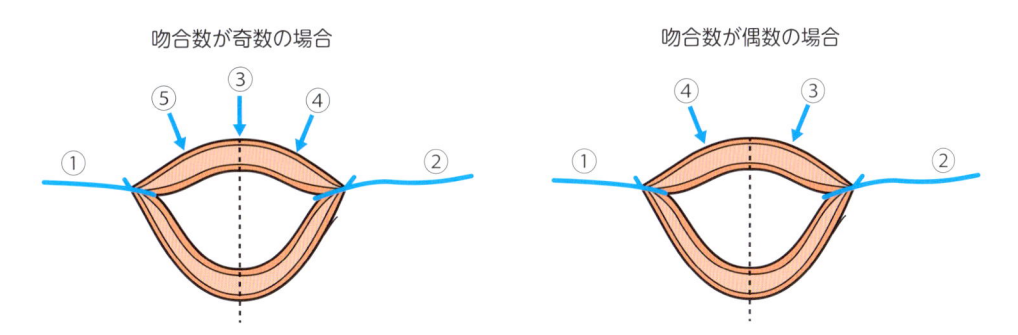

2 1，2針での支持糸を摂子で持ち，間に何針かけるか考え，第3針から吻合して前面の吻合を完成する。1mm程度の血管で8針程度が目安である。吻合間隔は均等にする。

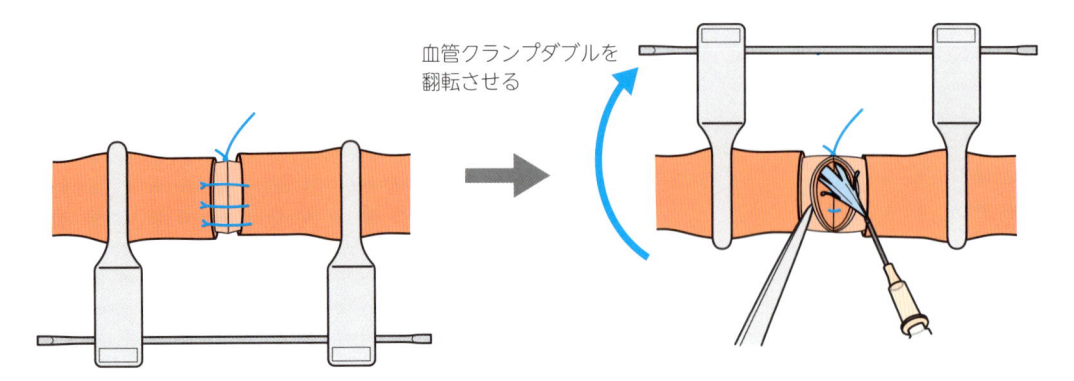

血管クランプダブルを
翻転させる

1 前面の吻合後血管クランプダブルを翻転させる。

2 再び内腔を洗浄し，前面の吻合部を確認する（吻合間隔が均等で全層糸が通っているか，血管が内反せず内膜が問題ないか，外膜が挟まれてないか）。

3 前面の吻合が問題なければ，同様に後面を吻合する。

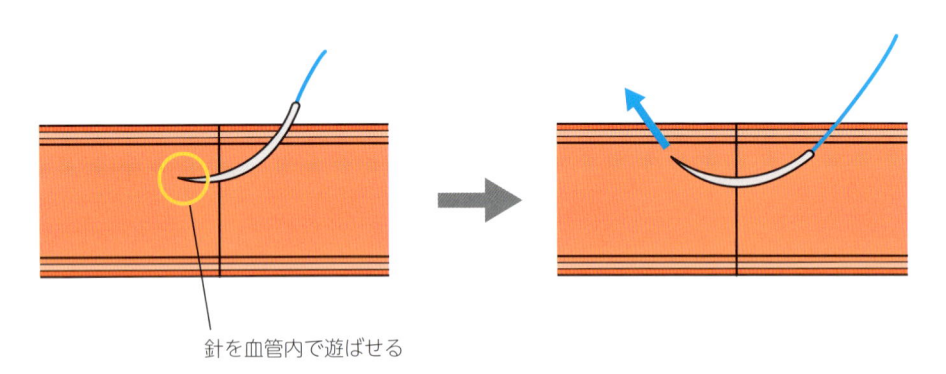

針を血管内で遊ばせる

4 後面を吻合する際は前面を縫い込まないように注意する。

5 針は「血管内で遊ばせて」前面（対側）を縫い込まないようにする。

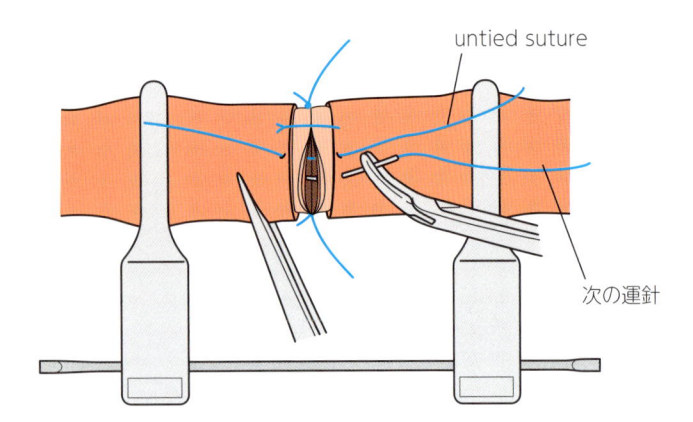

untied suture

次の運針

6 必要であれば1針ずつ結紮せずuntied sutureとして，次の確実な運針を確認してから結紮を行う。

吻合部の確認

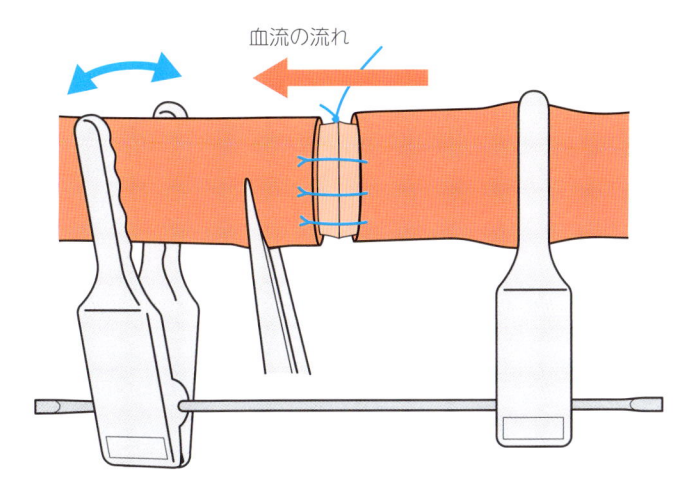

血流の流れ

1 血流の下流側から血管クランプダブルをはずし，血液の漏れがないか確認する。

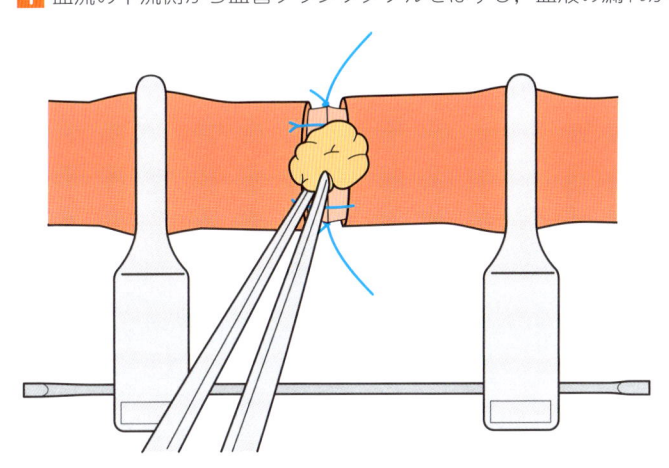

2 少量の漏れは周囲の脂肪を採取し，吻合部にガーゼとともに載せることで自然と止まる。

◆ 追加吻合が必要であれば再びクランプをかけて吻合を追加する。血液で見えない状態での吻合は行わない。

◆ 血行の確認はpatency testを行い，血管の緊満する速さをみる。

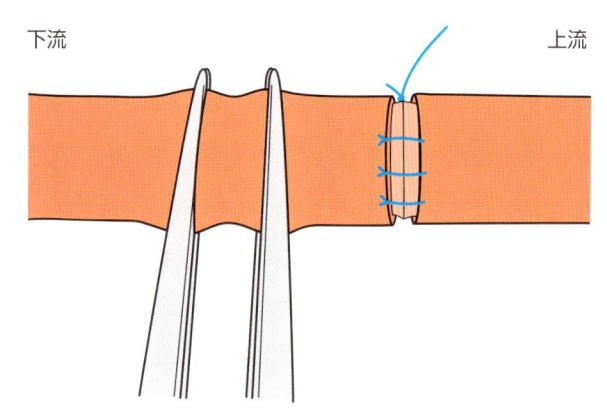

1 2本の摂子で吻合部より下流で血管を挟み，血流を遮断する。

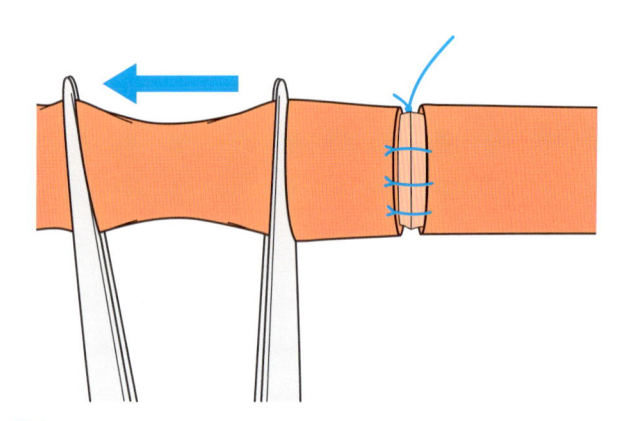

2 下流側の摂子をスライドさせ，内腔の血液をなくす。

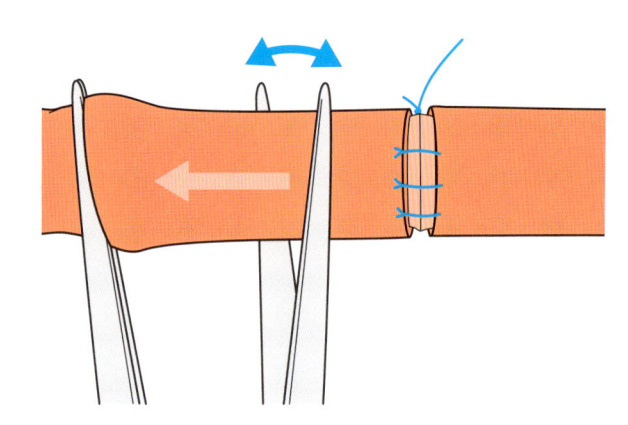

3 上流側の摂子を緩めると，血液が流れて勢いよく血管が拡張する。

> **みんなの Pitfall**
> - 血管の処理や吻合時の運針の際には，摂子で血管に「適度な緊張」をかけて手技を行うことが大切である（柔らかい組織を扱うときは適度な緊張が重要なため）。
> - 逆に血管の処理を行わない際には血管に余計な緊張がかからないことが大切である（緊張がかかって血管壁が予期せず裂けたりする原因となる）。
> - 血管内膜を最大限愛護的に扱うことが重要である。

- 血管吻合手技は，本番を前に日ごろから練習をすることが必要である。
- 練習器具として，卓上顕微鏡（**図10a**），練習用持針器（**図3**），摂子（**図4**），剪刀（**図5**），血管クランプ（**図6**），縫合糸（**図7**）を準備する。
- シリコンチューブ（**図10b**）は，準備時間が少なく短時間で運針の練習をするのに便利である。
- 手羽先やラットなどは準備に時間がかかるが，時間的余裕がある際には実際の吻合手技に近い練習が可能であり有用である。
- 血管吻合セミナー（新潟手の外科研究所マイクロサージャリー手術技術研修，マイクロサージャリー学会技術講習会など）に参加し「型」を覚え，その後練習で型を習得することがまずは大切である。
- 端端吻合の応用として，後壁を先に縫うback wall法や端側吻合，側側吻合なども必要に応じてできるように練習しておく。

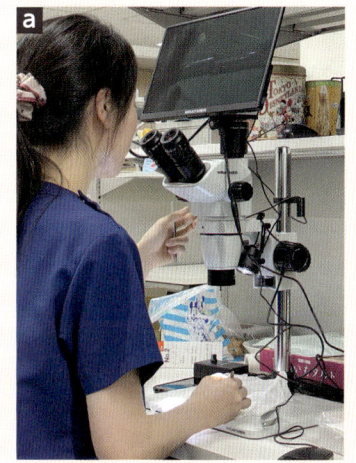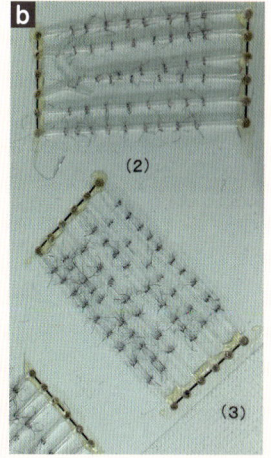

図10　卓上顕微鏡とシリコンチューブ
a：卓上顕微鏡
b：シリコンチューブ

参考文献

1）新潟手の外科研究所. 鏡視下における血管吻合法. 第40回・第41回　新潟手の外科セミナー・テキスト. 2024.
2）生田義和, ほか. 微小外科　改訂第2版. 南江堂：東京, 1993.
3）黒島永嗣. 映像で学ぶMicrosurgery：基礎と指再接着. 南江堂：東京, 2017.

神経縫合法

千葉大学大学院医学研究院整形外科学　山崎貴弘

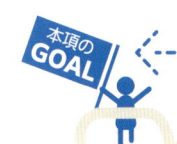

- ◎ 神経縫合の最大の目的は，神経の連続性を回復させることである。これにより，神経の信号伝達が回復すれば，感覚や運動の機能が回復する可能性がある。
- ◎ そのためには適切な手技で適切な道具を使い，神経縫合をより正確に行うことが大切である。本項では神経縫合の実際を紹介する。

● 神経の構造について

- ◆ 神経線維は，神経系の基本的な構成要素であり，神経細胞（ニューロン）の長い突起である（図1）。神経細胞がほかの神経細胞や組織と情報を伝達するための通信路として神経線維は機能する。
- ◆ 神経細胞は，神経細胞体とよばれる中心的な部分から，長い突起である軸索がほかの神経細胞や筋肉，臓器に電気的な信号（神経インパルス）を伝達する役割を果たす。
- ◆ 末梢神経は前述の神経線維の複合体である。神経線維は神経内膜という膜で覆われている。その神経線維が集まり，神経周膜で覆われたものが神経束となる。その神経束が集まり神経上膜に覆われたものが一般的に神経といわれる構造体である（図2）。

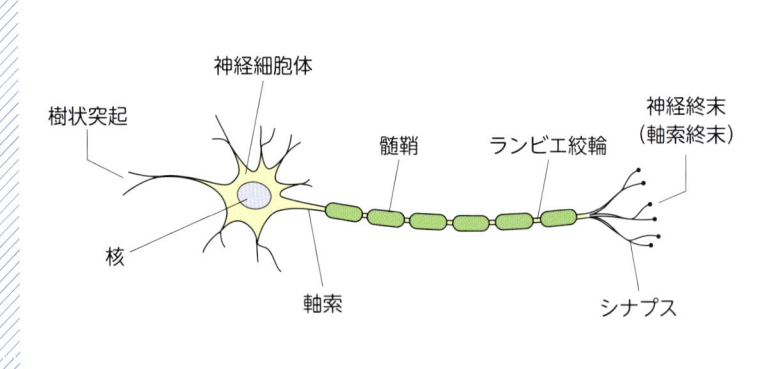

図1 神経線維の構造

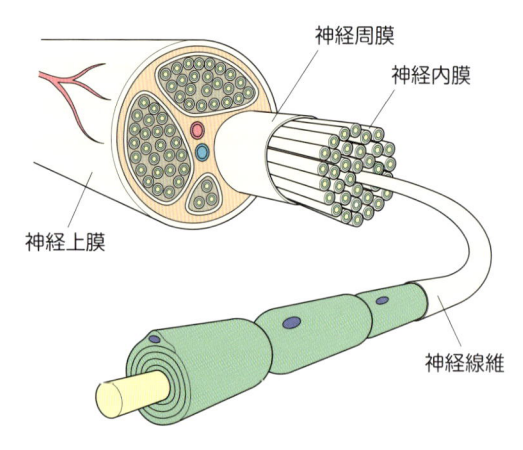

図2 神経の構造

● 神経損傷について

定義

◆ 神経損傷とは，外傷や疾患によって神経組織が損傷を受ける状態を指す。神経損傷は，神経の断裂（完全損傷）や神経組織の部分的な損傷（不完全損傷）として分類される。

◆ 有名な分類法にSeddon分類とSunderland分類がある。

原因

◆ 神経損傷は，外傷（事故，負傷），手術，炎症，感染症，神経疾患（例：神経炎，神経腫瘍）などさまざまな原因によって引き起こされる（図3）。

症状

◆ 神経損傷の症状は，患者や損傷の程度によって異なる。一般的な症状には，痛み，しびれ，知覚の異常，筋力の低下，運動制御の障害，感覚異常などがある。

診断

◆ 神経損傷の診断には，患者の症状や経過，神経学的評価（Semmes-Weinstein monofilament test；SWTやtwo-point discrimination；2PD，図4），神経検査（神経伝導速度検査，筋電図など），画像検査（MRI，CTなど）が使用される。

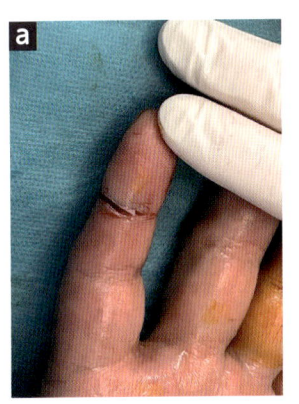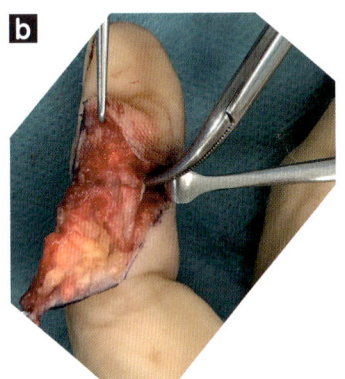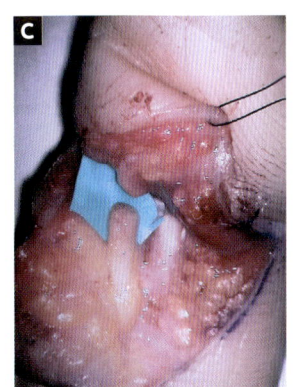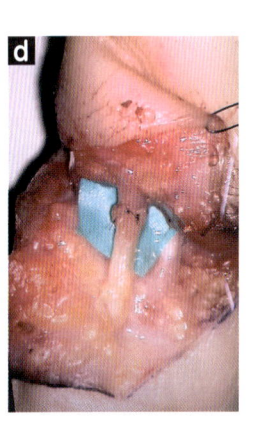

図3　神経損傷の症例提示

a：カッターで示指橈側を受傷，**b**：拡大皮切を行い内部観察，**c**：指神経の断裂を認めた。緑のシートはバックグラウンド。
d：顕微鏡視下に縫合した。

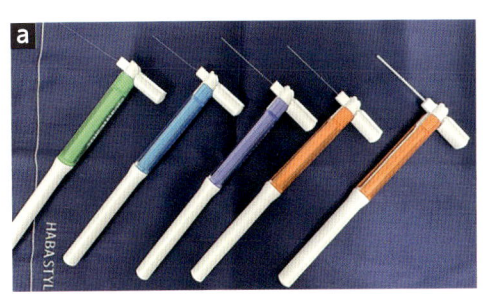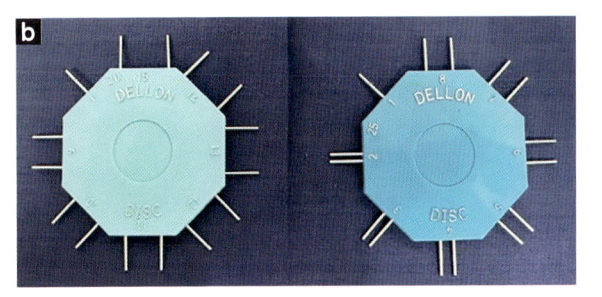

図4　神経診察のための道具

a：Semmes-Weinstein monofilament test（SWT）。径の異なるナイロンフィラメントを用いて皮膚上に触刺激を加え，その応答によって静的触覚の閾値を判定する感覚検査である。
b：Two-point discrimination（2PD）。2点識別覚とは体の一部を2箇所同時に触られたとき，それが2つであると感じる感覚のことである。写真のような器具やコンパス・ノギスで評価する。

治療

◆ 損傷の程度とタイプに基づいて個別に決定される。
◆ 治療には，保存的管理（経過観察，薬物療法），手術的修復（神経縫合，神経移植），リハビリテーション（理学療法，作業療法）などが含まれる。

予後

◆ 損傷の程度，治療の適切性，患者の年齢と一般的な健康状態などによって異なる。
◆ 一般的に神経は1日1mm回復していくといわれている。一部の神経損傷は完全に回復することがあるが，重度の損傷や長期間の神経機能喪失の場合は，完全な回復が困難な場合がある。

● 神経縫合の準備

手術器具

◆ 図5〜10に著者が使用している手術器具を示す。
◆ 縫合糸は組織反応が少なく，扱いやすく，十分な抗張力をもっているなどの点で，ナイロン糸が適している。糸の太さは，対象が3mm程度：8-0ナイロン，2〜3mm：9-0ナイロン，2mm以下：10-0ナイロンが1つの目安になる。

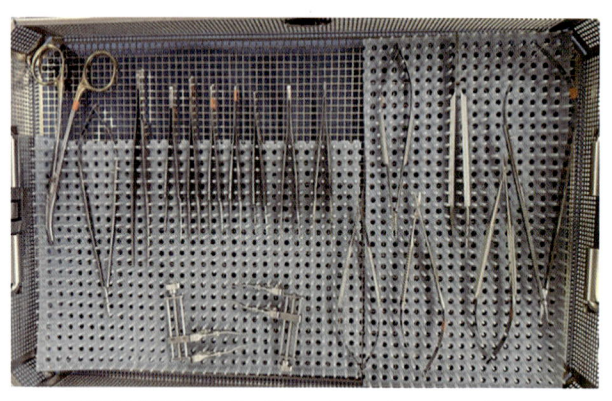

図5　著者が使用しているマイクロセット一式

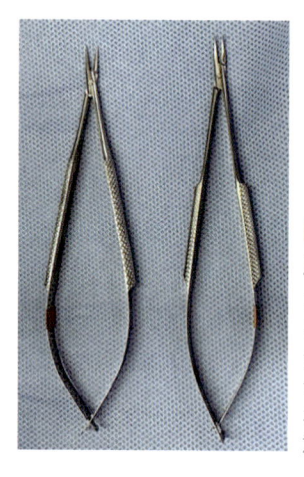

図6　マイクロサージャリー用持針器（ロックなし）

ロックのあるものとないものがある。ロックがあると，糸をしっかり保持できるので紛失しにくいが，ロック動作の加減で針が弾かれて紛失してしまうこともあり注意が必要である。

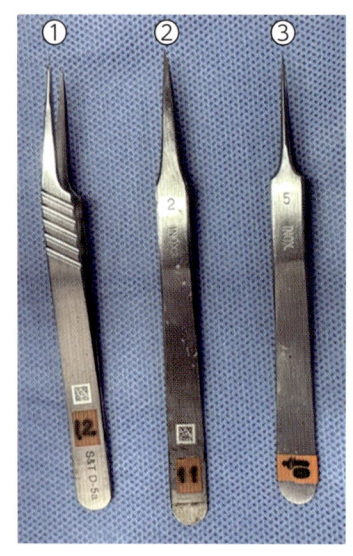

図7　マイクロサージャリー用鑷子

番号が大きいほうが細くなる。①ダイレーター，②2番鑷子，③5番鑷子。細い神経を縫合する場合，5番が使いやすい。先端が非常に繊細に作られており，壊れやすいので注意が必要である。

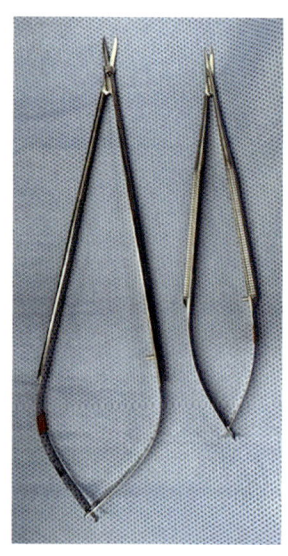

図8　マイクロサージャリー用剪刀

先端がまっすぐなものと曲がっているものがある。

手術の環境設定

◆ マイクロサージャリーを行うときはセッティングが大切である。脚の付いた手台を使用することで術野のぐらつきを予防できる（**図11a**）。

◆ 手のふるえを予防するために，肘から前腕が手台に接地できるようにドレープやガウンを敷き詰める（**図11b**）。

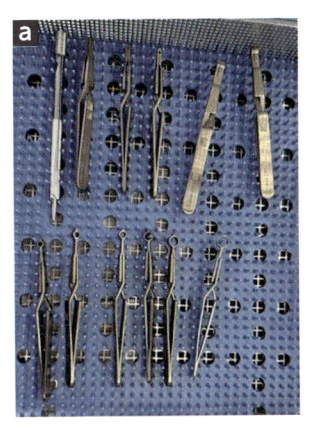
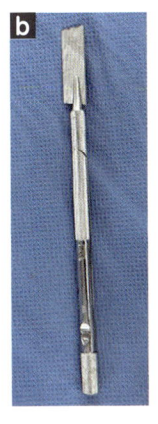
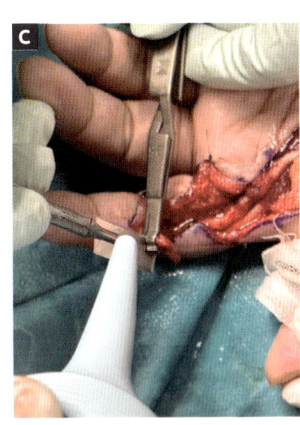

図9　神経切断セット
断端が挫滅している場合や傷んでいる場合には断端の新鮮化が必要になる。さまざまな太さの鑷子があり（**a**），把持してカミソリ（**b**）で切断する。**c**に実際の切断の様子を示す。カミソリの滑りをよくするため水をかけながら切断する。

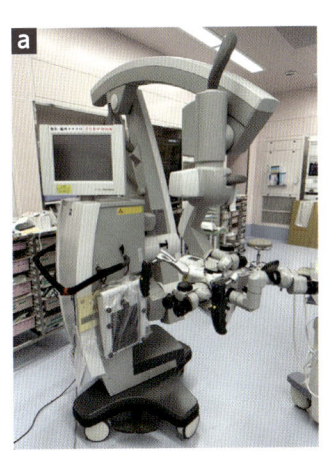
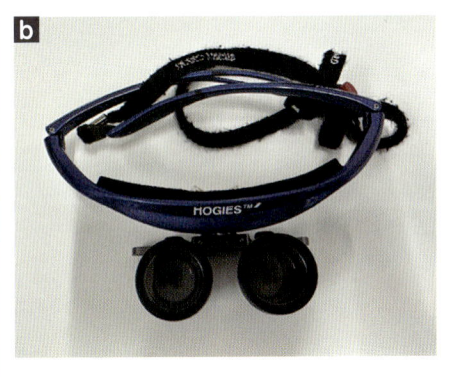

図10　顕微鏡（a）とサージカルルーペ（倍率は2.5倍，b）
比較的太い神経はサージカルルーペでも縫合できるが，神経束までしっかり確認するのに顕微鏡を使用したほうがよい。

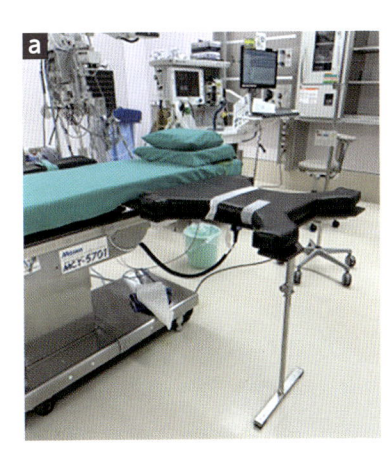
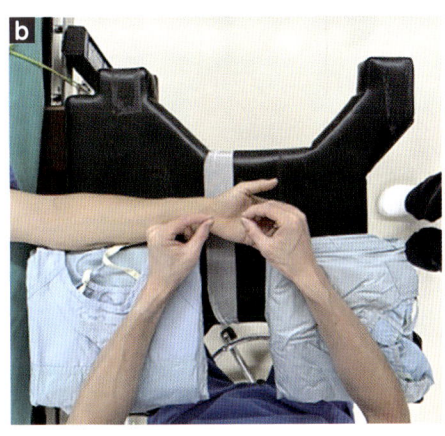

図11　脚のついた手台（a）と手台にドレープを敷き詰めたところ（b）

神経縫合の手技

◆ 神経縫合の方法として，神経上膜縫合，神経周膜縫合がある。

◆ 神経上膜縫合は神経の一番外側の膜のみ合わせて，神経束が飛び出さないようにする。神経周膜縫合は神経束同士を縫合する方法である。

◆ 神経周膜縫合のほうが難しく，顕微鏡による操作が必須になる。本項では神経上膜縫合について解説する。

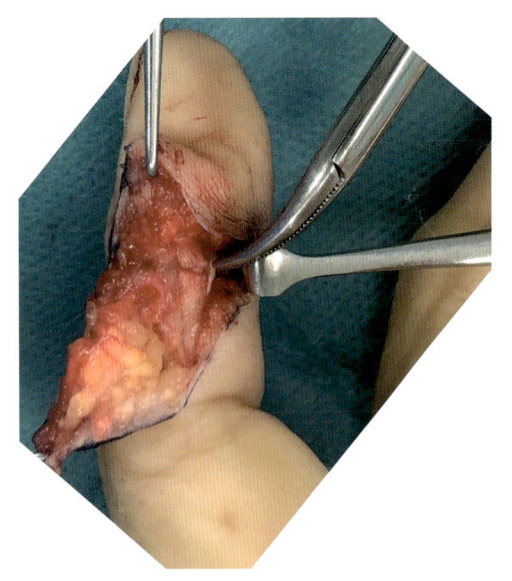

1 神経を探す。断裂した神経を断端部から探すのはときに難しいことがある。皮切を拡大して，損傷を受けていない部分を確保し，断端のほうへ展開していくほうが容易である。

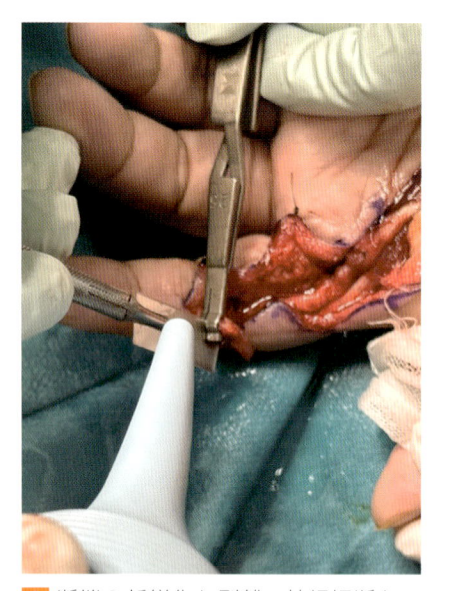

2 断端の新鮮化と剥離。神経切断セットを使用して，断端を新鮮化する。また縫合するのに緊張が強くならないようにするために，神経を剥離しておく。縫合時には十分余裕をもった緊張で縫合する必要がある。

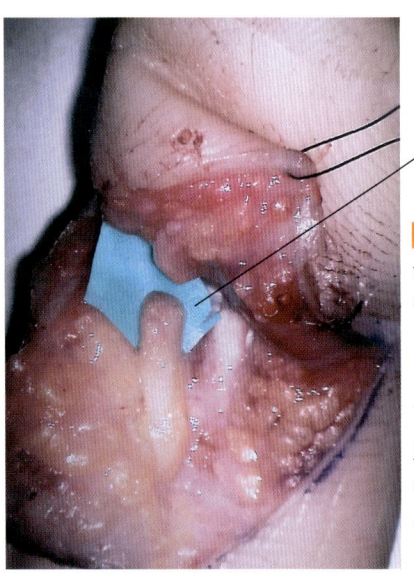

清潔手袋をカットして作った
バックグラウンド

3 縫合のためのセッティング。縫合の際には縫合する断端の下に緑や青などの清潔手袋を小さくカットしたものを敷く（バックグラウンド）。バックグラウンドを置くことで，神経の断端をよく観察でき，周囲の組織にくっついてしまうのを予防でき，縫合がやりやすくなる。肘から前腕が安定するように，ドレープを敷き詰めて固定する。

アドバイス

• マイクロサージャリーの一番の敵は「ふるえ」である。

• 手のふるえ対策として，カフェインやアルコールを摂らない，しっかり睡眠を取る，たくさん練習し自信をもつ，適切な手術の環境設定を行うなど，手術前段階の備えが重要となる。

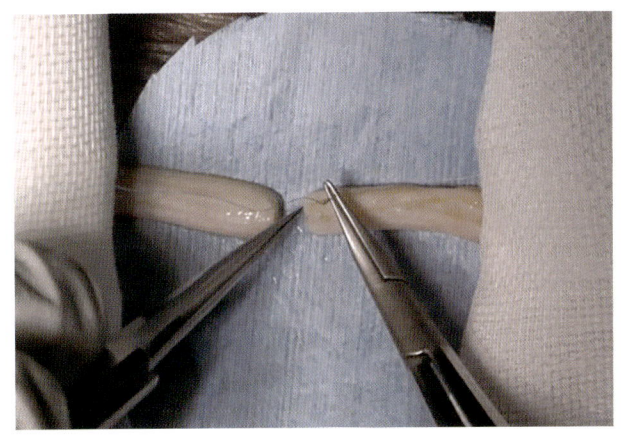

4 実際の縫合。通常の器械結びでは持針器に糸を巻き縫合するが，顕微鏡下の縫合では，鑷子に糸を巻き縫合する。片方の断端の神経上膜に糸をかける。神経に垂直に刺し，鑷子でカウンターをかける。いったん針は引き抜き，持針器で保持する。

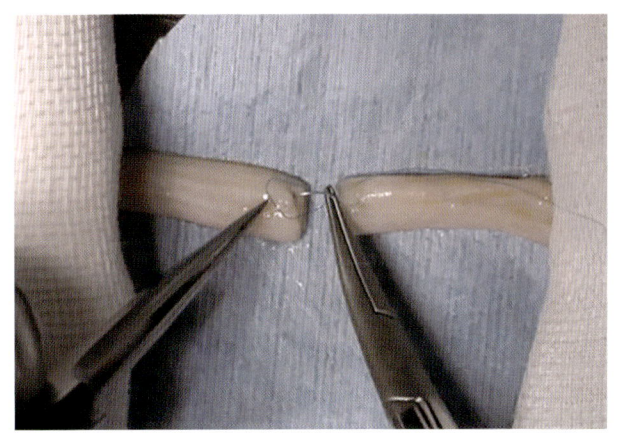

5 反対側の断端の神経上膜に糸をかける。同様に鑷子でカウンターをかける。糸を引き縫合しやすい長さにする。

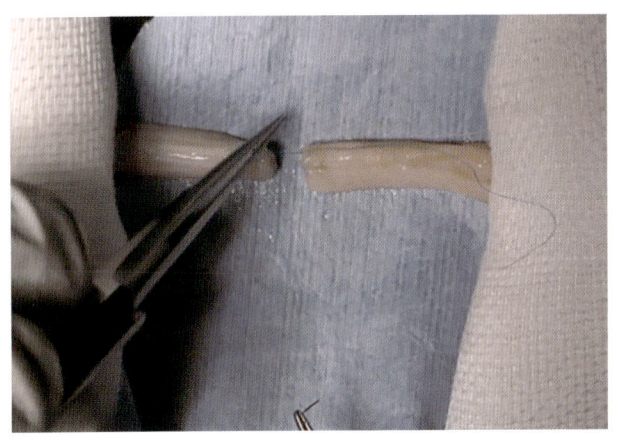

6 糸を引く際に，神経に負荷がかからないように，鑷子で滑車を作る。

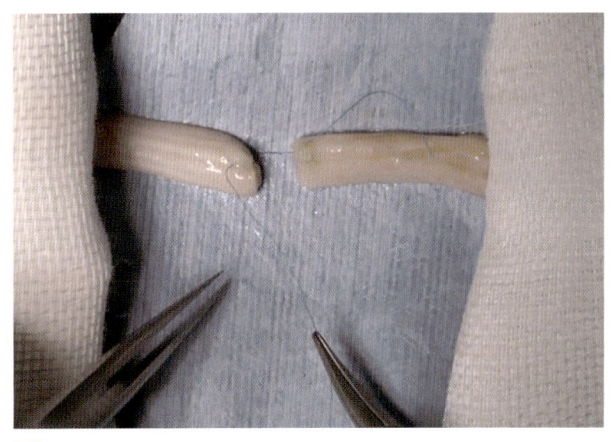

7 持針器で針がついているほうの糸（写真左側）を把持する。真上から糸を把持する。

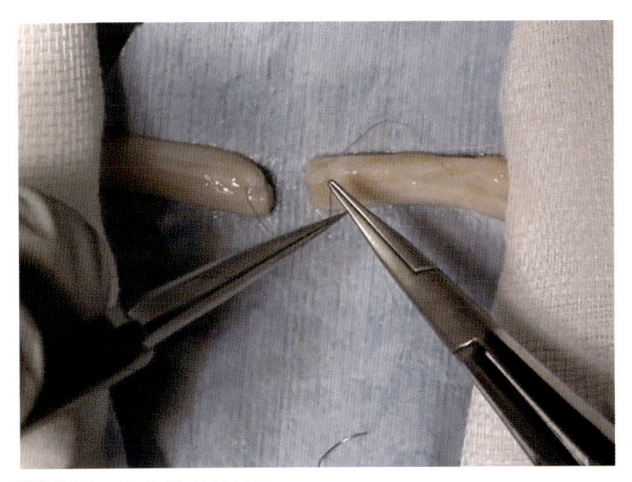

8 鑷子に糸を巻き付ける。

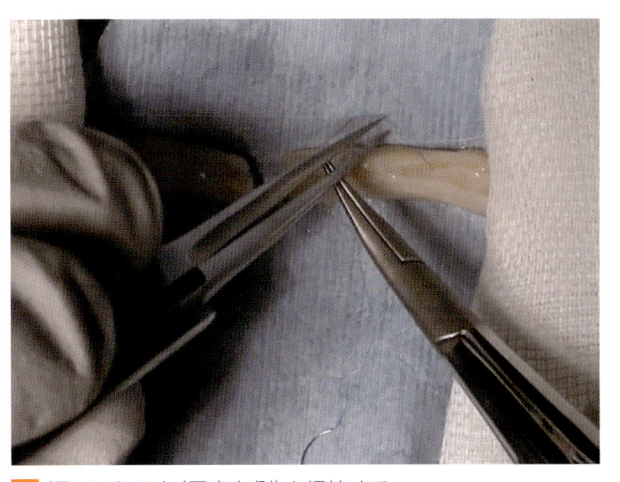

9 短いほうの糸（写真右側）を把持する。

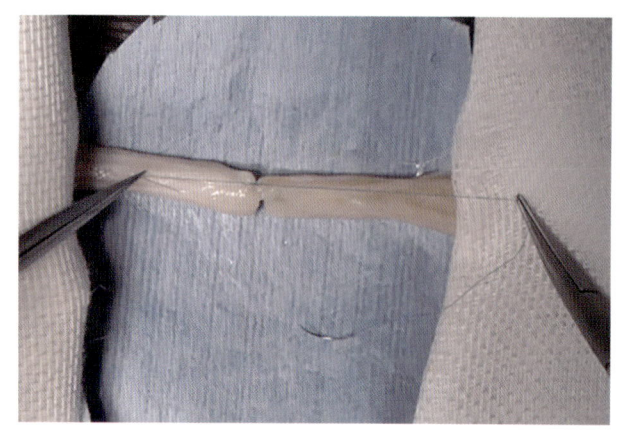

10 締結する。

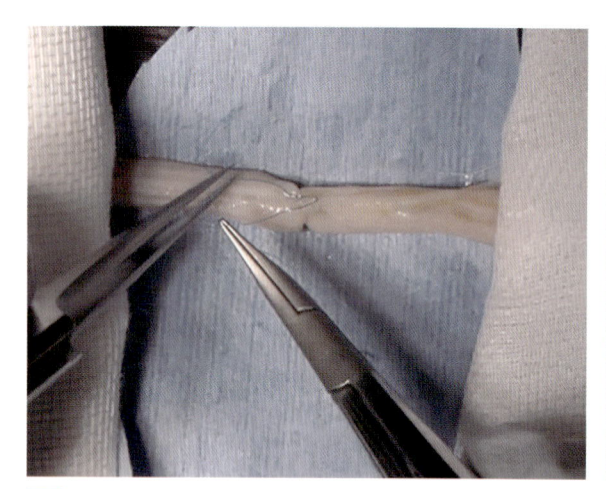 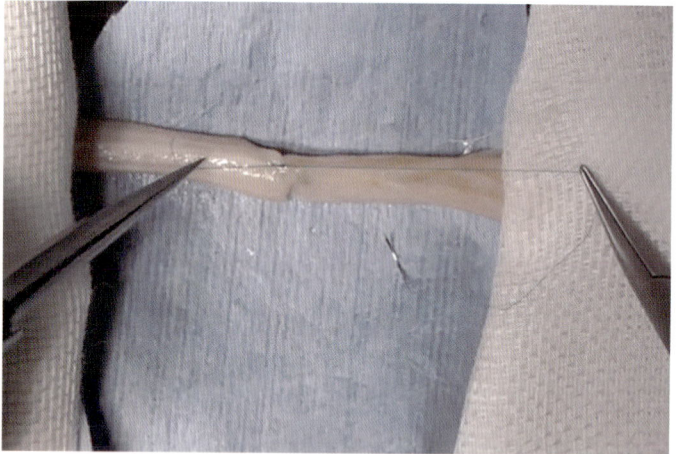

11 持針器を把持したまま，鑷子のほうに近づけると輪ができるので，鑷子をその輪の中に通し，糸を把持して締結する。

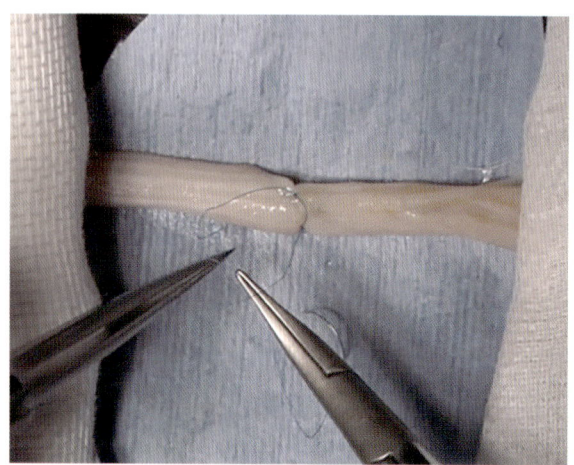 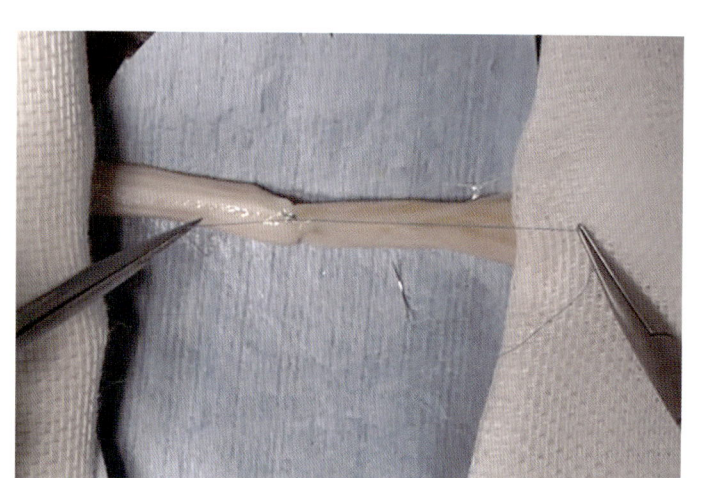

12 同じ動作をもう1回繰り返す。

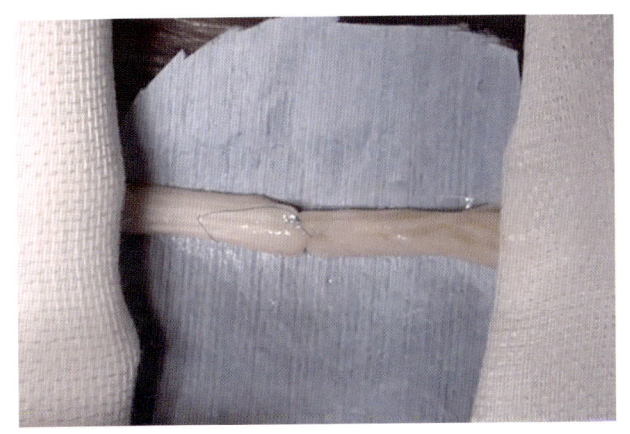

13 支持糸とするため，糸は長めに残しておく。

14 神経束が飛び出ないように，神経束が収まるように，神経上膜縫合していく。表面を縫合した後に，支持糸を使って翻転させて裏側も縫合する。神経束が飛び出ていないか確認する。

※ **4** 〜 **13** の画像は，千葉大学clinical anatomy laboratoryより許可得て掲載（倫理申請M10660）。

参考文献

1）波利井清紀，ほか監，平林慎一，ほか編. 形成外科の基本手技1. 克誠堂出版；東京, 2016.

2）波利井清紀. マイクロサージャリーの基本手技. 克誠堂出版；東京, 2015.

I 神経縫合法

神経移植法

千葉大学大学院医学研究院整形外科学 **松浦佑介**

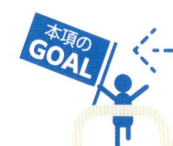

本項の GOAL

- ◉ 直接縫合と神経移植術の使い分けができるようになる。
- ◉ 移植（ドナー）神経の採取ができるようになる。

- ◆ 末梢神経損傷は裂傷や挫傷などさまざまな外傷によって生じる。これにより神経領域の感覚障害・運動麻痺をきたす。さらにそれにより，神経障害性疼痛をきたし，日常生活やQOLに大きな影響を与えることがある。
- ◆ 末梢神経損傷はその重症度によって一過性神経麻痺のneurapraxia，軸索損傷のaxonotmesis，神経の完全断裂であるneurotmesisに分類されるが，neurotmesisは神経の連続性を回復しないと，機能回復は望めない。まずは一次的神経縫合術を試みるが，神経瘢痕などを新鮮化すると神経欠損が大きくなり，直接縫合が不可能となる。直接縫合が不可能な場合は，自家神経移植，もしくは神経再生誘導療法（人工神経）を用いる。
- ◆ 自家神経もしくは人工神経で移植する目的は，いずれも遠位神経への再生軸索を誘導することである。移植神経内の軸索再生は1日あたり約1～1.5mm伸長する[1]。術後の神経回復は，神経断裂の部位（支配筋までの距離），再建時のタイミング，神経ギャップの大きさ，患者の年齢や喫煙の有無など，多くの因子の影響を受けるが，神経移植後の完全な機能回復はかなり困難である。

● 自家神経移植の役割

- ◆ 自家神経は，人工神経とともに再生する軸索が通る空の神経内管の供給源の役割を果たすが，生存可能なシュワン細胞の供給源となるのは自家神経移植片だけ

である。効果的な移植を行うには，移植片に血液が供給されなければならない。神経移植片が生存していれば，シュワン細胞も生存している。

● ドナー神経

- ◆ ドナー神経はレシピエント神経の太さや欠損長を考慮して決定する。ドナーと使用できる神経の特徴を**表1**にまとめる。レシピエント神経が太く多数の神経束を含む神経の場合はドナー神経を束ねて使用する。
- ◆ 人工神経（神経再生誘導チューブ）にはポリグリコール酸（polyglycolic acid；PGA）とコラーゲンから構成されるナーブリッジ®（東洋紡株式会社，**図1a**）とすべてコラーゲンから構成されるリナーブ®（ニプロ株式会社，**図1b**）がわが国では使用可能である。

● 適応

- ◆ 神経欠損を生じ，神経断端を一次的に端端縫合が行えない症例である。また，可能な場合であっても，過度な緊張が神経修復部にかかると機能回復が阻害される可能性がある[2]。よって，基本的に関節を屈曲位，もしくは伸展位で保持しなければ縫合不能な症例に対しては，神経移植術を検討する。
- ◆ 神経再生誘導チューブはドナーを必要としないが，3～4cm以上の欠損については十分な成績が得られないため使用できない。

表1　ドナー神経一覧

末梢神経		神経採取可能距離	神経径/神経束数	感覚障害
後骨間神経[4]		4〜6cm	2mm	なし
橈骨神経浅枝[5]		15〜20cm	1.5mm	手背橈側
尺骨神経背側枝[6]		4〜6cm	2mm/3〜5神経束	手背尺側
内側前腕皮神経[7]	肘上	10〜12cm	3mm/10線維束	前腕内側
	肘下	8〜10cm	2mm/7線維束	
外側前腕皮神経[8]		10〜12cm	2mm	前腕外側
腓腹神経[9]		30〜40cm	2〜3mm/5〜8線維束	足部外側
神経再生誘導チューブ	ナーブリッジ®	欠損長：4cm未満	1.0〜4.0mm	
	リナーブ®	欠損長：3cm未満	1.0〜3.7mm	

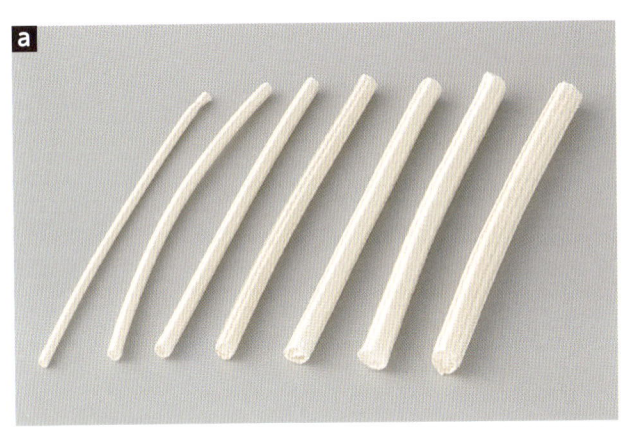

（東洋紡株式会社よりご提供）

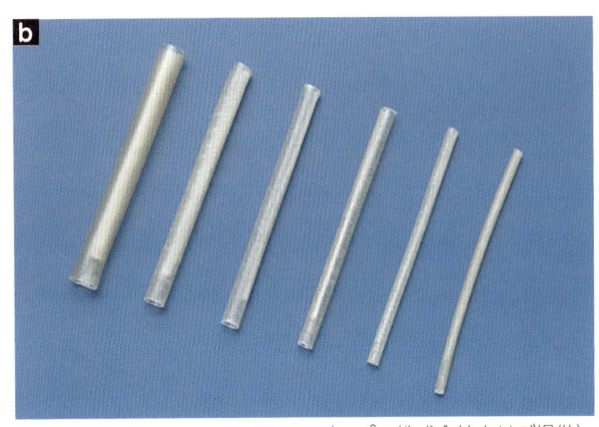

（ニプロ株式会社よりご提供）

図1　人工神経
a：ナーブリッジ®
b：リナーブ®

○ 禁忌

損傷神経の支配筋の萎縮が著明で収縮能力が期待できない場合

◆ 脱神経化した筋は，12〜18カ月の期間で萎縮し，線維化が進行する。線維化した筋は後に神経の入力が回復しても，収縮能力を回復することは困難である。特に，損傷部位から筋肉のmotor pointまでの距離が長い場合，筋萎縮が進行する前に軸索がその筋に到達することは困難となる。したがって，神経損傷部位から支配筋までの距離を測定し，そのうえで神経再生速度を1mm/日

として軸索が筋に到達するまでの期間を計算することが重要である。もし，その期間が受傷から18カ月を超える場合ようであれば，腱移行術を考慮する。

移植神経周囲の環境が好ましくない場合

◆ 周囲の軟部組織が著しく失われている場合や放射線照射が計画されている場合，レシピエント部位に大きな瘢痕がある場合など，周囲環境が悪く血行に乏しい場合は腱移行術や，遊離血管柄付き神経移植術を考慮する。

◆ 本項では最も長く神経採取が可能で展開も容易な腓腹神経をドナーとした神経移植術について解説する。

○ 解剖（図2）

◆ 通常，腓腹神経は総腓骨神経の枝である外側腓腹皮神経と後脛骨神経の枝である内側腓腹皮神経が交通枝を介して下腿中央部から遠位1/3で合流して形成され，その後，外果後方に向かって走行する。しかしながら，このような症例は65%程度であり，交通枝がない症例や内側腓腹皮神経との連続性がない症例など多くの破格が存在し，手術に際して念頭に置いておく必要がある[3]。

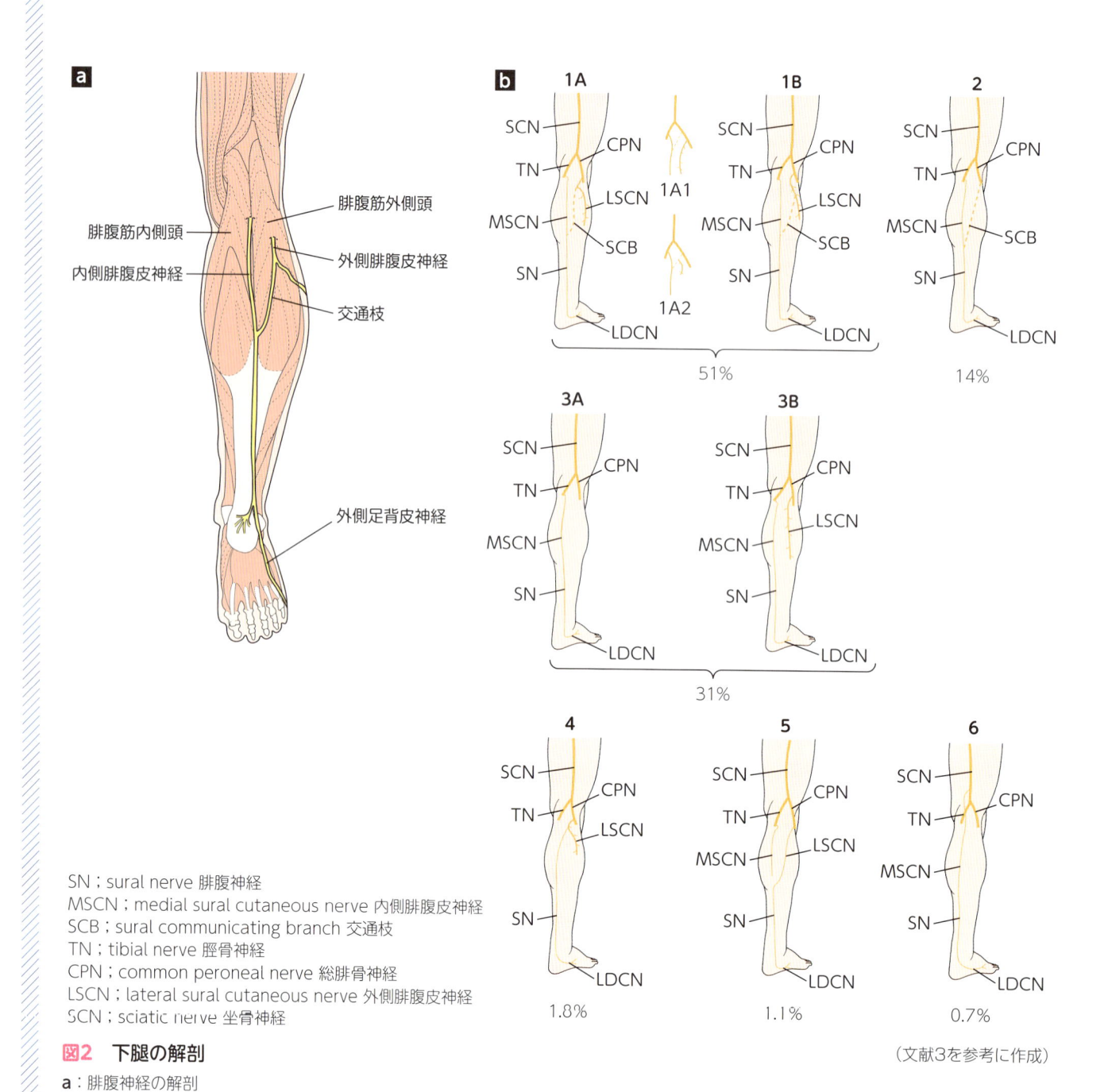

SN；sural nerve 腓腹神経
MSCN；medial sural cutaneous nerve 内側腓腹皮神経
SCB；sural communicating branch 交通枝
TN；tibial nerve 脛骨神経
CPN；common peroneal nerve 総腓骨神経
LSCN；lateral sural cutaneous nerve 外側腓腹皮神経
SCN；sciatic nerve 坐骨神経

図2　下腿の解剖
a：腓腹神経の解剖
b：腓腹神経の破格

（文献3を参考に作成）

神経移植の手技

手術に必要な器具

◆ 神経縫合に必要な機器に加えて移植神経採取・作製に必要な器具を適宜用意する。

損傷神経の処理

◆ 損傷からの経過時間にもよるが，損傷した神経は通常瘢痕化しており，ときに断端神経腫を形成している。瘢痕・線維化を伴わない正常な組織が確認できるまで神経切断セットを用いて慎重に切断する。正常な神経線維が遠位断端・近位断端とも確認できた段階で，欠損長を計測する。

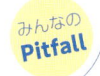

> **みんなの Pitfall**
>
> 欠損長の計測時には神経のどのような肢位でも神経に負荷のかからない張力で測定することに注意する。

移植神経の採取（腓腹神経）

◆ 基本的に仰臥位で採取する。損傷神経の位置により，腹臥位でもよい。手術時間を考慮し，2チームに分かれて損傷神経の展開・処理と同時に神経採取を行うほうがよい。駆血帯管理下で行い，必ず拡大鏡下でatraumaticな処置を心がける。股関節外転位・膝屈曲位にて神経を展開する。皮切は神経に沿って縦切開するか，skip cutして神経を剥離することも可能である。

◆ 小伏在静脈と伴走する腓腹神経を確認し慎重に挙上する。その際，静脈と神経はときに見分けがつきにくいため，慎重に見極めて分離することが重要である。

◆ 神経を同定したら必要な長さまで近位に剥離を展開する。腓腹神経を近位に切除しても，臨床的に問題となる感覚障害が悪化しないため，十分な神経長を確保して摘出する。最大で30〜40cmの神経が採取可能である。神経の遠位端には，手術用マーカー，縫合糸などで印をつけておく。十分に止血した後に閉創する。

◆ 枝による軸索の喪失を最小限に抑えるため，神経を挿入する際に神経を反転させなければならないので，このステップは重要である。

> **アドバイス**
>
> 神経の破格もあるため，慣れるまでは皮切は神経に沿って縦切開で確実に神経を採取することをお勧めする。

移植神経の準備

◆ 損傷神経の太さ，長さに応じて移植神経を準備する。移植すべき損傷神経の径と移植神経の径に大きな差がない場合は，そのまま縫合する。移植神経が損傷神経に比べて細い場合は，複数本束ねて縫合する。適切な長さ，適切な本数の神経を束ね，ベリプラスト®（フィブリノゲン加第XIII因子）を用いて接着させておく。さらに断端を最終的に神経切断セットを用いて切断し，移植神経の準備が完了する。

● 神経移植の実際

◆ 45歳，男性。ガラスで右下腿を切り，深腓骨神経断裂をきたす。腹臥位で手術を行った。

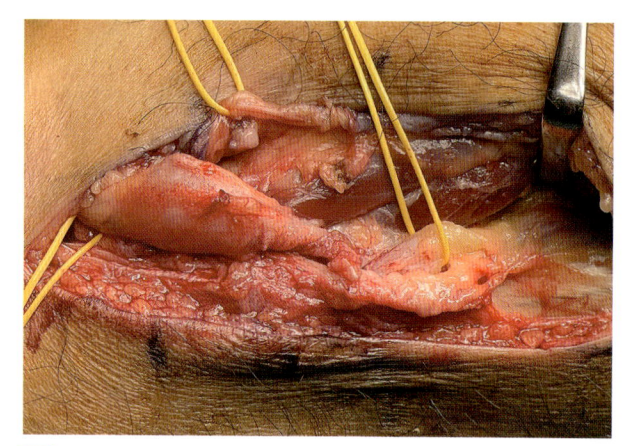

1 損傷神経所見。断裂した神経。

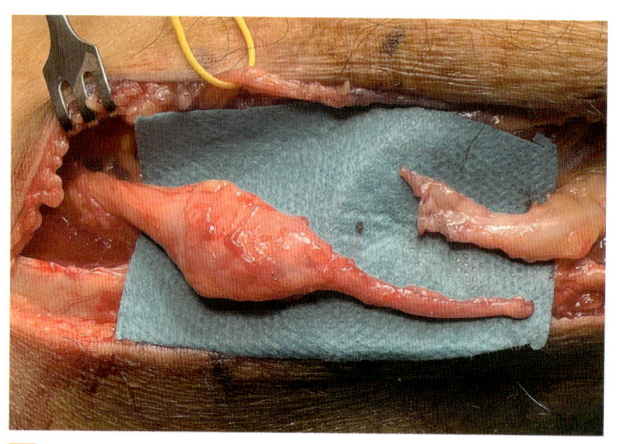

2 近位に著明な断端神経腫を認めた。断端神経腫ならびに瘢痕を切除すると6cmの欠損が生じた。

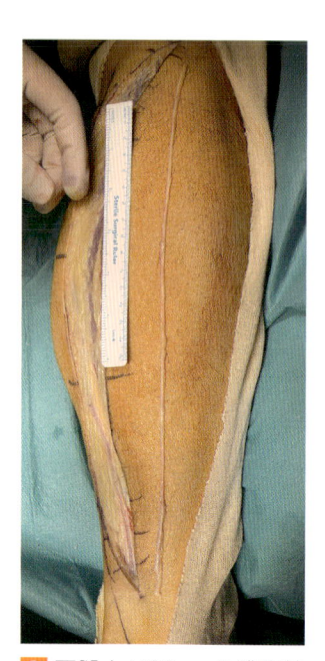

3 下腿より30cmの腓腹神経を採取する。

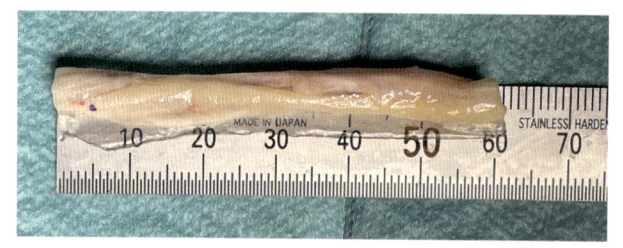

4 神経を五重にして束ね，ベリプラスト®でまとめて神経切断セットを用いて断端を整えた。欠損部に神経を移植し9-0ナイロンで縫合した。

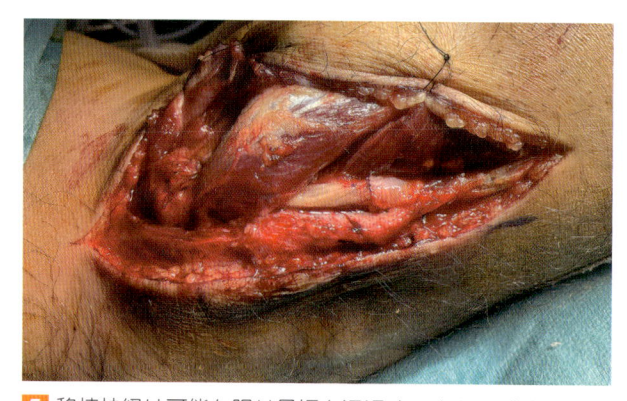

5 移植神経は可能な限り最短を通過するように腓腹筋外側頭の下に神経を移行し縫合した。

● 移植神経の縫合（p.74「神経縫合法」参照）

◆ 神経縫合は顕微鏡下に行う。神経の太さにもよるが9-0ナイロンや10-0ナイロンで縫合する。まずは縫合しにくい断端より縫合し，縫合しやすい断端を最後に残す。関節の動きによらず，神経にゆとりがある状態で縫合する。縫合に際しては神経断端を可能な限り神経束同士が合うように縫合するように心がける。

● 術後管理

◆ 四肢の場合は特に神経縫合部位が牽引しないように，通常3～4週間外固定を行う。

◆ 縫合した神経の回復には非常に長い時間がかかる。良好な運動神経再生のためには，適切なリハビリテーションが不可欠である。

参考文献

1）Seddon HJ, et al. Rate of regeneration of peripheral nerves in man. J Physiol 1943；102：191-215.
2）Terzis J, et al. The nerve gap: suture under tension vs. graft. Plast Reconstr Surg 1975；56：166-70.
3）Steele R, et al. Anatomy of the sural nerve complex: Unaccounted anatomic variations and morphometric data. Ann Anat 2021；238：151742.
4）Elgafy H, et al. The anatomy of the posterior interosseous nerve as a graft. J Hand Surg Am 2000；25：930-5.
5）Liang S, et al. Restoration of intrinsic hand function by superficial radial nerve: an anatomical study. BMC Musculoskelet Disord 2023；24：628.
6）Greene TL, et al. Digital nerve grafting using the dorsal sensory branch of the ulnar nerve. J Hand Surg 1985；10B：37.
7）Masear VR, et al. Surgical anatomy of the medial antebrachial cutaneous nerve. J Hand Surg Am 1989；14：267-71.
8）Dagum AB. Peripheral nerve regeneration, repair, and grafting. J Hand Ther 1998；11：111-7.
9）Park HD, et al. Topographic and histologic characteristics of the sural nerve for use in nerve grafting. J Craniofac Surg 2007；18：1434-8.

止血法

君津中央病院整形外科　藤由崇之

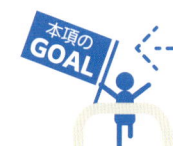

- ◉ 止血の第一の目的は，異常出血による血圧低下，ショックを防ぐことである。第二に手術中に視野の妨げとなる小出血を迅速に止血させ手術を円滑に行うことができるようにする。
- ◉ 止血法の基本手技を学び，いかなる状況でも慌てずに止血に対応できるようになる。

◯ 止血の仕組み

◆ 血管の一部が損傷すると血管中に流れている血小板が損傷部に粘着し，血管収縮が起こる。同部位に血小板が凝集し出血点を塞ぎ一次止血を得る。さらにフィブリンが塊となって血栓となり損傷部を完全に塞ぐ（二次止血）。最後に線維素溶解によって余分な血栓が溶解され，修復される（**図1**）。

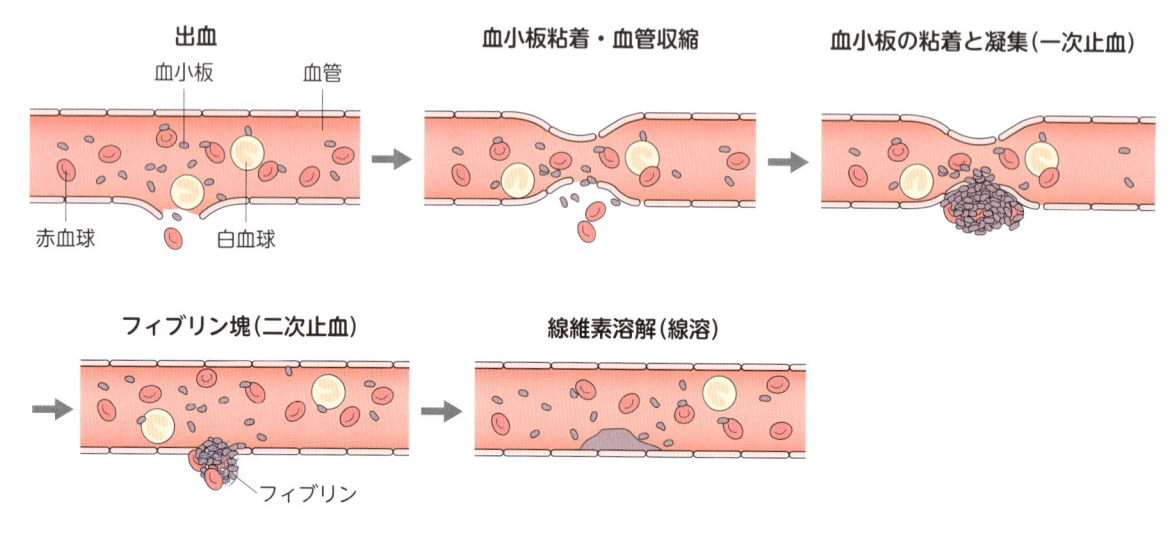

図1　止血の仕組み

止血の基本手技

○ 一時的止血法（直接圧迫法，間接圧迫法）

直接圧迫法

◆ 出血部位を直接圧迫する。指，ガーゼ，止血帯を用いて数分間圧迫する。損傷血管を目視でき，緊急を要する場合はブルドッグ鉗子で直接一時的に止血することも有効である。

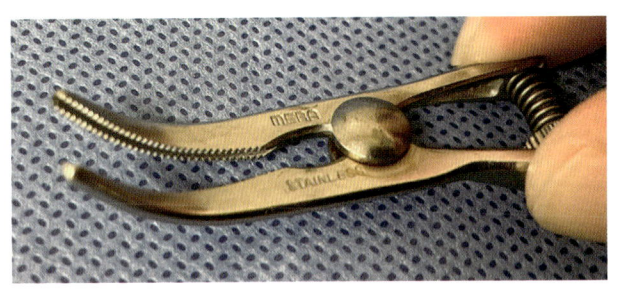

1 ブルドッグ鉗子。先端の内側は緩衝のための細かい溝があり，血管組織損傷を抑える働きをもつ。

> **アドバイス**
>
> 出血点をきちんと探し，ピンポイントに圧迫することでほとんどが止血できる。したがって，慌てずに冷静さを保つことが大事である。

間接圧迫法

◆ 出血部より中枢側を圧迫し血流を遮断し止血を得る。駆血帯や止血帯で強く縛る緊縛法や手指で直下の動脈を骨に向かって圧迫する指圧法がある。

> **みんなの Pitfall**
>
> 緊縛法での遮断圧が足りないと静脈還流のみが障害されて血液のうっ滞が起こり，出血が助長されてしまう場合がある。

> **アドバイス**
>
> 特にプレホスピタルでの場合，長時間の間接圧迫は，末梢組織のうっ血，壊死，神経麻痺を起こすことがあるので，間欠的に圧迫を解除することを忘れてはならない。連続遮断時間は60〜90分を目安とし，その後は30〜60分ごとに約10分間の血流再開を行う。

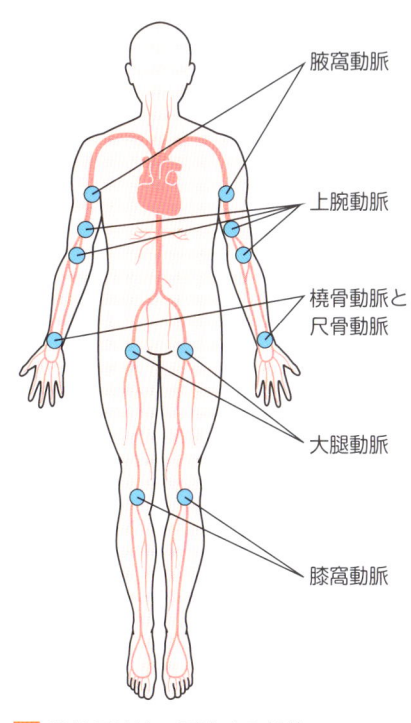

腋窩動脈
上腕動脈
橈骨動脈と尺骨動脈
大腿動脈
膝窩動脈

1 間接圧迫法で圧迫する部位。

● 永久止血法
（凝固止血，血管結紮，集束結紮，血管縫合）

凝固止血

◆ 主に毛細血管性・小血管性の止血は，バイポーラー，電気メスによる高周波電流の使用が有効である。

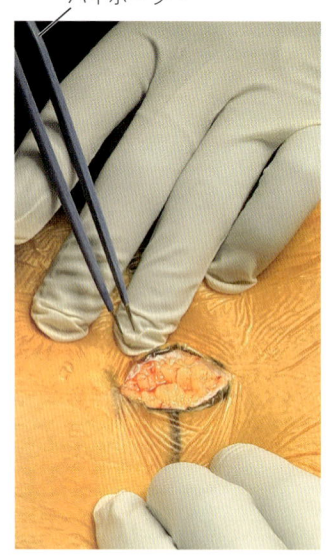
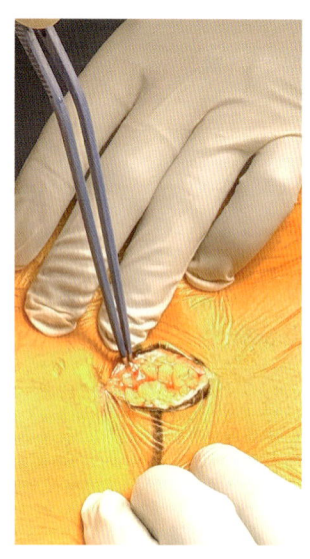

バイポーラー

1 毛細血管からの出血源を特定し，同部位をバイポーラーで挟み凝固止血をする。

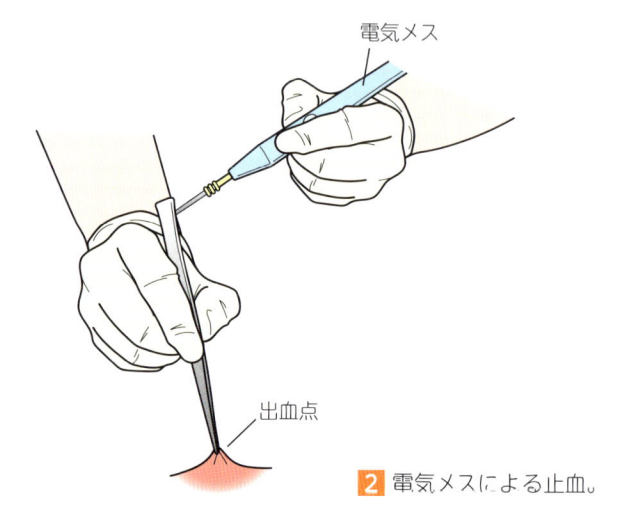

電気メス

出血点

2 電気メスによる止血。

アドバイス

バイポーラーと電気メスの使い分け
小さな血管で出血点が見えれば，ピンポイントにバイポーラーで止血する。電気メスは周囲を広範に凝固してしまうが，バイポーラーは周囲組織へのダメージを最小限に抑えることができる。特に神経近傍での出血はバイポーラーを用いたほうがよい。

血管結紮

◆ 大小血管動脈に有効である。

細い血管の止血　　　　　　　　　太い血管の止血

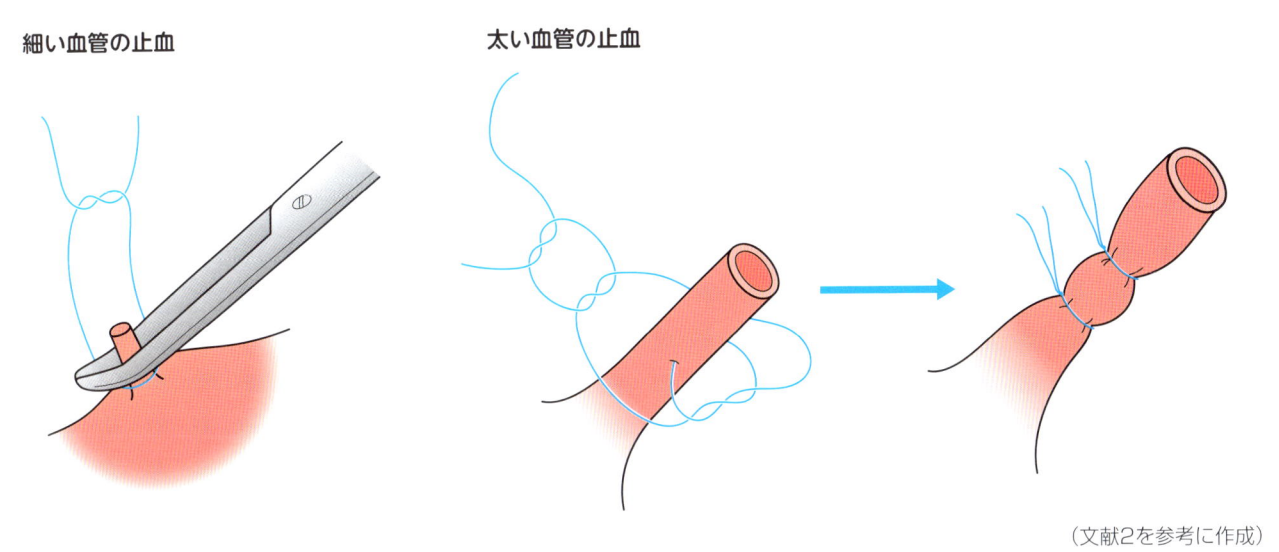

（文献2を参考に作成）

1 やや太い動脈では結紮は貫通結紮や二重結紮をしたほうが安全である。

集束結紮

◆ 血管を周囲組織とともに一括に結紮する方法で，下腿や大腿切断時などに有効である。
ただし，結紮する組織の量が多いと結紮糸が緩くなる危険性がある。

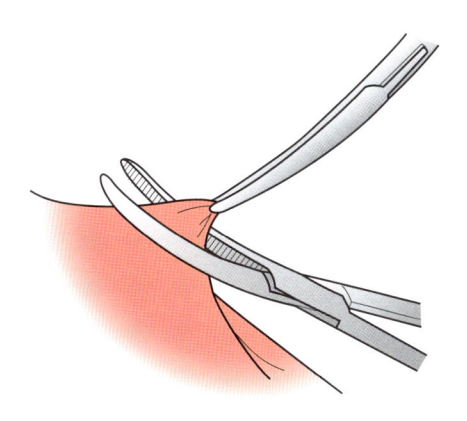

（文献2を参考に作成）

1 血管を周囲組織とともに結紮する。

◆ 太い血管の裂創は結紮ではなくて縫合止血が原則である。動脈性出血で3mm以内の出血孔ならばU字縫合とする。5mm以上の裂創ならば端端縫合を行う。また，血管が脆弱ならば，プレジェットを使用して出血点を挟み込んで止血すると有効である。

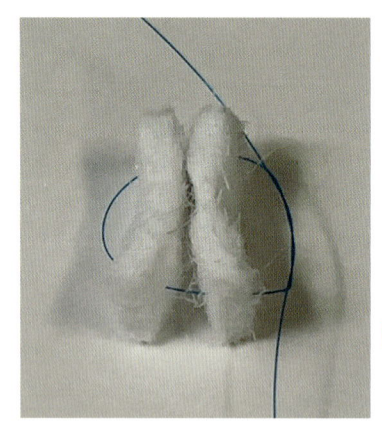

1 糸だけでは組織脆弱性のため結紮できないため縫合部補強材であるプレジェットに糸を通し，出血部を挟み込んで圧迫する。

⭕ 止血剤（止血材）

◆ 一次もしくは二次止血を補助する薬剤である。止血剤の形状は多種存在する。代表的なものとして，スポンジタイプのスポンゼル®(LTLファーマ株式会社)，フラワータイプのアビテン®(ゼリア新薬工業)やインテグラン®(株式会社高研)，パウダータイプのサージセルパウダー®(Ethicon)，シートタイプのタココンブ®(鳥居薬品株式会社)，液状タイプのボルヒール®(日本血液製剤機構)，ペーストタイプのフロシール®(Baxter)やサージフロー®(Ethicon)がある。これらは出血の性状，場所，範囲により使い分けているが，あくまでも補助的な役割である。

アドバイス

止血剤の使い分け
スポンゼル®，アビテン®，インテグラン®，サージセル®・パウダー・アブソーバブル・ヘモスタットは1st lineとして使用される。タココンブ®は整形外科領域で使用することは少ないが，静脈損傷が大きい場合の止血に有効である。ボルヒール®，フロシール®，サージフロー®はさらに優れた止血能力を持っているが添付文書上は1st lineの止血剤で止血困難な場合に使用できるので注意が必要である。

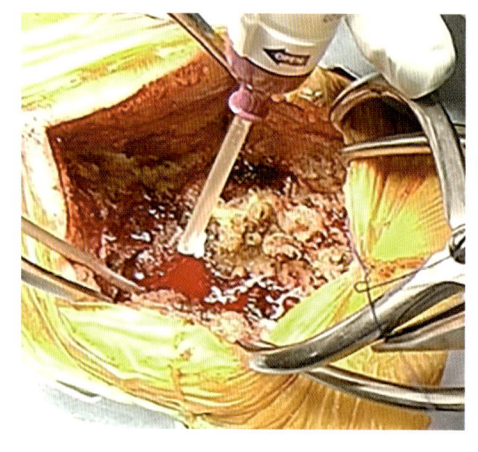

1 出血部位を目視しサージセル®・パウダー・アブソーバブル・ヘモスタットを噴霧するべきところを確認し，噴霧前になるべくドライフィールドとなるようにガーゼなどを持ってスタンバイする。

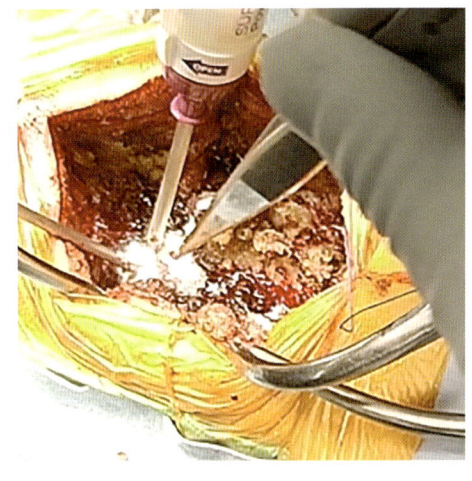

2 ドライフィールドとなった一瞬にサージセル®・パウダー・アブソーバブル・ヘモスタットを一気に山盛りとなるように噴霧し、ノイロシートやガーゼで覆い圧迫する。

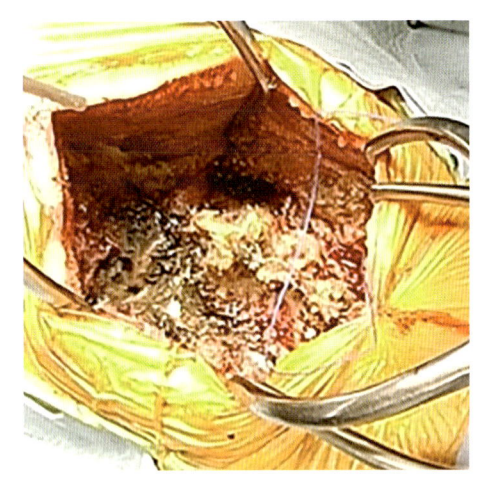

3 サージセル®・パウダー・アブソーバブル・ヘモスタットが凝固し、周囲の止血が得られているのを確認する。白いままの余分なサージセル®・パウダー・アブソーバブル・ヘモスタットは洗浄し除去する。

みんなの Pitfall

出血点に止血剤を使用し、その上にノイロシートまたはガーゼで押さえ付け、生食をかけ吸引で吸うという方法は間違いである。生食は不要であり、乾いたノイロシートもしくはガーゼで圧迫することで止血を得ることができる。

● まとめ

◆ 出血点が見えれば、ピンポイントに圧迫することでほとんどが止血できる。そのほか、見えているが指が届かないようなところは電気メスやバイポーラーを使用し止血する。動脈性出血が強い場合は血管結紮が有効である。さらに、止血剤を併用することで静脈叢などの出血に対して素早く、広範囲を止血することができ有用である。

参考文献
1) 横山健次. 血小板と血栓形成. 医学のあゆみ 2021；279：1058-61.
2) 三輪晃一. 永久的止血法. 外科治療 1996；74：581-5.
3) 霧生信明, ほか. 外出血止血法. 綜合臨牀 2004；53（増刊）：744-9.
4) 木野毅彦. 止血法. Emergency Care 2012；25：252-3.

皮膚縫合

千葉大学大学院医学研究院形成外科学　窪田吉孝

本項の GOAL

- ⦿ きれいな創縫合をするための条件が理解できる。
- ⦿ きれいな創縫合をするための準備ができる。
- ⦿ きれいな創縫合ができる。

⦿ 皮膚の構造

◆ 皮膚は3つの主要な層からなっている（**図1**）。

表皮

◆ 最も外側に位置する薄い層である。

真皮

◆ 表皮の下に位置し，白色の強靱なコラーゲン線維で構成されている。真皮の厚さは体の部位によって大きく異なっている。背部や後頚部では特に厚い。眼瞼や陰唇では特に薄い。

皮下組織

◆ 真皮の下にある脂肪組織である。厚さは個体差が大きい。また，個体内でも部位によって厚さは大きく異なる。

浅筋膜（図2）

◆ 脂肪組織内には浅筋膜とよばれる線維性の膜状構造物が存在する。背部，腹部，後頚部，殿部，大腿外側などで明瞭である。

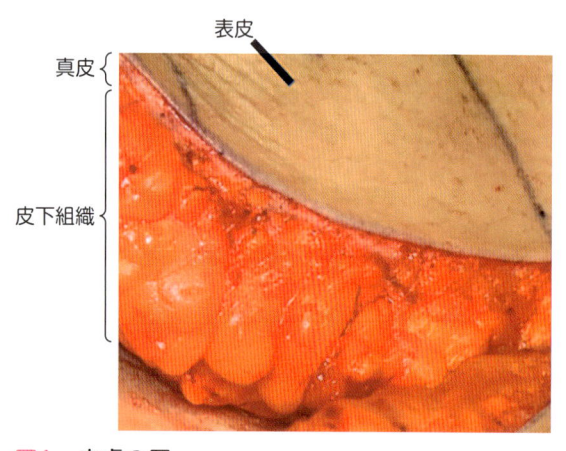

表皮
真皮{
皮下組織

図1　皮膚の層

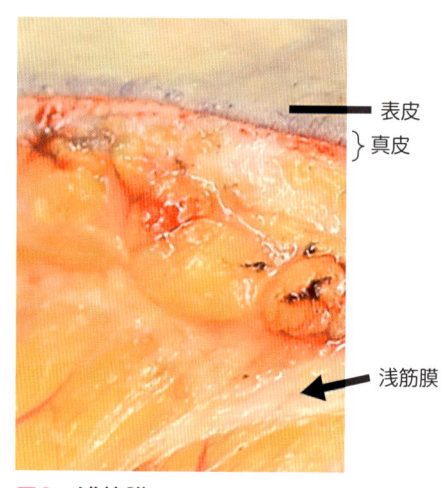

表皮
}真皮
浅筋膜

図2　浅筋膜

○ 皮膚の縫合

皮下組織

◆ 浅筋膜が明瞭に確認できる部位では浅筋膜同士を縫い合わせる。

◆ デッドスペースを生じさせないように，脂肪組織同士を縫合する場合もある。ただし，脂肪組織同士をきつく縫合しすぎて脂肪壊死を起こさないように気を付ける。

真皮縫合（図3）

◆ 皮膚縫合における主要な操作である。真皮縫合の完了で皮膚縫合は9割方完了である。

◆ 真皮同士を縫い合わせ，糸の結び目は深部になるようにする。

◆ 真皮縫合は皮膚縫合の主軸であり，行ったほうがよい。ただし，以下は例外である。

①手掌，足底，眼瞼などでは行わない。体表から触れやすい，露出しやすいなどが理由である。

②感染創や感染する可能性が高い創においては原則的に行わない。

③外傷創では創の状態に応じて個別に判断する。必要なデブリドマンや洗浄により清浄になった創であれば真皮縫合を行ってよい。

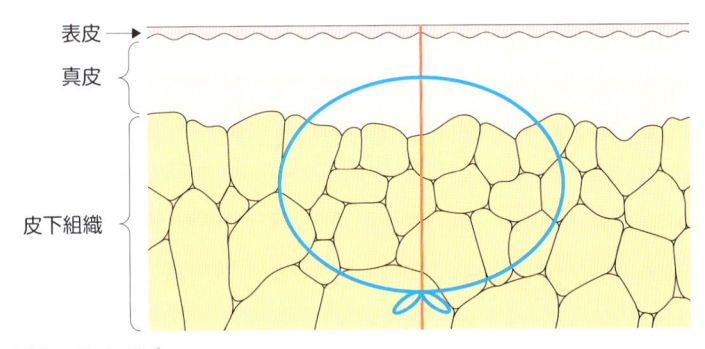

表皮
真皮
皮下組織

図3 真皮縫合

みんなの **Pitfall**

真皮縫合したが高さが合わない

- 真皮創縁で糸が通る位置の表皮から高さが左右でそろっていないのが原因である（右図）。

糸が通る位置の表皮からの高さ

- 表皮に近いほうが良好なadaptationを得やすい。

- ただし，表皮に近すぎると，術後に糸が露出する原因となるので近すぎないようにする。

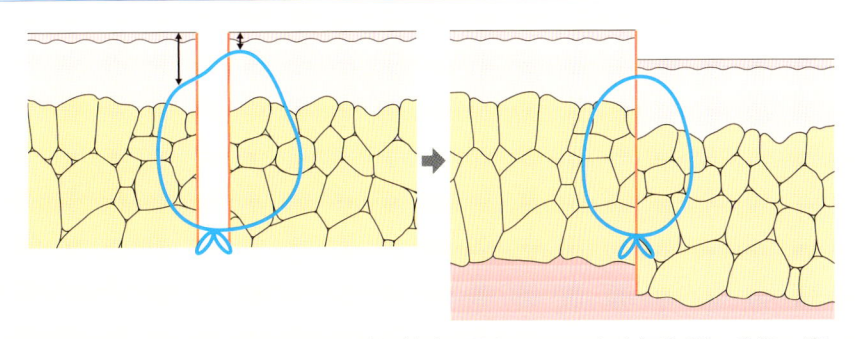

真皮から糸が出る位置の表皮から距離が左右で異なっているため（両矢印），段違いが生じる。

◆ 表縫いは真皮縫合に対して補助的な役割であるが，できれば行ったほうがよい。

目的

◆ 真皮縫合で合わせきれなかった皮膚同士を合わせて，adaptationを向上させる。

◆ Adaptationを向上させることで良好な創治癒を図り，ひいてはきれいな創治癒を得る。

◆ 真皮縫合のみで完全なadaptationを追求した場合，真皮縫合の数が多くなりすぎて皮膚血流を阻害するおそれがある。皮膚血流が阻害されると創治癒が遅れ，きれいな創治癒を得にくい。

創治癒

◆ 皮膚縫合のさまざまな注意点や工夫は，良好な創傷治癒によりきれいな創治癒を得るためのものである。さまざまな条件の組み合わせにより，wide scar，hypertrophic scar，炎症後色素沈着（post-inflammatory hyperpigmentation；PIH，**図5**）などが生じる。患者の体質も影響している。

アドバイス

きれいな創治癒のためにはあらゆる努力を惜しまない姿勢が必要である。

みんなの Pitfall

よかれと思って表縫いしたが，スティッチマークが残ってしまった

糸結びをきつく締めすぎて，糸による褥瘡ができたのが原因である。表縫いは緩く結んで糸の輪っかに隙間を残しておくとよい。術後に創が腫れても，隙間があれば糸で圧迫されない。

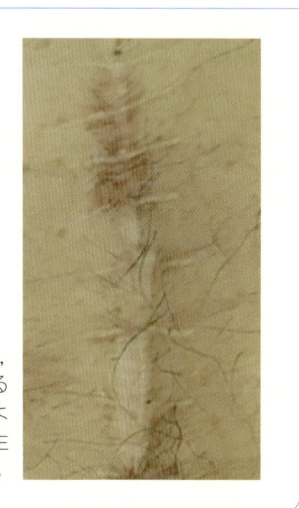

スティッチマーク，あるいは，スーチャーマークとよばれる瘢痕。きつすぎる表縫いにより，糸による褥瘡が皮膚に生じ，瘢痕が残ったものである。

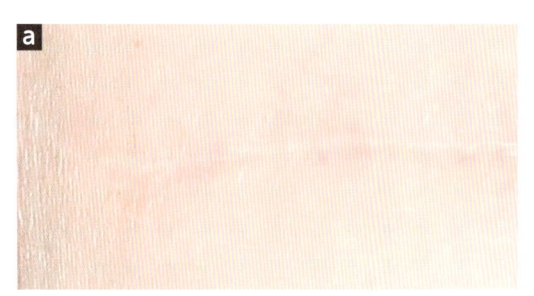
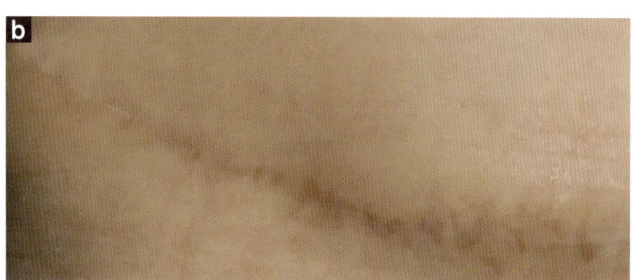

図5 きれいな傷痕とPIHが生じた皮膚

a：きれいな傷痕である。

b：瘢痕の幅は広くないが，PIHがみられる。わずかな創治癒遅延，テープかぶれなどさまざまな原因でPIHが生じるので要注意である。

● 道具

鑷子

◆ アドソン有鈎鑷子（**図6**），細部鑷子，マッカンドー無鈎鑷子などがよく使われる。使い慣れたものでよい。

持針器

◆ マチュー持針器，ヘガール持針器（**図7**），丹下持針器（**図8**）などがよく使われる。部位，創の大きさなどによって選択する。マチュー，ヘガール，丹下の順に針を持つグリップ力が強力である。

◆ マチューは大きな針を持つのに適している。大きな創や緊張の強い創を閉創する際に用いる。

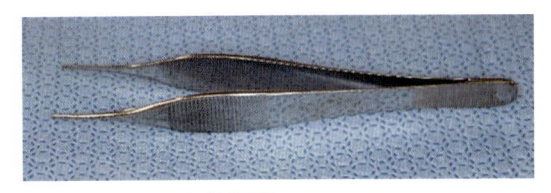

図6　アドソン有鈎鑷子

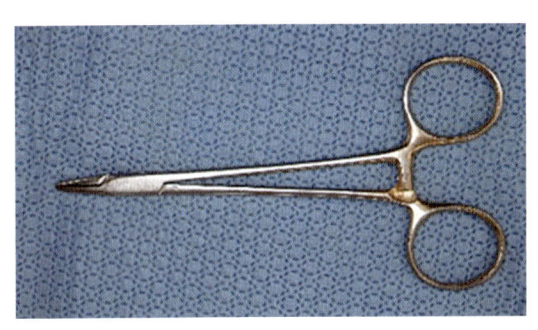 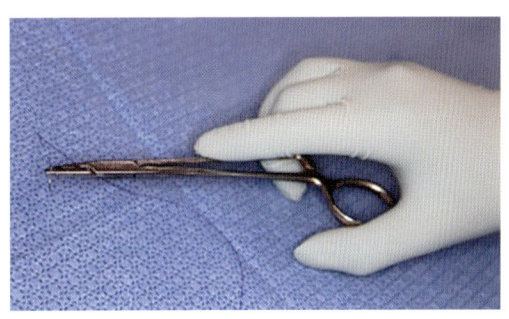

図7　ヘガール持針器
上から握るようにして持つ。輪っかに指を通して把持してもよい。ヘガールはマチューと丹下の中間的性質をもち，汎用性に優れている。

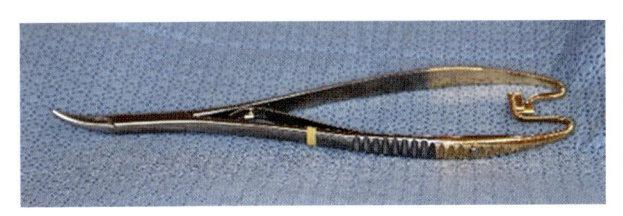 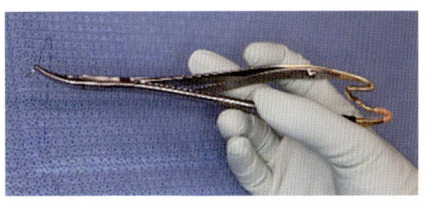

図8　丹下持針器
ペンホールドで持つ。丹下は小さな針を持つのに適している。繊細な創閉鎖を行うのに適している。

糸

真皮縫合

◆ モノフィラメント，マルチフィラメントどちらでも可能である。

◆ モノフィラメントのほうが炎症反応が少ない。

◆ マルチフィラメントは結びやすくて操作性がよい。

表縫い

◆ 炎症反応が少ないため，ナイロン糸の一択である。

◆ 抜糸する必要がある。

皮膚縫合の手技

○ きれいな縫合を行うための準備

きれいな創縫合を行うための準備は執刀のときから始まっている

◆ メスを皮膚に対して垂直に入れて皮切することが最も肝要である。

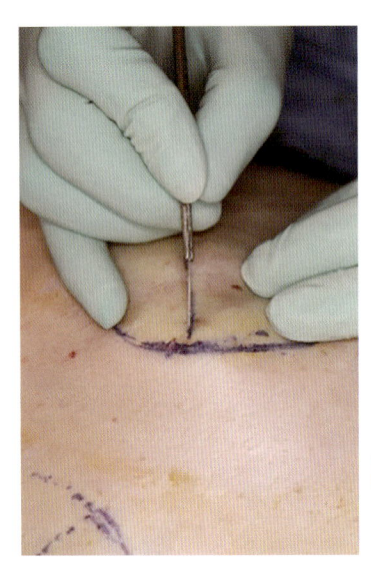

1 皮膚に対してメスが垂直であり，よいメスの入れ方である。

アドバイス

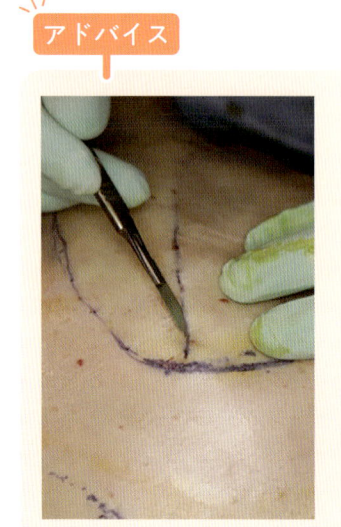

皮膚に対してメスが傾いてしまっており，よくないメスの入れ方である。

創縁を湿らせる

◆ 手術中に創縁が乾いてしまうと以下の理由によりきれいな縫合ができなくなる。

　①創縁が乾いて固くなり，操作性が落ちるため。

　②組織のダメージが創傷治癒に悪影響を及ぼすため。結果として，きれいな創治癒が得にくい。

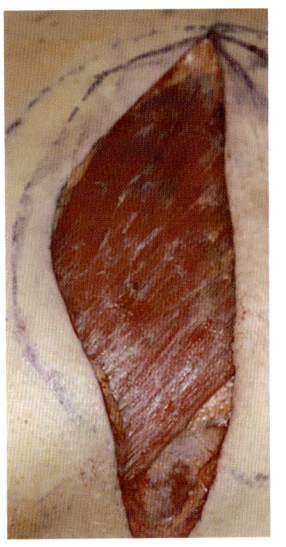

1 創が剥き出しのまま長時間経過すると創縁が乾燥してくる。

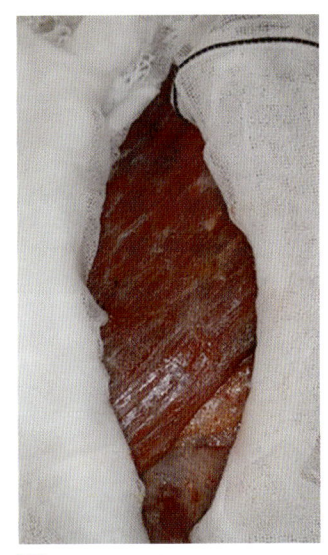

2 生食ガーゼなどで保護すると創縁の乾燥を避けられる。

アンダーマイニング

◆ 創縫合の前に，創縁の皮下を剥離する操作をアンダーマイニングという。

◆ 皮膚欠損を伴う創を縫合閉鎖する場合，創の緊張を減弱するため，また創縫合の操作性向上のためにアンダーマイニングを行ってもよい。

◆ アンダーマイニングでは縫合する皮膚が薄くなりすぎないようにする。アンダーマイニングする層は，浅筋膜下や深筋膜上がよく用いられる。

◆ 単純に切開しただけの創(すなわち，皮膚欠損がない創)を縫合閉鎖する場合は不要である。

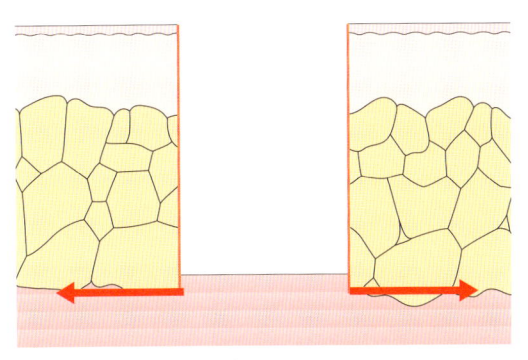

1 アンダーマイニングの例。深筋膜上で剥離する。

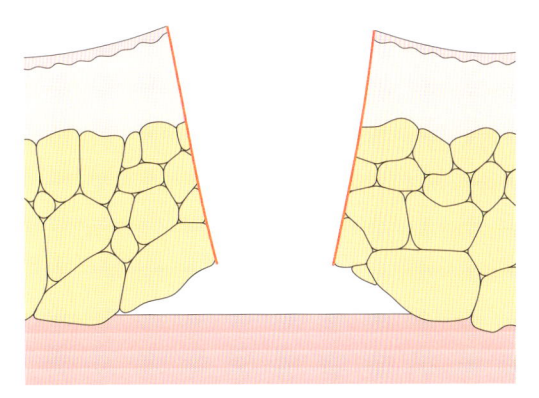

2 アンダーマイニング後。創縁の自由度が増し，縫合しやすくなる。

◆ 皮膚へのダメージをなるべく少なくする。良好な創傷治癒がきれいな創治癒への道である。

◆ 皮膚の持ち方は状況に応じて，下記の3通りのなかから使い分ける。

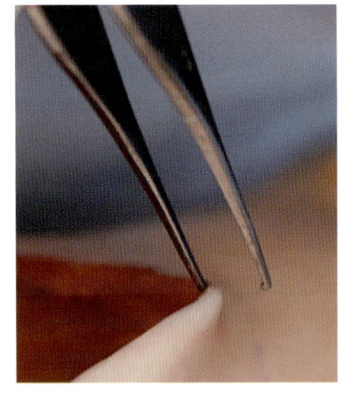

a：有鉤鑷子のオス側で真皮を裏から引っかけて操作する。

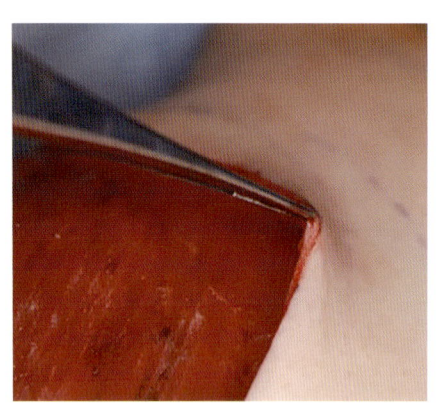

b：真皮を軽くつまんで操作する。

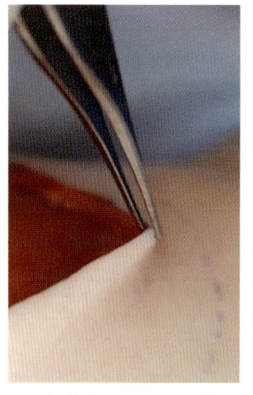

c：有鉤鑷子のオス側で真皮を裏から引っかけたうえで，皮膚を軽くつまんで操作する。

アドバイス

真皮を裏から引っかけるようにして持ち上げて操作するのが，最もよい。

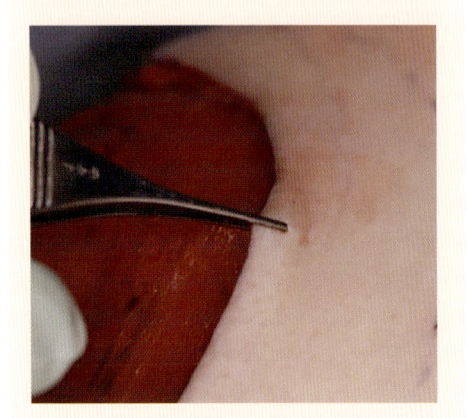

よくない持ち方。幅広く，強くつまんでいる。

真皮縫合

真皮同士を縫い合わせる

真皮縫合

アドバイス

真皮内の見えないところを運針するので，真皮縫合は
かなり難しい手技である。熟達には時間を要する。

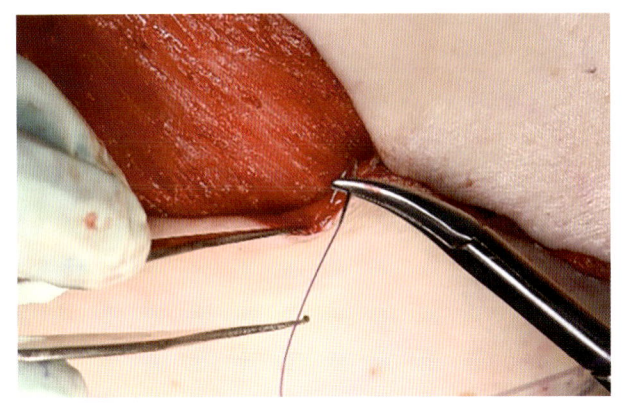

1 術者は右利きである。鑷子のオス側で術者側の真皮の裏
側に引っかけて皮膚を持ち上げて操作する。真皮に裏から針
を通す。

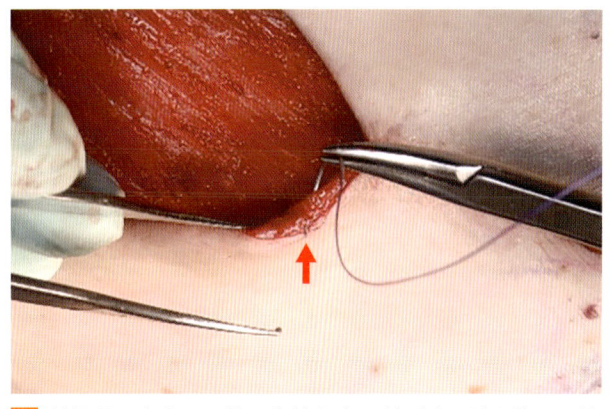

2 創縁部の真皮から針の先端を出し（矢印），引き抜く。針
が創縁部真皮から出る点と表皮との距離 ℓ を目視で確認し，
記憶する。針を引き抜く際，針の近位側で皮膚に跡を付けな
いように気を付ける。

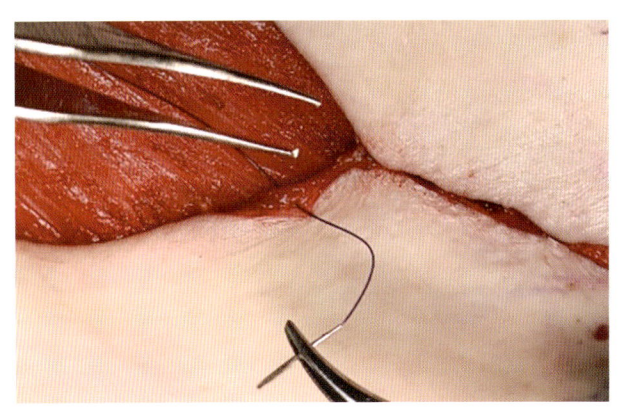

3 針を引き抜いたところ。鑷子を左手の中で回し，オス側
を術者と反対側の皮膚の真皮の裏に引っかける。

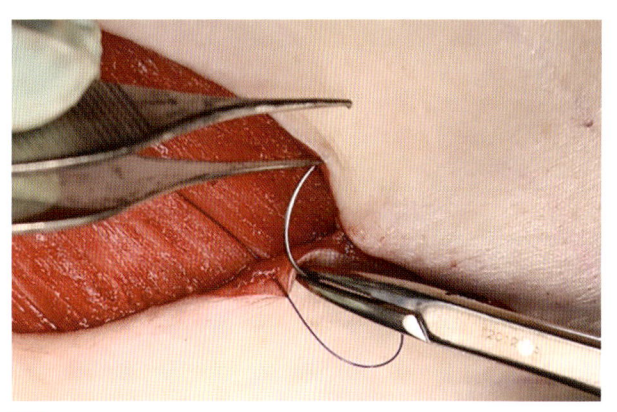

4 創縁部真皮に刺入する。刺入点の表皮から距離 ℓ' は手前
側のそれ（距離 ℓ）と一致させ，$\ell = \ell'$ となるようにする。

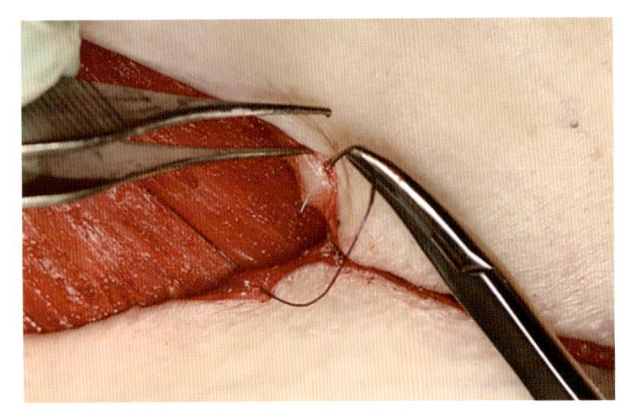

5 真皮の裏側から針を出し，引き抜く。

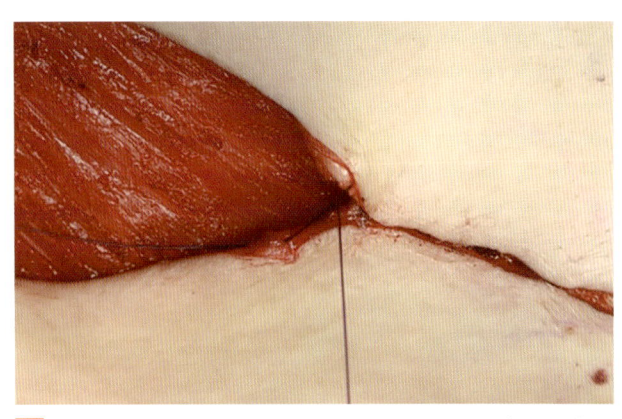

6 ロックしていないか確認する。ロックとは皮膚と皮膚をつなぐ中央の糸に対して，糸の2つの自由端が，それぞれ反対の位置にあることである。

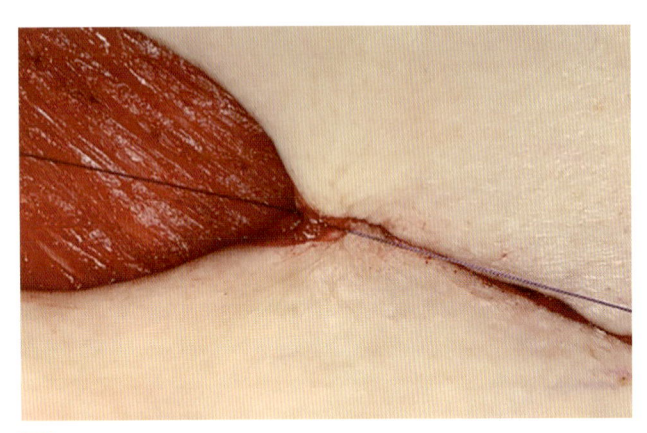

7 糸を3，4回結ぶ。

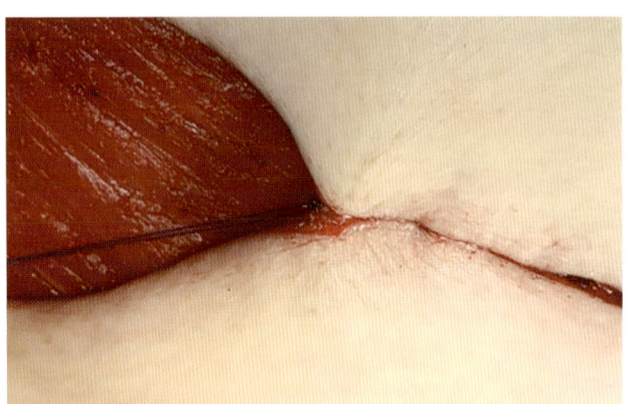

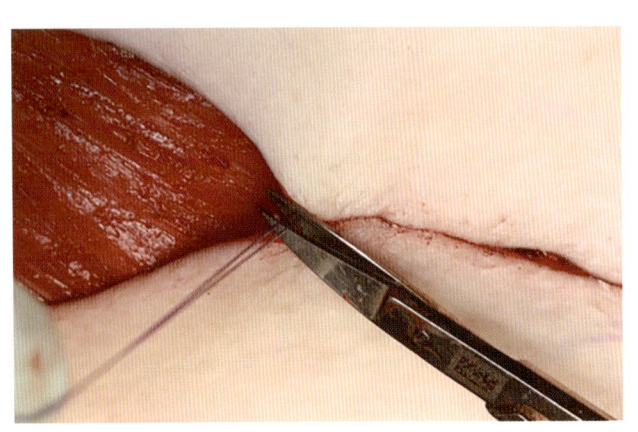

8 糸切り。剪刀の先端で皮膚を傷つけないように，剪刀は創と平行にする。

エバート，インバート

◆ 縫合した創はエバートした状態でなければならない。インバートした状態では創治癒が遅延し，きれいに治らない。

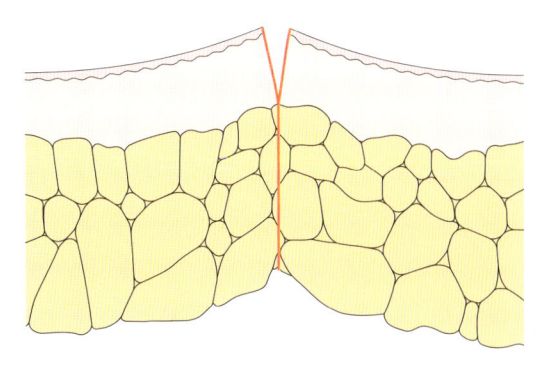

1 エバート。

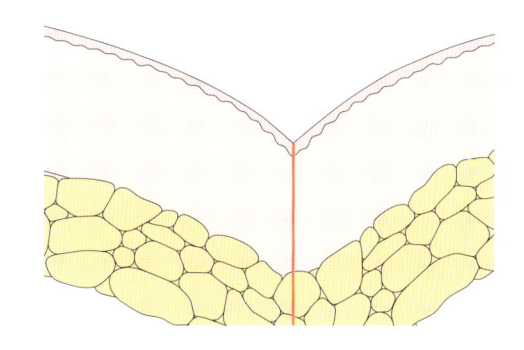

2 インバート。

真皮縫合を盛り上げる？盛り上げない？

盛り上げる真皮縫合

◆ ケロイド好発部位である肩外側，胸部正中，下腹部正中などに適応がある。

◆ 創縁同士が接触しているところに生成する瘢痕組織を引っ張るテンションを減らし，瘢痕組織形成量を減らすことがねらいである。

◆ 盛り上げる真皮縫合は，凹凸やディンプルが目立つという副作用がある。

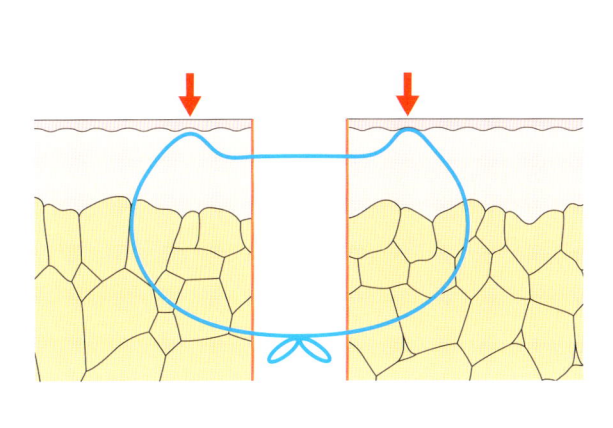

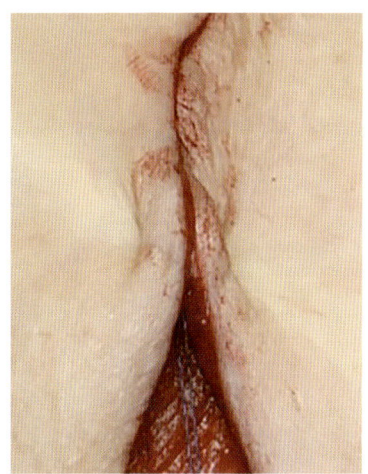

1 盛り上げる真皮縫合。創縁から数mm離れたところの表皮直下を突き上げるようにして引っかけて（矢印）真皮縫合を行うと盛り上げることができる。凹凸が目立つ。

盛り上げない真皮縫合

◆ ほとんどの場合，盛り上げない真皮縫合が適している。

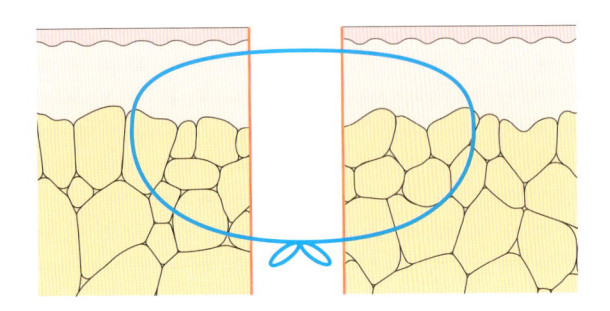

1 盛り上げない真皮縫合。表皮直下への突き上げを行わず，滑らかに真皮内に針を通す。

⭕ 表縫い

◆ ナイロン糸で行う。創縁から近いところを通す。締めすぎずに，糸で作った輪っかに隙間を持たせるようにする。

表縫い

糸を結ぶとき，締めすぎないで，
隙間を作る

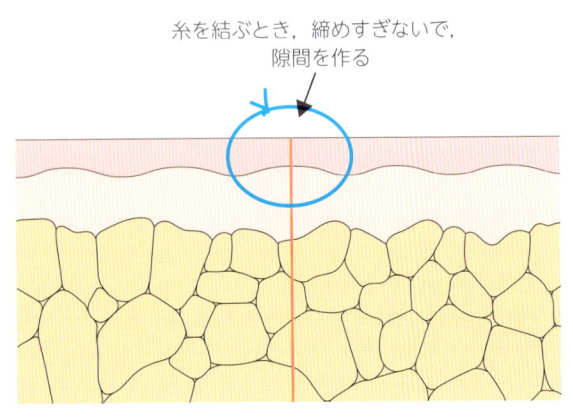
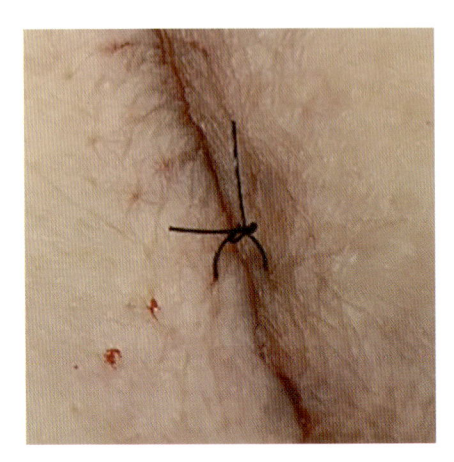

1 表縫い。締めすぎないで隙間を残しておく。ナイロン糸は適度なコシがあって，自ら輪っかを保つことができるので，その力で創縁の密着度を高める。隙間を残しておくことで，術後に創が腫れても糸による圧迫が起こらない。

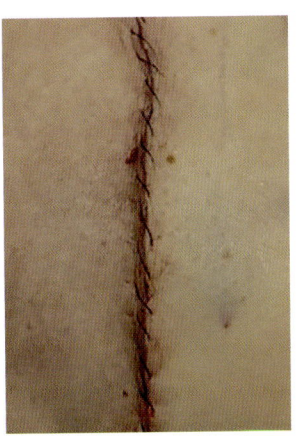

2 連続縫合。創のadaptation向上効果は単結節縫合と比べてやや劣るが，所要時間が短いのがよい点である。状況に応じて連続縫合を選択することは何ら問題ない。

みんなの
Pitfall

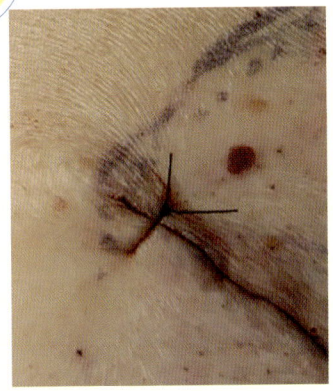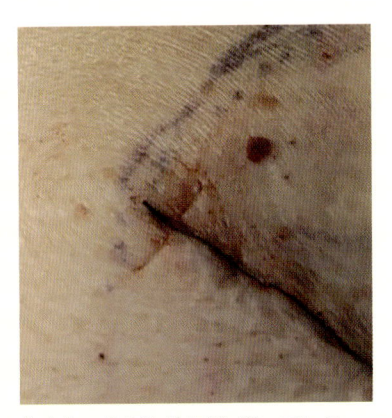

きつすぎるため，よくない表縫いである。

抜糸後。糸の跡が皮膚に残っている。

Ⅱ章
検査と一般的な治療

関節穿刺・関節注射・関節造影

千葉大学大学院医学研究院整形外科学　橋本瑛子

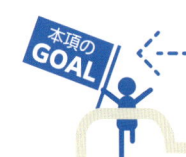

本項の
GOAL

◎ 関節穿刺の第一の目的は，関節液を採取し，その外観や性状を調べ，細菌検査などを追加することで，関節疾患における鑑別診断や確定診断を行うことである。

◎ 関節穿刺を応用し，関節注射や関節造影を行うことが可能である。

◎ 関節穿刺は簡便であるが，無菌操作を徹底し，正確な清潔操作と穿刺手技を行うことが重要である。本項では，各種関節における関節穿刺の手技の実際と関節注射・関節造影への応用を詳述する。

● 関節液の性状と鑑別診断

◆ 正常な関節においても数mL程度の少量の関節液が存在し，無色透明で粘稠度が高い。非炎症性，炎症性，感染性に大きく分類され，性状が異なる（**表1**，**図1**）。非炎症性の関節液に，血性が含まれる。

関節液による代表的な鑑別疾患（表2）

◆ 非炎症性で最も多い疾患は変形性関節症で，ときに軟骨の細片を認めることがある。

◆ 血性では，均一な場合関節内出血をきたす疾患を疑い，脂肪滴を認めると関節内骨折を示唆する。

	正常	非炎症性		炎症性	感染性
			血性		
色調	無～淡黄色	淡黄色	血性・褐色	黄色	さまざま
透明度	透明	透明	不透明	半透明～混濁	混濁，膿性
粘稠度	非常に高い	高い	さまざま	低い	低い
細胞数 (/mm³)	< 200	< 2,000	WBC*1<<RBC*2	2,000～100,000	100,000 <
分画多核白血球 (%)	< 25	< 50	さまざま	< 90	90 <
糖濃度 (g/dL)	血清と同等	約5mg低下		約30mg低下	約90mg低下

表1　関節液の分類

*1　白血球(white blood cell ; WBC)
*2　赤血球(red blood cell ; RBC)

◆ 褐色調の関節液の場合，繰り返す出血を示唆し，色素性絨毛結節性滑膜炎（pigmented villonodular synovitis；PVNS）を鑑別に考える必要がある。PVNSは膝関節に多く発生する。

◆ 炎症性では，炎症が強くなると粘稠度が減少，白血球が増加し半透明となる。

◆ 関節の発赤・熱感・腫脹・疼痛を伴い，関節液の混濁が強い場合は，感染を疑う。

みんなの Pitfall

化膿性関節炎において，起因菌（弱毒菌）や病期（感染早期）によっては必ずしも膿性の関節液を認めるとは限らないため注意が必要である。明らかな膿性を呈さず，やや混濁した赤褐色の漿液性（図1 c）であることも多い。臨床症状や検査所見などを総合的に判断することが重要である。

アドバイス

炎症がかなり強くなると白血球が増加し混濁するため，炎症性の関節リウマチや偽痛風と感染性疾患の鑑別が肉眼的に困難となることがある。鏡検や結晶検査を提出することに加えて，関節液の糖測定が有用である。細菌感染では関節液の糖濃度の明らかな低下がみられるため，簡易血糖測定器を使用して糖測定を行うと即座に有用な情報が得られる。

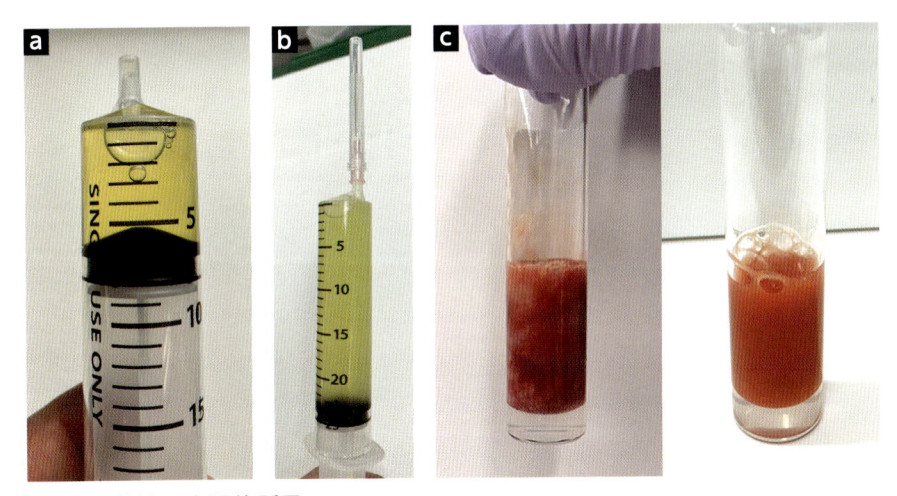

図1　関節液の肉眼的所見

a：非感染症。変形性関節症。
b：炎症性。偽痛風。
c：感染性。化膿性関節炎。左は明らかな膿性である。右はやや混濁した赤褐色の漿液性である。

鑑別診断	非炎症性		炎症性	感染性
		血性		
	変形性関節症 外傷	神経病性関節症 外傷 血友病 腫瘍 色素性絨毛結節性滑膜炎	関節リウマチ 痛風 偽痛風	細菌感染

表2　関節液による代表的な鑑別疾患

○ 関節液検査

一般検査

◆ 細胞数，血球分画，結晶成分(痛風：尿酸ナトリウム結晶，偽痛風：ピロリン酸カルシウム結晶)を調べる。

細菌培養検査

◆ 通常の細菌感染を疑う場合は一般細菌検査を行うこと

で，原因菌と薬剤感受性を把握できる。

◆ コンプロマイズドホストや感染徴候の乏しい症例では，必要に応じて抗酸菌検査や真菌検査を追加する。いずれの培養検査も，抗菌薬が開始される前に必ず行うことを心がける。

関節穿刺・関節注射・関節造影の手技

○ 関節穿刺の手技

◆ 関節穿刺を行う際には無菌操作を徹底する。穿刺部位を中心に広めにポピドンヨード（イソジン®）などで十分に消毒する。感染を予防するために，皮膚病変部からの穿刺は避けるべきである。

◆ 注射針は，関節の大きさや粘稠度，手技により太さを選択する。関節穿刺は大関節（膝関節など）では18〜21G，小関節（肘関節や手関節）では21〜27Gを使用する。関節注射および関節造影では比較的細い注射針を選択することが多い。

膝関節

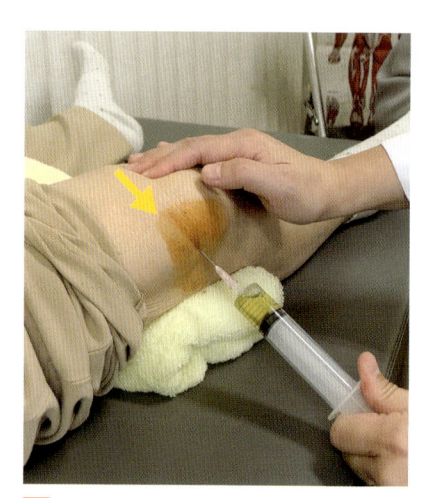

外側へ押す

1 仰臥位で伸展位とし，膝下に小さな枕を入れる。膝蓋骨を触知し軽く外側へ押しながら，近位外側部より刺入する。

2 反対側の手で内側から外側に膝蓋上嚢を圧迫することにより関節液を採取しやすくなる。

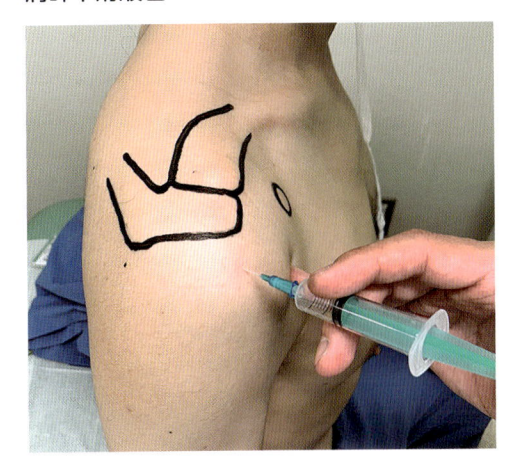

肩関節

肩峰下滑液包

1 肩峰の前外側部から上腕骨大結節に当て，引いていき，抵抗の消失した部分で吸引する。

肩甲上腕関節（前方）

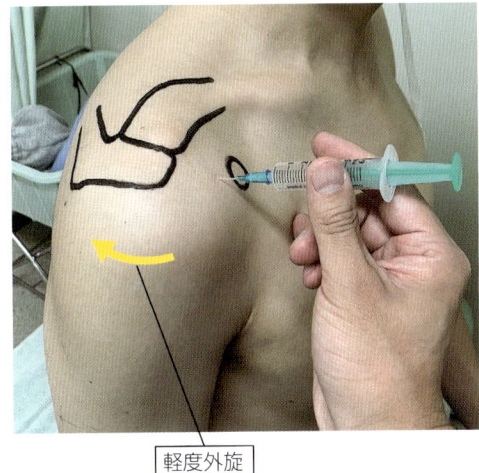

軽度外旋

1 烏口突起の外側から，やや内下方の関節裂隙へ向かって刺入する。上腕骨を軽度外旋させ，上腕二頭筋長頭腱を損傷しないように注意する。

肩甲上腕関節（後方）

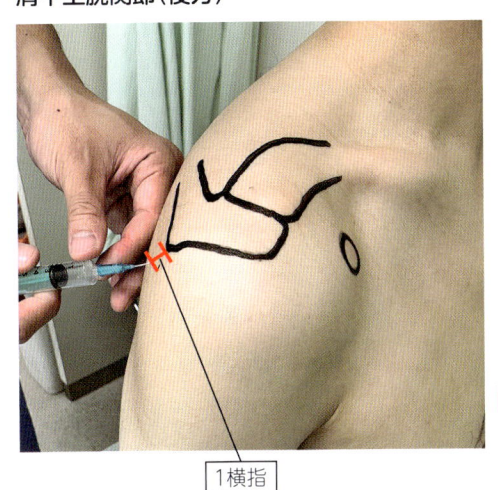

1横指

1 肩峰後角の1横指内下方から烏口突起に向けて穿刺する。

肘関節

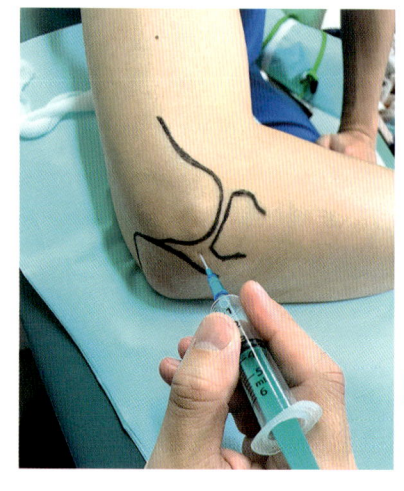

1 軽度屈曲させ，上腕骨外側上顆・肘頭・橈骨頭を触知して，その三角形の中心から軽度遠位内側方向へ刺入する。

手関節

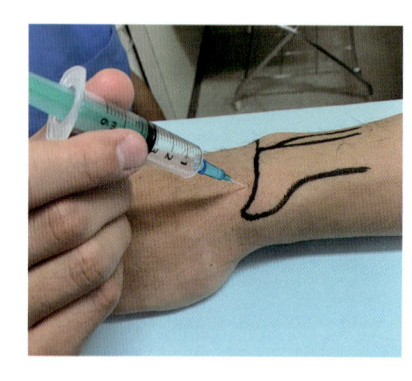

1 軽度掌屈させ，橈骨茎状突起背側（長母指伸筋腱と総指伸筋腱の間）で手関節裂隙を触れて，約20°近位方向へ刺入する。

足関節

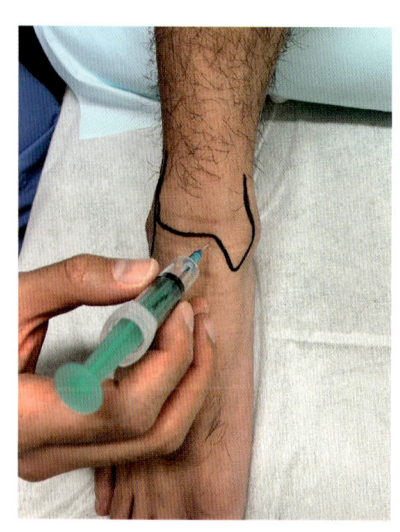

1 前内方からは，内果先端の約1cm中枢で内果外側縁と前脛骨筋の間から隅角部を目指し刺入する。そのほか，前外側（外果と長趾伸筋腱の間）からも穿刺可能である。

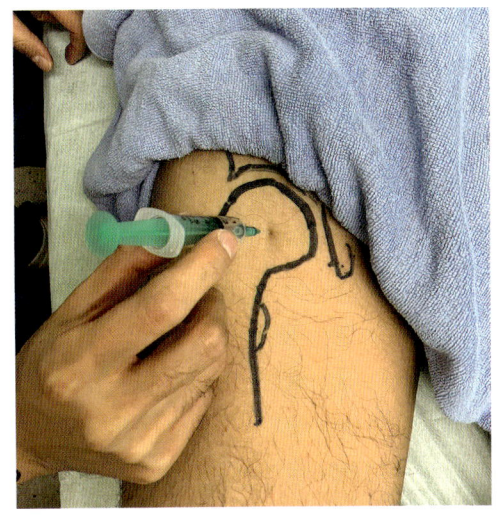

1 軽度内旋させ，大腿動脈を触知してその1〜2横指外側よりX線透視下に刺入する。大腿骨頚部内外縁の中央で骨頭直下に向かって刺入する。

○ 関節注射・関節造影の手技

◆ 関節穿刺を応用し，関節内に薬液を注入すると関節注射に，造影剤を注入すると関節造影となる。

◆ 関節注射・関節造影に使用する薬剤や造影剤（ヨード）にアレルギーがないことを必ず事前に確認しておく。穿刺をしたら，確実に関節内に注射針が入っていることを確かめるために，血液の逆流のないことや関節液のバックフローを必ず確認する。また，注入時に抵抗感を感じる場合や疼痛の訴えがある場合は，針先が関節外にあるか，関節内の軟部組織や軟骨に接触していることがあるので針先の深度や方向を調整する。改善されない場合は中止も検討する。

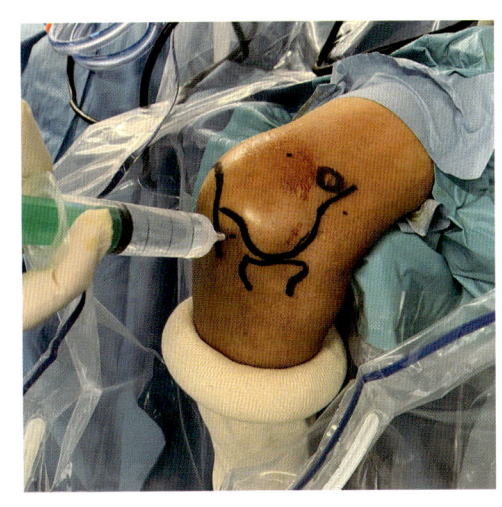

1 肘関節注射。関節鏡手術の術前に生理食塩水を関節注射してから開始する。

関節注射

◆ 関節液の貯留を認める際は，関節穿刺に続いて薬剤を注射する。注射器交換の接続時も清潔操作を徹底する。

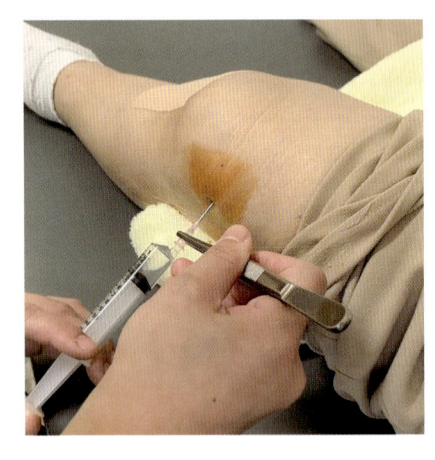

1 膝関節注射。注射器の接続は鑷子を使用し，清潔操作下に行う。

◆ ヒアルロン酸ナトリウム注射は変形性膝関節症と肩関節周囲炎に適応があり，外来診療で最も機会が多い関節注射である。

◆ 一方，ステロイド注射剤は関節リウマチや変形性関節症（炎症症状を伴う），痛風性関節炎などに適応があるが，使用においては感染性の関節炎を必ず否定することが重要である。また，非常に強い効果を示す反面，多様で重篤な副作用に十分注意する必要がある。高血糖・糖尿病の悪化や易感染性，皮膚の菲薄化，ステロイド関節症など多様な副作用を示すため，漫然と頻回のステロイド注射を継続することは避けるべきである。

みんなの Pitfall　代表的な関節注射の薬剤の種類・量を示す。

膝関節

変形性膝関節症はヒアルロン酸ナトリウム注射を主体として行う。炎症症状の強い炎症性関節炎に対して，ステロイド注射（ケナコルト-A® 10 mg以下＋キシロカイン® 5～10 mL程度）は適応があるが，最低でも3カ月以上の間隔を空け，極力繰り返しを避ける。

肩関節

疼痛のある腱板断裂や凍結肩の炎症期に行う。疼痛が強い場合は，ステロイド注射（デカドロン® 1.65～3.3 mg＋キシロカイン® 4 mL程度）が有効である。投与間隔は最低2週以上（可能であれば4週以上）とし，必要最低限の回数を心がける。

関節造影

◆ 関節内に造影剤を注入し，関節内を構成する関節唇や半月，滑膜などの軟部組織による病変を評価することができる。

◆ 近年ではMRIの精度の向上に伴い，実施する機会はかなり限られる。しかし，股関節（関節唇損傷や骨切り術前の関節適合性の評価）や手関節［三角線維軟骨複合体（triangular fibrocartilage complex；TFCC）損傷］，肩関節［反復性肩関節脱臼やsuperior labrum anterior and posterior（SLAP）損傷の術前評価としての関節造影MRI］は，現在でも補助診断として一般的に行われている。

◆ 造影剤を関節内に充満させて注入する陽性造影が一般的であり，透視下の関節造影には水溶性のX線造影剤であるイソビスト®やウログラフィン®を用いることが多い。

アドバイス

エコーガイド下での肩関節（肩峰下滑液包）注射の実際

近年では，エコーガイド下の関節穿刺・注射が普及してきている。エコーで確認しながら目的とした腔に確実に関節注射が可能であるが，エコー手技は習得まで時間を要するため，十分な練習で技術を獲得してから関節穿刺の補助に用いることが望ましい。

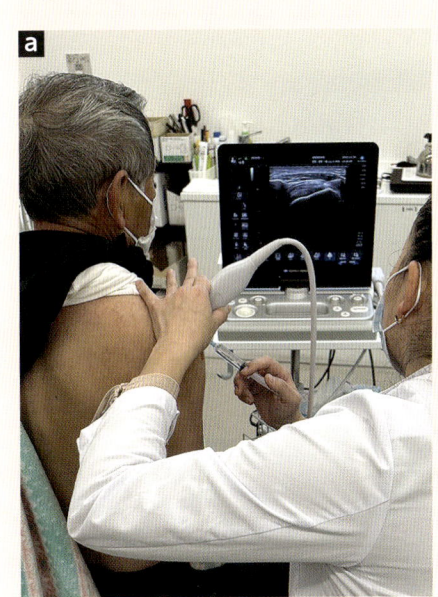
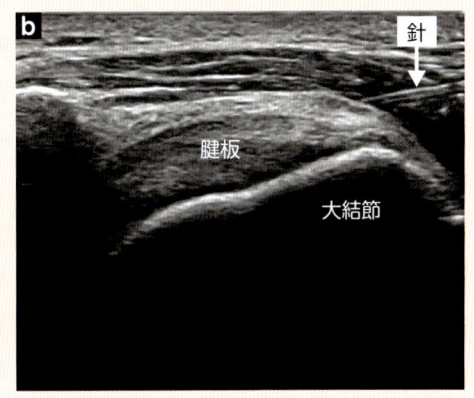

a：棘上筋の長軸像，平行法。
b：エコー画像。

超音波（エコー）

聖マリアンナ医科大学整形外科学　嶋田洋平

本項の GOAL

- ◉ 運動器超音波の基本的な利点と原則，対象疾患を理解する。
- ◉ 超音波の操作技術を身につけ，適切な解釈ができるようになる。
- ◉ 定期的に自己反省し，上達のコツを実践する。

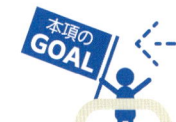

◆ 超音波画像構築技術の進歩やリニアプローブの開発により，整形外科診療にパラダイムシフトが起こり，今や超音波は日常診療に必須のものとなってきており，日々の診療において確実にできるべき基本手技の1つである。

◆ 操作が簡単になり，誰でも手軽に目的とするものが描出できるようになったことで，裾野はますます広がっている。しかし，なかにはまだ，超音波の有用性を感じながら，ご自身で超音波プローブを触ったことがないという方もいるのではないだろうか。その利点，原則，そして対象となる疾患を理解すれば，病態の把握や詳細の患者への説明，情報提供など，運動器超音波はその使い方次第で，あなたにとって有用なツールとなるだろう。

◆ 運動器超音波は，筋肉，腱，関節，神経，血管などの運動器組織の評価に使用される画像診断ツールである。その利点は多岐にわたり，リアルタイムでの画像取得，非侵襲性，比較的低コスト，放射線被ばくリスクのないことである。適用疾患は幅広く，腱炎，関節炎，筋肉損傷，脱臼，骨折，神経障害など多くの整形外科的疾患の診断に使用される。また，診断だけでなく，超音波ガイド下の注射やバイオプシーなど治療の一環としても重要な役割を果たす。

◆ 超音波の原則は，「エコー」つまり反射された音波を利用することである。超音波プローブから放出された超音波は，組織との接触面で反射され，プローブに戻ってくる。この反射された超音波を画像として捉えることで，組織の構造を視覚化する。

◆ プローブの操作には，持ち方，押し付け方，角度調整などが含まれる。これらの技術は，個々の患者や疾患の状況に合わせて調整する必要がある。また，静止画だけでなく，動的な画像（例えば関節の動きなど）を取得するための操作も重要である。プローブの当て方によって得られる画像が大きく変化するため，目的とする組織の正常像や解剖をしっかりと理解し，熟知しておく必要がある（**図1**）。

◆ またプローブの種類は各種あり（**図2**），プローブの特性を理解し，当てる部位によって選択する必要がある。低い周波数は減衰が少ないため深部臓器まで届くが，解像度が低い。高い周波数は，解像度がよくなる反面，深部臓器まで届かない。運動器超音波では周波数12〜15MHzの高周波リニアプローブを用いることが多い。手指など凹凸が多い部位ではホッケースティック型の高周波プローブを用いることが多い。

◆ 以上の内容を踏まえ，運動器超音波を使いこなせるよう，日々の臨床業務のなかで積極的に学び，経験を積んでほしい。そして，その成果を患者のため，そして自身の専門性向上のためにぜひチャレンジしてほしい。

みんなの **Pitfall**

運動器超音波の手技は，基本的にはプローブの操作と画像の解釈に分けられる。特に若手医師が苦手としやすいのは，これらの技術の組み合わせで，正確な診断に至るためには，適切なプローブ操作と，得られた画像情報の適切な解釈が必要である。超音波画像は経験と繰り返しの練習を必要とし，解釈は解剖学の知識と視覚的な理解が必要となる。

アドバイス

上達のコツは，まず基本的な解剖の知識を深めることが重要である。そして頻繁に練習し，多様な症例に対して超音波を実施することである。そして，自分の診断を常に反省し，必要であれば上級医や専門家にフィードバックを積極的に求めることも自身のスキルを磨くうえで非常に有用である。

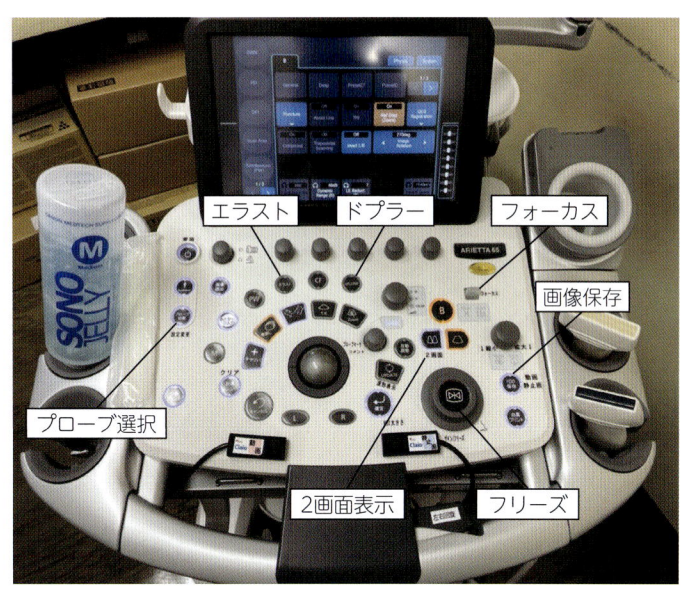

図1 操作パネルの使い方

使用頻度が高いボタンはエラスト，ドプラー，フォーカス，プローブ選択，2画面表示，フリーズ，画像保存である。

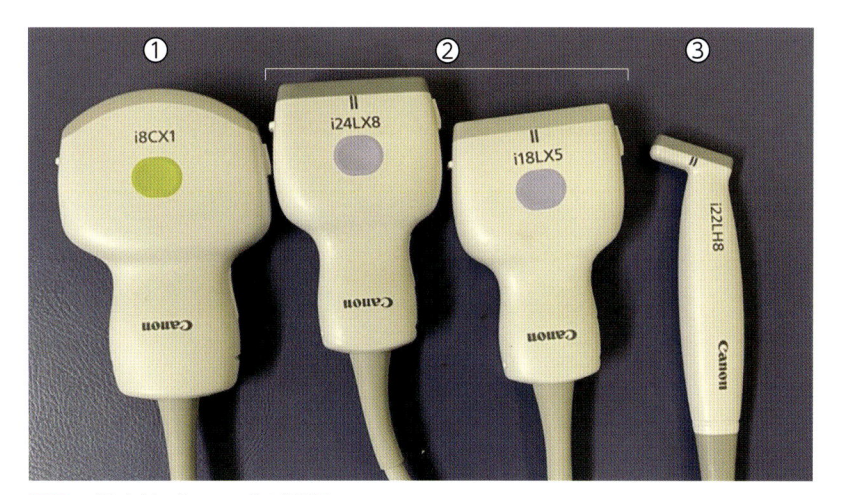

図2 超音波プローブの選択

①コンベックス，②リニア，③ホッケースティック。運動器分野では多くが3cm以内に存在するため，周波数12〜15MHzの高周波リニアプローブが最も有用である。手指など凹凸が多い部位ではホッケースティックが有用である。

⦿ 診断

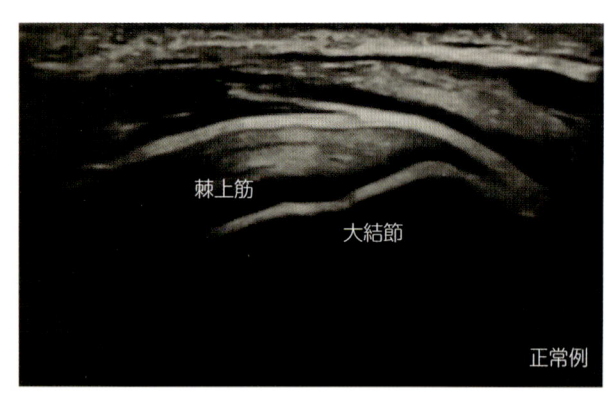

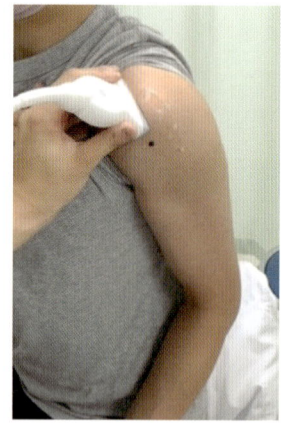

1 棘上筋の描出。正常例の長軸像。検査肢位は前腕回外位，肩関節中間位，伸展位の肢位。上腕二頭筋長頭腱のすぐ後方を観察する。

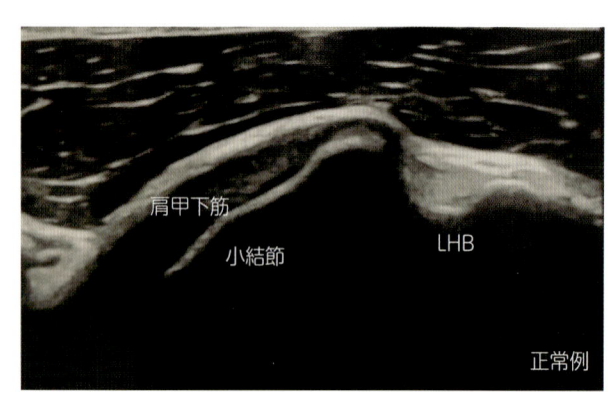

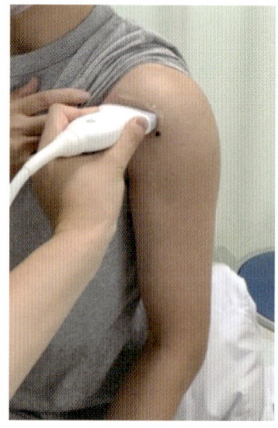

2 肩甲下筋〜上腕二頭筋長頭腱 (long head of biceps tendon; LHB)の描出。正常例の単軸像。検査肢位は前腕回外，軽度外旋位の肢位。上腕二頭筋長頭腱と肩甲下筋を観察する。

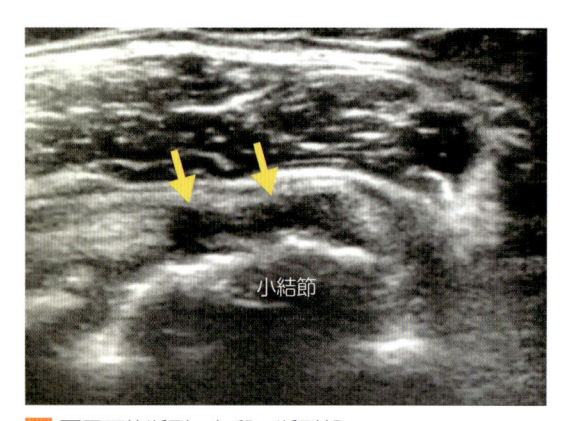

3 肩甲下筋断裂。矢印：断裂部。

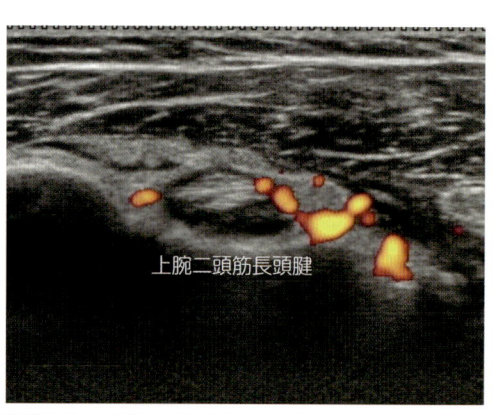

4 上腕二頭筋長頭腱炎。上腕二頭筋長頭腱周囲の水腫，血流増加。

肘関節

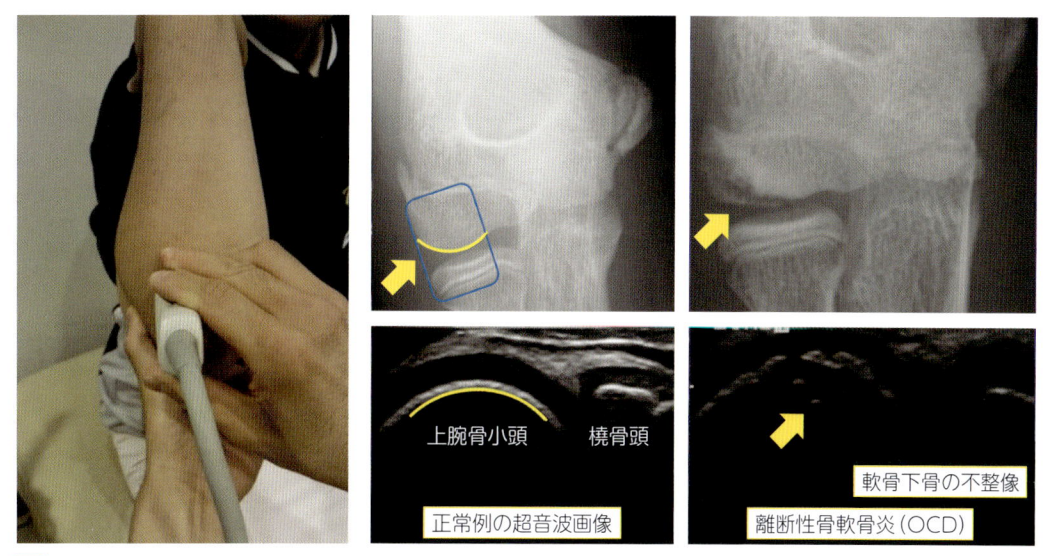

1 離断性骨軟骨炎(osteochondritis dissecans；OCD)。前方からだけでなく，最大屈曲位で後方からもプローブを当てる。

膝関節

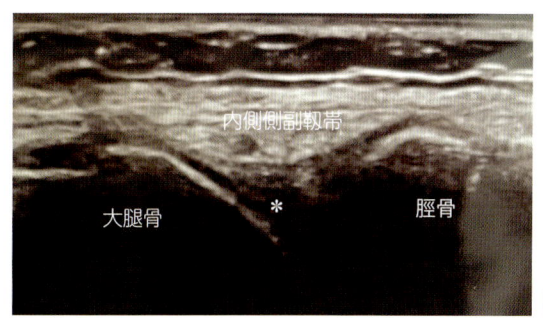

1 半月板の観察。正常例。＊：内側半月板。

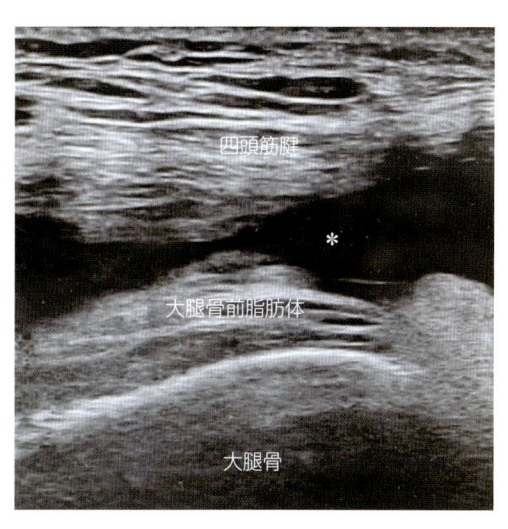

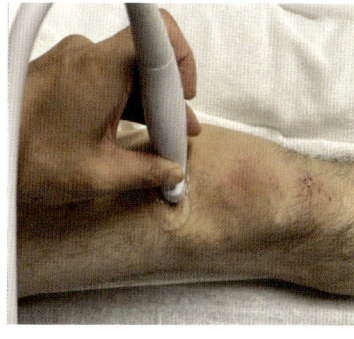

2 膝関節伸展位とし，膝蓋骨頭側の大腿部の前面にプローブを置くだけで膝関節内水腫(＊)の有無が確認できる。穿刺の際はプローブと平行に針を刺すと画面外側から針が出てくる。

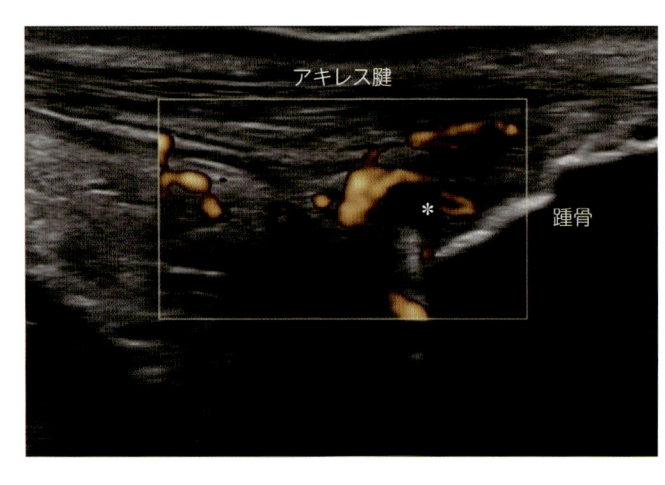

1 アキレス腱付着部炎。アキレス腱付着部の腱の肥厚と，後踵骨滑液包炎（＊）の併発，血流の増加を認める。

○ 超音波ガイド下穿刺

石灰沈着性腱板炎の石灰除去

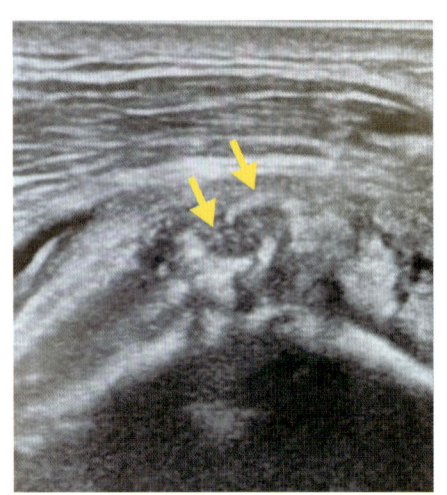 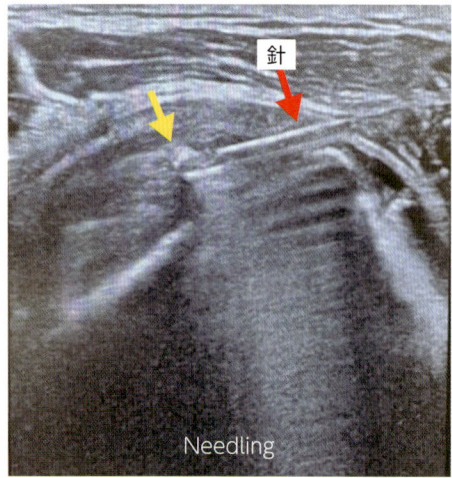 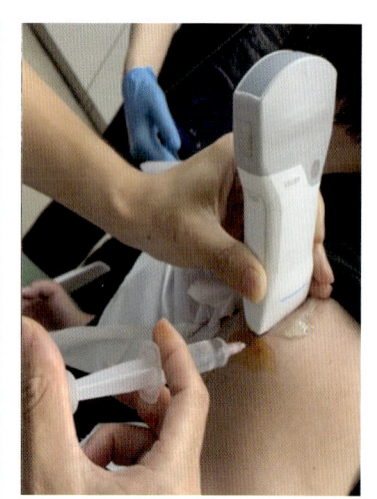

1 皮下，滑液包，腱板を局所麻酔後18G針を用いて平行法で石灰へ針を刺し，生食を注入すると，腱板内は圧が高いため，沈着した石灰が逆流して引けてくる。シリンジの内筒を押したり離したりするパンピングを行いながら可及的に石灰を除去する。
黄矢印：石灰。

● 超音波ガイド下神経ブロック

鎖骨上法

◆ 適応：上肢の脱臼や骨折の整復，上肢の手術や術後鎮痛に用いる。
◆ 合併症：気胸，横隔神経麻痺など。

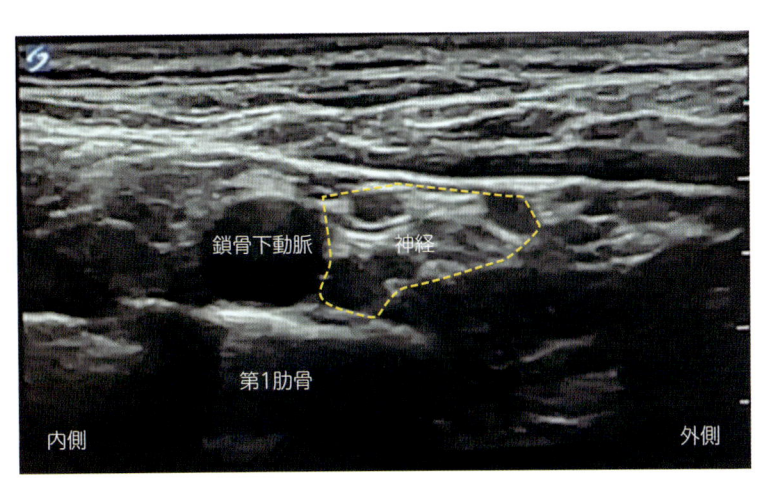

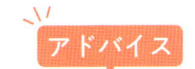

アドバイス

エコーの本体を健側に置くことで，視線をずらさずに行うことが重要である。

鎖骨上ブロック

1 リニアプローブを鎖骨上窩に鎖骨と平行になるように当て，短軸像で鎖骨下動脈と腕神経叢を同定する。この際，仰臥位で肩の下にタオルを入れ，患側肢を牽引，頸椎を健側に傾けることでワークスペースを確保する。カテラン針を用いて外側から平行法で行う。神経叢全体をブロックするには神経叢の下部から薬液を広げるとよい。

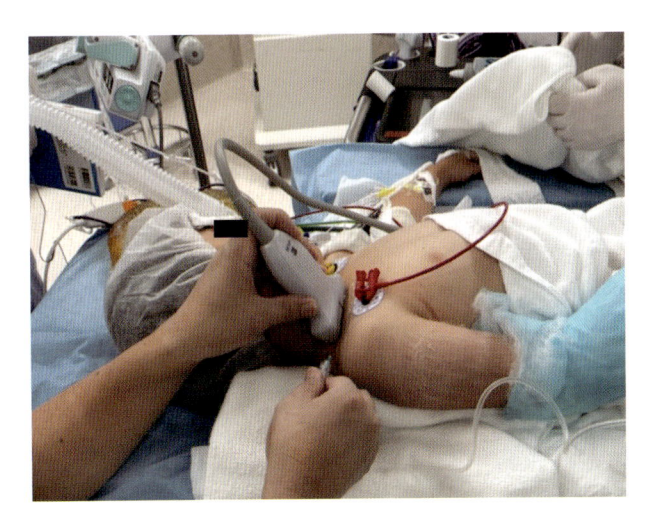

2 上肢骨折術後の鎮痛目的に施行。

斜角筋間法

◆ 適応：肩関節受動術（サイレントマニュピレーション）や肩関節術後の鎮痛に用いる。
◆ 合併症：気胸，横隔神経麻痺，血管損傷など。

斜角筋ブロック

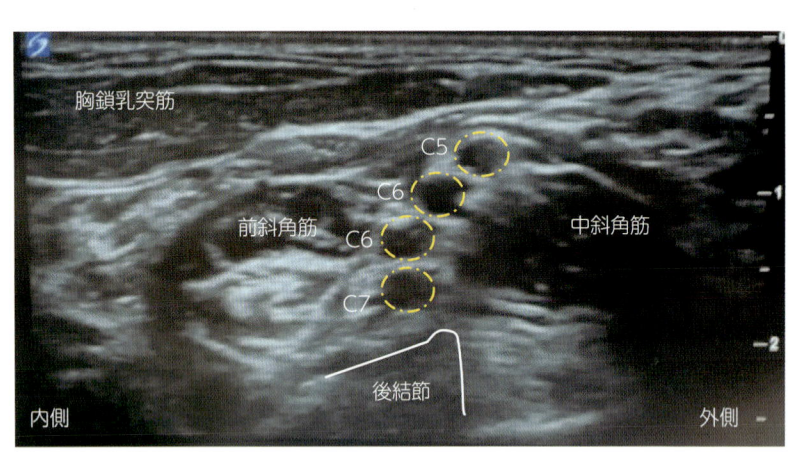

1 患者を仰臥位とし，プローブを鎖骨上窩から頭側に移動させる。前斜角筋と中斜角筋の筋膜間に肩関節支配のC5，C6周囲を描出し，平行法で麻酔薬を注入する。著者はカテラン針ではなく短い23Gの注射針を使用している。

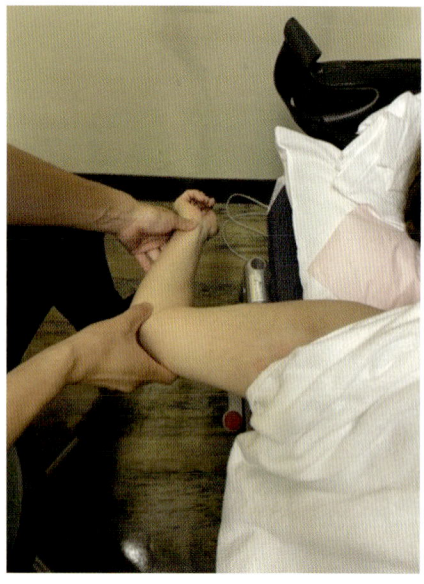

2 麻酔後，上肢を愛護的に動かし，硬くなった関節包を破断させる（サイレントマニュピレーション）。

腰椎穿刺による脊髄造影/神経根ブロック，神経根造影

JCHO船橋中央病院整形外科　山下正臣

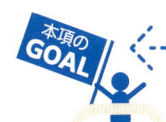

本項の GOAL

腰椎穿刺による脊髄造影
- ◉ 脊髄造影の手技を理解し実践できるようにする。

神経根ブロック，神経根造影
- ◉ 神経根ブロック，神経根造影の手技を理解し実践できるようにする。

腰椎穿刺による脊髄造影

○ 脊髄造影の基本

◆ 脊髄造影は，スパイナル針を硬膜管内に挿入してヨード系造影剤を注入した後に放射線透視でさまざまな画像を得る，整形外科医にとっては必須の手技および検査となる。また，脊椎麻酔も同様の手技で行うことができるため，手技を獲得することは非常に有益である。

◆ 一方，近年MRIの普及により省略されることも多くなった検査ではあることは否めないが，MRI非対応の心臓ペースメーカー植込み後や閉所恐怖症でMRIができない場合には脊髄造影が必要になる。また，検査中に前後屈や左右屈など動的撮影に加え，仰臥位や腹臥位，斜位などさまざまな体位での撮影，さらに立位でも同様に動的撮影およびさまざまな体位で撮影が可能であり，得られる情報が多く脊椎不安定性がある症例では特に有用である。

◆ MRIでは狭窄が軽度であっても，脊髄造影で側臥位の後屈位や立位では造影剤の陰影欠損を認め所見に乖離がある場合がある。また，造影後CTはMRIより骨と神経の位置関係や靱帯骨化を描出することに優れている。また，CTではMRIに比べ細かいスライスの画像を作れるだけでなく，撮影後の保存データから，任意の条件で再構成が可能であり，より病変部にフォーカスした詳細な画像を作ることができる。

◆ さらに，検査時に採取した髄液を検査することも可能であり，髄膜炎や脳炎が疑われる場合に検査目的に行うこともある。通常，髄液は無色透明であるが，外観だけからも，血性の場合には，脳出血やくも膜下出血などの出血性病変，黄色のキサントクロミーは，出血から少し時間経過したもの，混濁を伴っていれば髄膜炎など，おおよそのあたりをつけられ，検査で糖や蛋白質，細胞数などを計測することでさらに精度を増した診断が可能となる。

○ 合併症と禁忌

◆ 合併症としては，造影剤によるアレルギー（皮疹から重篤な痙攣やアナフィラキシーショックまで幅広い），低髄圧症状（頭痛や嘔気など），感染，神経・血管損傷，癒着性くも膜炎，神経症状の悪化などがある。

◆ 禁忌となるのは，ヨードに過敏症，重篤な甲状腺疾患，てんかん，痙攣，頭蓋内圧亢進時，穿刺部位の局所感染などである。

脊髄造影の手技

1 検査前にあらかじめ点滴をとり，検査開始前に抗菌薬を投与しておく。X線透視台に患者を移動し側臥位とする。

針刺入部の確認1

針刺入部の確認2

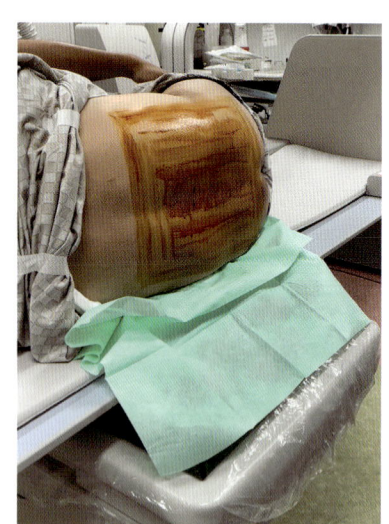

ドレープの敷き方

2 穿刺部位をマーキングし，ポピドンヨードで穿刺部位を中心に広範に消毒し，以降すべて清潔操作を行う。穿刺部位は検査前にMRIを撮影できていれば最狭窄部位より頭側からの刺入が望ましい。L2/3，L3/4椎間での穿刺が一般的だが，狭窄が強く挿入困難な場合は，それより頭側からか腹臥位として頸椎側方（C1/2レベル）から行うこともある。

みんなの Pitfall

- 穿刺前に患者にしっかり両膝を抱え，前屈し丸くなってもらうことで，棘突起間が開き，黄色靱帯のたわみが伸ばされ狭窄の程度が軽くなるため針の挿入が容易になる。また，体が傾いていると正中がずれてしまうので床面に背中が垂直になるようにする必要がある。スムーズな検査には体位とりが大事である。
- 側弯がある場合には，ねじれがあるため，肥満体では棘突起の触診が難しいため難易度が上がる。

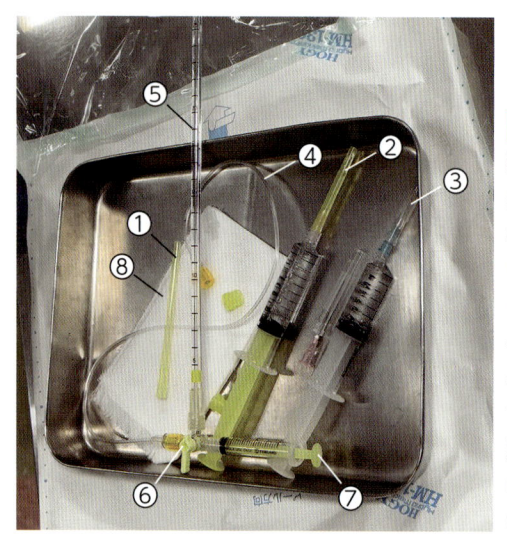

3 検査に必要な物品 [①スパイナル針，②造影剤用注射器（黄色，10mL），③局所麻酔用注射器（透明，10mL），④延長チューブ（50cm），⑤検圧管，⑥三方活栓，⑦髄液採取用注射器（黄色，2.5mL），⑧ガーゼ] を滅菌トレーに出し，無窓の処置用ドレープを体の下に敷きマーキングした穿刺部位に，1%リドカイン（1%キシロカイン®）を皮下および棘突起間に浸潤させる。その後，延長チューブと三方活栓，検圧管を装着する。準備をしている間に麻酔が効いてくるので，スパイナル針を挿入するころには痛みが出なくなっている。

アドバイス

穿刺の針は細いほど穿刺後の低髄圧由来の頭痛発生リスクは低くなる。

4 解剖学的には，皮膚を穿刺すると筋膜，棘上靱帯，棘間靱帯，黄色靱帯，硬膜を通過して硬膜管内に到達するが，必ずしも明確にそれぞれを通過したことが認識できるわけではない。MRIで皮膚から何cm程度で硬膜管に到達するか把握していれば深く挿入しすぎることはなく安全に施行できる。実際は，棘突起間から椎弓間まで通過できれば硬膜管に到達できる。

局麻注入

5 スパイナル針が硬膜管内に達すれば髄液の逆流を確認できる。このとき，硬膜とくも膜の間の硬膜下腔に造影剤を注入しないために針をわずかに進め，針を90°ずつ回転させすべての角度から安定した逆流があることを確認し，先に接続しておいた延長チューブ類を装着する。

スパイナル針挿入

髄液逆流確認

> **みんなの Pitfall**
> 延長チューブを介さず直接スパイナル針に注射筒を接続すると，髄液を引くために注射筒の押し子を引くときに馬尾が針穴を塞いだり，針と注射筒の間の遊びがなくなるため，針がくも膜下腔から抜けてしまったりすることがある。

検圧管装着

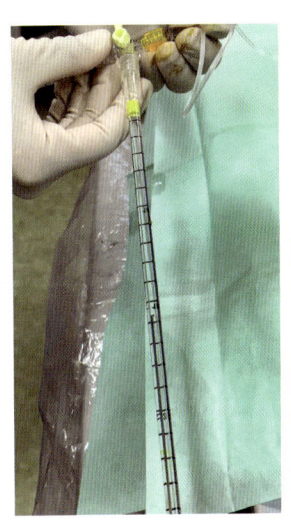

管腔にある空気を注入しないために検圧管の髄液で充填する

6 まず，髄液採取用の注射器を装着し三方活栓は全方向に開いて平圧とし，検圧管にたまった髄液だけを採取する。平圧で採取するため針穴に馬尾が張り付いて逆流が止まることは少なくなる。検圧管を付けており脳脊髄液圧を測ることも可能であるが，脊髄腫瘍などによる脊髄腔の閉塞病変の有無はMRIで診断がついていることが多く省くことも多い。

アドバイス

髄液が採取できないことを「ドライタップ」といい脊髄腫瘍や脊柱管狭窄が高度な部位での穿刺で起こりやすい。高度狭窄部位に穿刺すると脳脊髄液が排除されているため針先が馬尾に当たりやすく痛みを訴えることが多い。ドライタップを避けるためには，MRIで確認された狭窄部位より中枢側での穿刺が望ましいが，多椎間の狭窄でやむをえない場合は，比較的狭窄の程度が軽い部位を選び穿刺し少量の造影剤を注入し，くも膜下腔に注入できているか確認しながら行う必要がある。

7 造影剤の注入前に透視台の頭側を高くし，局所麻酔薬の誤注入を防ぐため透視で造影剤の入った注射筒を確認する。造影剤の注入開始するところを連続透視し，くも膜下腔に入っていることを確認する。針先がくも膜下腔に入っていれば，注入した少量（1mL程度）の造影剤は拡散して薄くなるため，硬膜下腔への誤注入を防ぐことができる。硬膜下腔に入った場合は，できるだけ造影剤を吸引除去し，針先を調節してくも膜下腔に進めてから造影剤を再度注入することが望ましいが，造影剤が回収不能であったり針を進めても硬膜下での注入が続いたりすることもある。また，初級者の場合は気が付かずに全量注入してしまうこともある。硬膜下注入の場合，側面像では脊柱管の前後縁に沿った線上陰影が特徴とされている[1]。

造影剤のくも膜下腔への確認

8 造影剤の注入が完了したら，針を抜いて刺入部をポピドンヨードで消毒しガーゼ保護する。

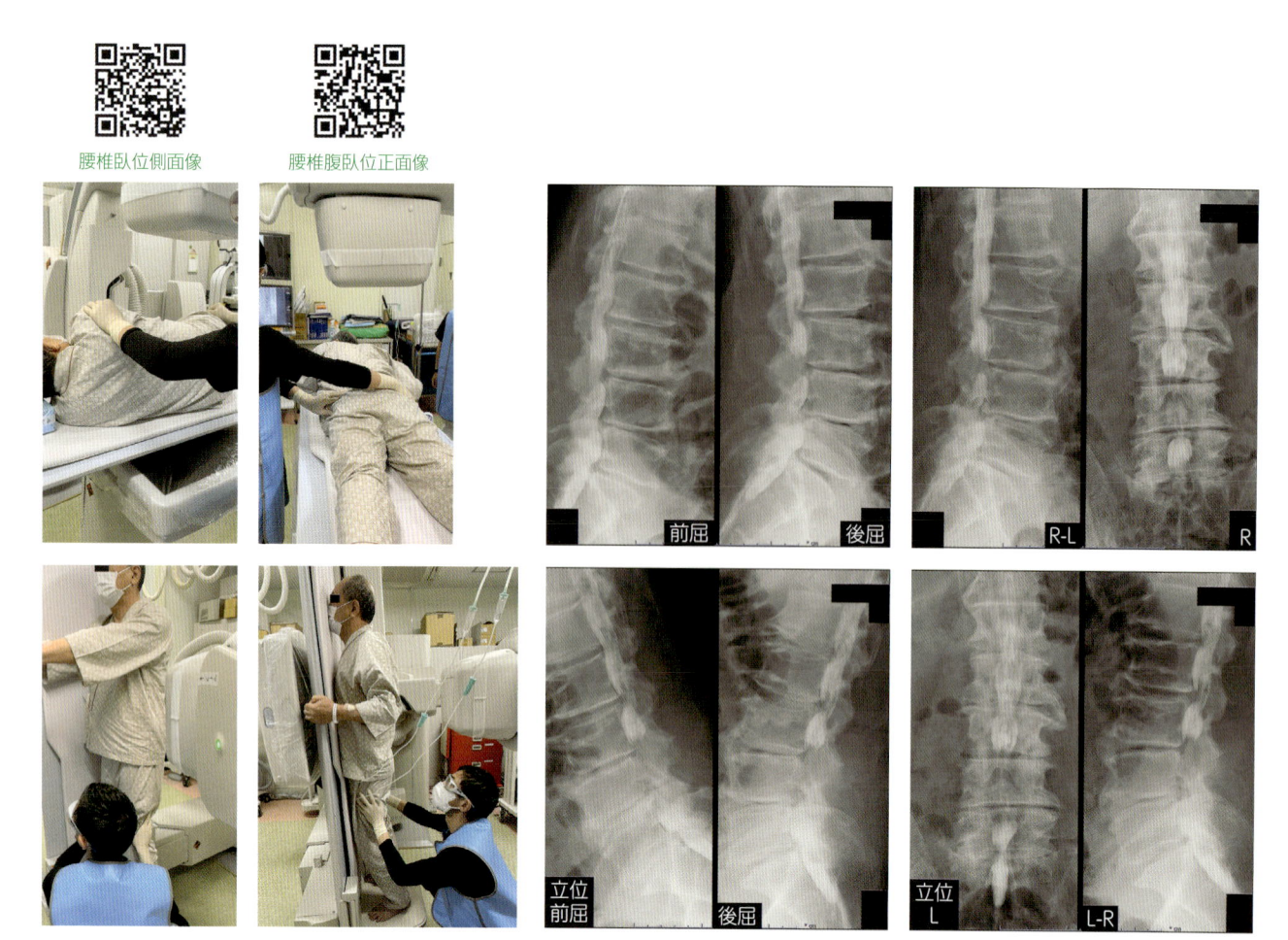

腰椎臥位側面像　腰椎腹臥位正面像

前屈　後屈　R-L　R

立位前屈　後屈　立位 L　L-R

腰椎立位側面像　腰椎立位正面像　腰椎立位前屈像　腰椎立位後屈像

9 透視下の撮影は，腰椎では，臥位で側面，正面（腹臥位），側面前後屈，両斜位，左右屈（腹臥位），立位で側面，正面（P-A像），側面前後屈，両斜位，左右屈の撮影を行う。症例に応じ斜位や左右屈は省いている（腰椎造影，70歳，男性）。

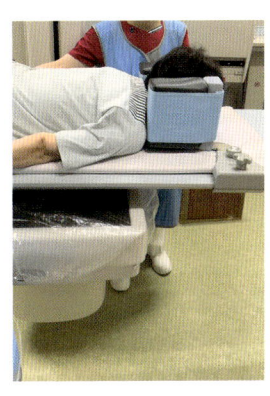
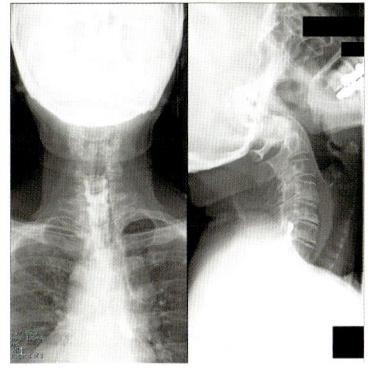

頚椎の撮影

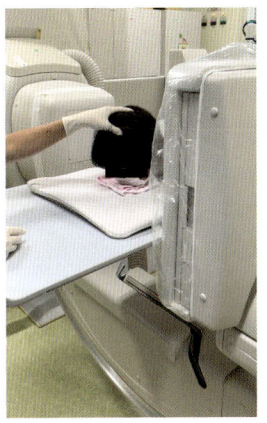
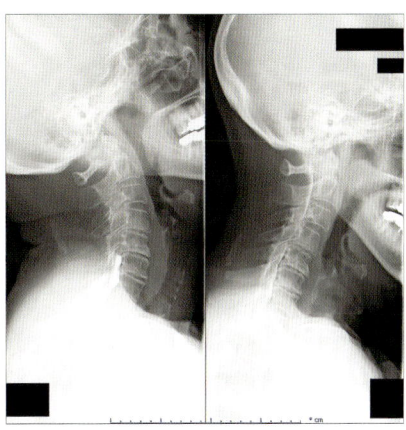

頚椎側面

10 病変が頚椎の場合は，腰椎部で造影剤を注入し透視台の頭側を下げて造影剤を上行させて撮影する。このとき，腹臥位で頚椎後屈位とし，頚椎まで造影剤を上行させる。病変部に到達すると上行が止まるので正面像を撮影する。その後，管球を回して側面の後屈位，中間位，前屈位の3枚を撮影する(頚椎造影，80歳，女性)。

11 透視撮影終了後，CT室に移動し脊髄造影後CTを施行している。

◆ 医療機器などで分野間の相互接続を防止するコネクターの国際規格が制定され，神経麻酔分野(脊髄くも膜下麻酔，硬膜外麻酔，神経ブロック)でも誤接続防止を目的とした小口径コネクターが採用され，造影剤を扱う機器には麻酔薬を吸ったシリンジの装着ができなくなっている。

> **みんなの Pitfall**
>
> X線造影剤も多数あるが，脳脊髄用に髄腔内投与が認められているものを使用する。髄腔内投与の適応がない造影剤を間違えて使用すると重大な副作用を生じ，死亡事故も起きているので看護師とのダブルチェックなどで細心の注意を払う。

神経根ブロック，神経根造影

神経根ブロック，神経根造影の基本

◆ 神経根ブロックは神経根造影の延長上の手技で，神経根性疼痛に対し外来診療でも行える診断と治療を兼ねた必須の手技である。また，最近では超音波装置の機能および画像処理能力の向上により超音波ガイド下にブロックを行うことも可能になっている。

◆ 神経根造影では，造影により形態学的な診断ができ，形態学的に異常がない場合や手術後の癒着などにより形態学的な診断が難しい場合には，局所麻酔薬によるブロックを同時に行うことで責任神経根の診断が可能になる。また，手術ができない症例には，治療としても利用が可能である。一方で，疼痛出現の原因検索という観点からは，不十分な検査となる。例えば，馬尾腫瘍から生じている神経根性疼痛の場合，神経根の造影・ブロックにより一時的には疼痛消失を期待できるため，責任神経根の診断は可能であるが，馬尾腫瘍の診断まではできず，MRIや脊髄造影での診断が必要となり補助診断という位置づけになる。

合併症と禁忌

◆ 合併症としては，造影剤によるアレルギー（皮疹から重篤な痙攣やアナフィラキシーショックまで幅広い），感染，神経・血管損傷，くも膜下腔注入，局麻中毒，神経症状の悪化，複数回施行することによる神経根炎などがある。

◆ 禁忌となるのは，ヨードや局所麻酔薬の過敏症，穿刺部位の局所感染などである。

神経根ブロック，神経根造影の手技

腹臥位法

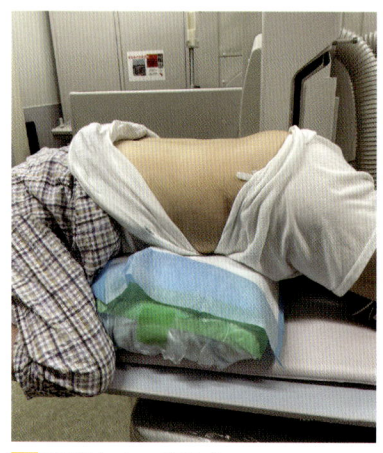

1 透視台上で腹臥位にし，腹部に枕を入れて腰椎の前弯をとるように調整する。

レベル確認

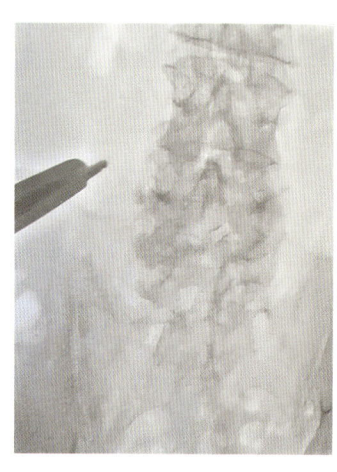

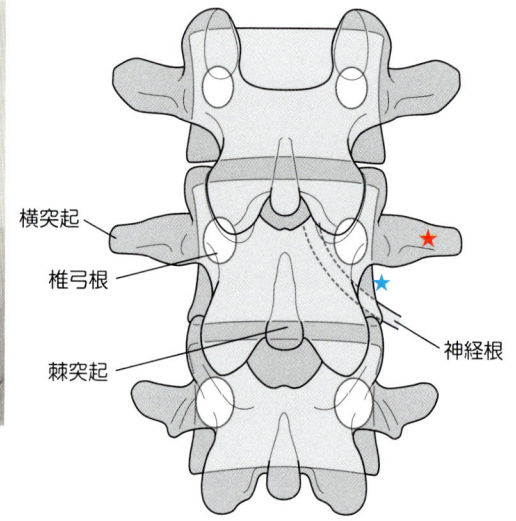

横突起
椎弓根
棘突起
神経根

2 透視で刺入点を確認する（当該神経根の横突起外側，★）。

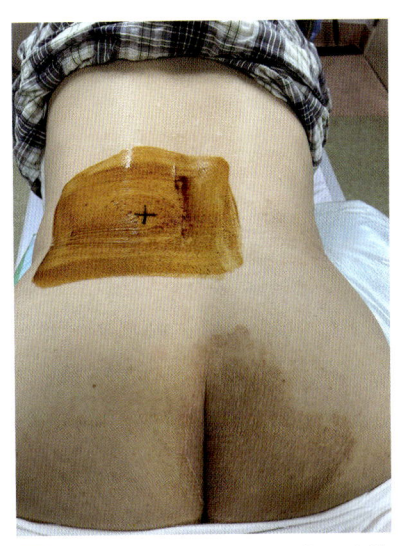

3 ポピドンヨードで穿刺部位を広範に消毒し，以降すべて清潔操作を行う。

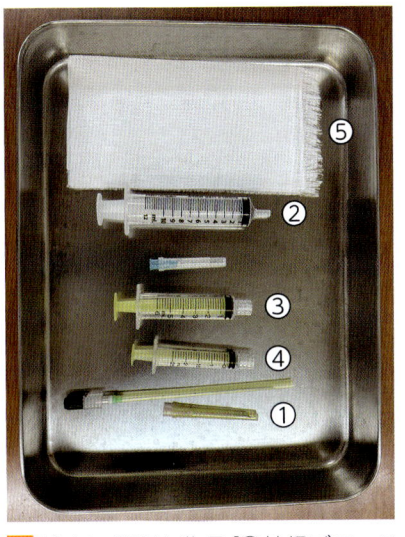

4 検査に必要な物品 [①神経ブロック針，②局所麻酔用注射器(透明，10mL)，③ブロック用局所麻酔薬用注射器(黄色，5mL)，④造影剤用注射器(黄色，2.5mL)，⑤ガーゼ] を滅菌トレーに出す。

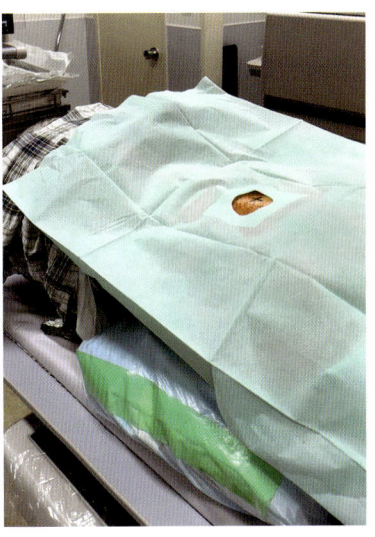

5 有窓の処置用ドレープでマーキングした穿刺部位を覆い，1％キシロカイン®を皮膚・皮下に浸潤させる。

局所麻酔

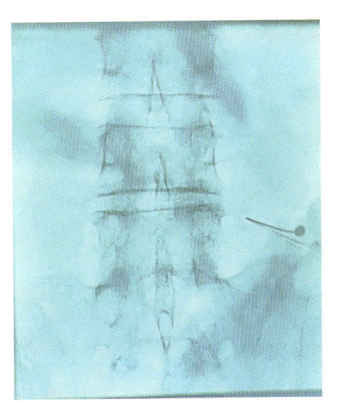

6 麻酔後に神経ブロック針を刺入しゆっくり横突起まで進め深さを確認する。

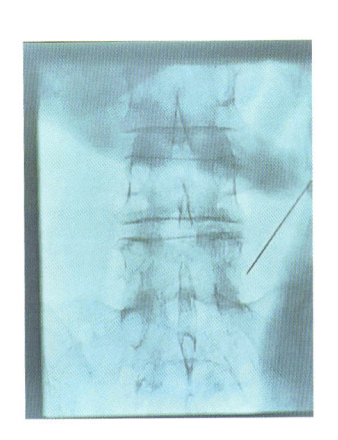

針先を横突起基部下縁に
進めているところ

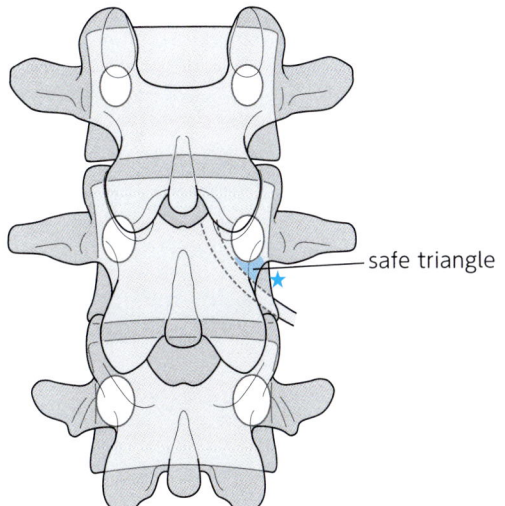
safe triangle

7 その後，いったん針を少し抜いて，内下方(横突起基部下方)に向けて，横突起表面を滑らせるイメージで1〜1.5cm程度基部下縁に進める(★)。

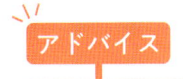
アドバイス

椎体の背側で椎弓根下縁の外側から神経根頭側の部分を"safe triangle"という(青色部)。

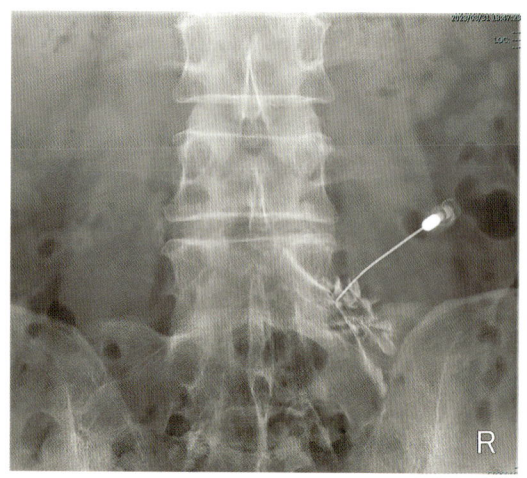

造影剤が神経根に沿って
脊柱管側に広がっていく
ところ

8 造影剤を少量(0.5mL程度)注入し，神経根が造影されたら局所麻酔薬を注入する。診断目的には，周囲に薬液が広がらないように1mL程度，治療目的には3mL程度(ステロイドを使用する場合は局麻薬と混合する)を注入する。針を進めていく際に神経に触れると放散痛が生じる。この際，瞬時に針を止め造影剤が痛みを伴わず抵抗なく注入できればそのままブロックしてよいが，痛みや抵抗があるなら針が神経内にある可能性があり，わずかに抜いてから再度造影剤を注入する。放散痛が出現することは，よく経験することで診断的価値もある一方，神経損傷の可能性もあり，あえて放散痛を出すことは目的にせず痛みを極力出さないようにしたほうがよい。そのため，慣れるまでは造影剤を何回か注入して神経根の造影をしなくてはならない。

みんなの Pitfall

神経根に当たり放散痛が出た場合，慌てて薬液を注入すると，神経内に針先がある場合は激痛を訴える。慌てずに痛みの有無を確認しながら造影剤をゆっくり少量注入し，痛みを訴えれば針を少し抜いてから注入する。

アドバイス

- 造影剤注入時，血液・髄液の逆流がないことを確認する。また，注入された造影剤が神経根周囲を造影していることも確認すれば，血管内およびくも膜内に誤注入することを防ぐことができる。
- 造影剤や薬液の注入時に抵抗が大きい場合や，注入時に強く疼痛を訴える場合は，神経根内に針先がある可能性があり，無理に注入するのではなく針をわずかに抜いて，抵抗や疼痛出現がないことを確認し注入する。

9 薬液注入後，特に問題なければ車椅子などで30分ほど安静にして待機し，ブロックの効果判定と立位・歩行が可能となっていることを確認して診察を終了する。ときに，筋力低下が出現することがあり，その場合は，回復するまで経過観察する。診断目的に行った場合，一時的にでも，疼痛が消失していれば責任神経根となる。次回診察時にブロックの効果がどのくらい持続したかを確認することも忘れないで行う。

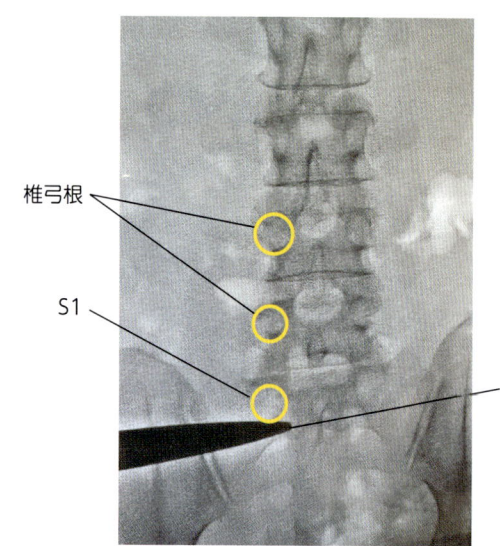

椎弓根
S1
仙骨背側孔

10 S1神経根ブロックは，ほかの椎体と違いメルクマールとなる横突起がなく椎体の形状も異なり難易度がやや高くなる。通常，椎弓根は等間隔に配置されているためL4，L5を確認しS1椎弓根を同定する。その尾側に仙骨背側孔がある。L5横突起外側の延長線上を刺入点とし，仙骨背側孔外側に針を当て深さを確認し，内側の孔に向けて針を進める。仙骨には腹側にも孔があり背側よりも大きく見え，刺入点より尾側に位置していることが多いので気を付ける。

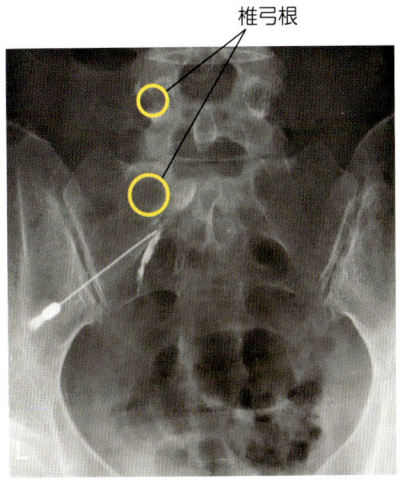

椎弓根

11 造影剤を少量（0.5mL程度）注入し，神経根が造影されたら局所麻酔薬を注入する。

みんなの**Pitfall**

同一神経根に対する多数回のブロックは，神経根損傷やepiradicular fibrosisの危険性があるため数回程度にし，責任神経根として矛盾がなく手術が可能であれば手術を考慮する。ただし，全身状態などの問題で手術ができない場合には，リスクを説明のうえで継続することもやむをえない。

参考文献

1）嶋　武，ほか．硬膜下腔造影所見の検討．臨床麻酔 2000；24：1113-6.

2）Derby R, et al. Response to steroid and duration of radicular pain as predictors of surgical outcome. Spine 1992；17：S176-83.

3）Derby R, et al. Precision percutaneous blocking procedures for localizing spine pain. Part 1: The posterior lumbar compartment. Pain Digest 1993；3：89-100.

生検法

千葉県がんセンター整形外科　木下英幸

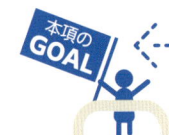

本項の
GOAL

◉ 骨・軟部腫瘍における生検の必要性を理解する。
◉ 生検の種類を理解し，適切な生検を行えるようになる。

◆ 多くの整形外科医にとって，骨・軟部腫瘍の診断と治療は困難であることが多い。整形外科外来で骨・軟部腫瘍症例に遭遇し，どのような検査や治療を行えばよいかわからず，途方にくれた経験は誰もがあるかもしれない。しかしながら，超高齢社会を迎え，高齢患者における骨・軟部肉腫症例も増加していることから，今後，一般外来診療において骨・軟部腫瘍患者を診察する頻度も増加することが予想される。

◆ また近年，癌腫の治療も格段に進歩し，癌患者の予後も改善していることから，他科からの転移性骨腫瘍症例のコンサルトも増加している。転移性骨腫瘍はもはやcommon diseasesとなりつつあり，総合病院の整形外科であれば，診断から治療まで行うことができる知識が要求されるだろう。

◆ 本項では骨・軟部腫瘍症例に遭遇した場合に，どのような検査を行えばよいのかについて，生検に焦点を当てて概説する。

◉ 画像診断

◆ 骨・軟部腫瘍に関してはまずはX線像，CT，MRIなどの画像評価が必要である。軟部腫瘍においてもX線像は石灰化などの所見を二次元で確認できるため有用である。

◆ また，転移性骨腫瘍が疑われる場合は全身の画像評価で原発巣検索を行うべきである。

◆ ガングリオンだと思って画像評価なしに摘出したら軟部肉腫であったなどの無計画切除（unplanned excision）は慎むべきである。個々の画像読影や評価については成書を参照されたい。

◉ 病理診断

◆ 通常，確定診断を得るためには病理診断が必要である。病理診断は大きく分けて細胞診と組織診に分けられ，本項の組織診は生検組織診断について説明する。

◆ 当院の軟部腫瘍の診断・治療アプローチを**図1**に示す。施設により若干異なることもあるが，**図1**のような大まかな流れを理解しておく必要がある。以下に骨・軟部腫瘍の病理診断の種類を記す。

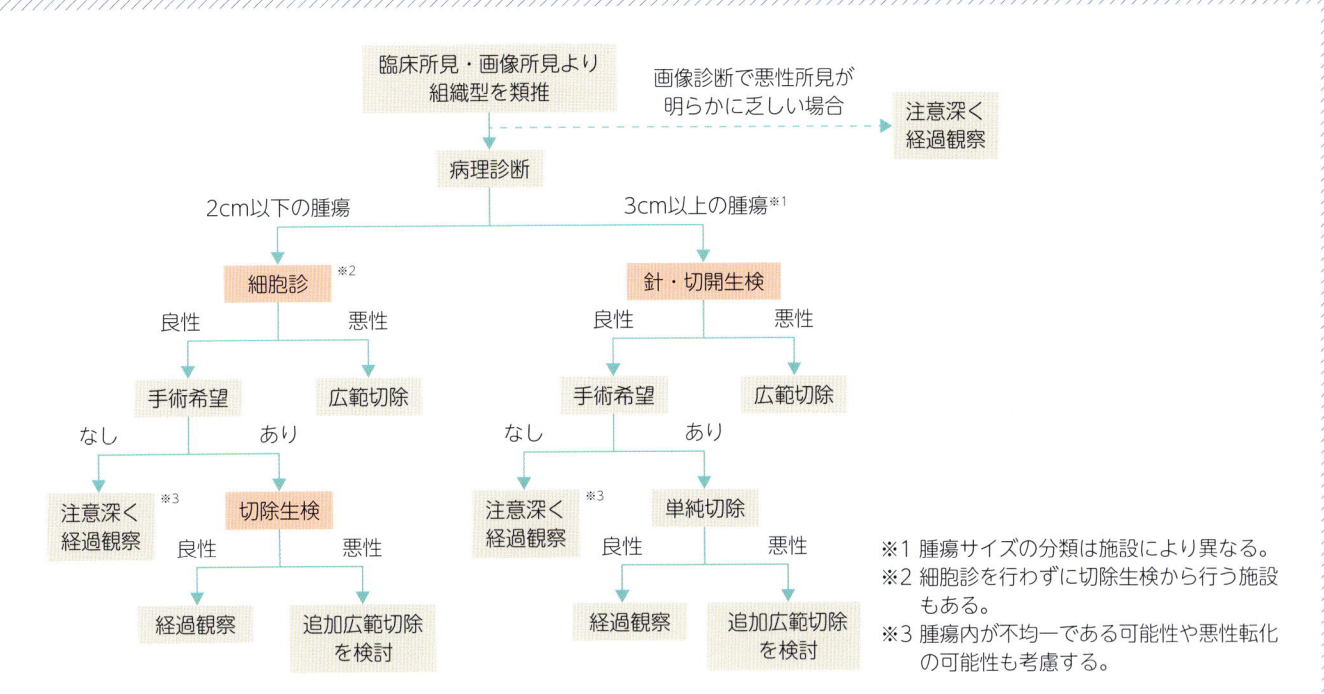

図1 軟部腫瘍の診断・治療アプローチ

図中のテキスト：

臨床所見・画像所見より組織型を類推

画像診断で悪性所見が明らかに乏しい場合 → 注意深く経過観察

病理診断

2cm以下の腫瘍 ／ 3cm以上の腫瘍※1

細胞診※2 ／ 針・切開生検

良性・悪性

手術希望（なし・あり）／ 広範切除

注意深く経過観察※3 ／ 切除生検（良性・悪性）／ 単純切除

経過観察 ／ 追加広範切除を検討

※1 腫瘍サイズの分類は施設により異なる。
※2 細胞診を行わずに切除生検から行う施設もある。
※3 腫瘍内が不均一である可能性や悪性転化の可能性も考慮する。

病理診断の種類

● 細胞診

◆ 腫瘍が小さく，組織診が困難である場合は，穿刺細胞診を行うことが多い。また，腫瘍の内部が液体である場合は，針生検を行っても組織採取が困難であるために細胞診に切り替える場合もある。

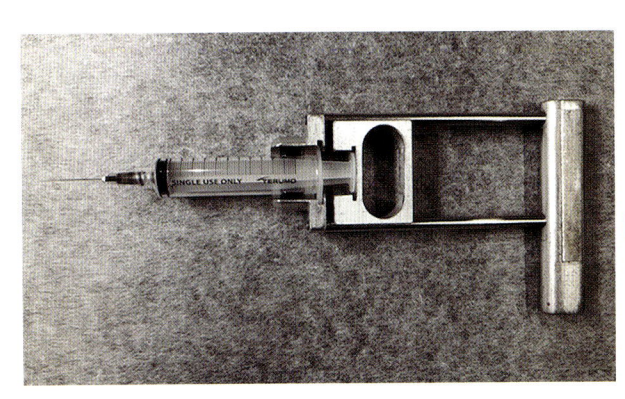

1 穿刺細胞診。小さな軟部腫瘍に針を穿刺し，腫瘍内で吸引することにより細胞を採取する。針を抜くときには陰圧を解除することにより，細胞採取の精度を高めることができる。また針は腫瘍対側を穿破しないように注意する。

クラス分類（パパニコロウ染色）

Ⅰ	異型または異常な細胞を認めない
Ⅱ	異型細胞を認めるが，悪性所見はない
Ⅲ	悪性の疑いのある異型細胞を認めるが，悪性とは断定できない
Ⅳ	悪性が強く疑われる異型細胞を認める
Ⅴ	悪性細胞と確定できる

ⅡやⅢをさらに細分化する場合もある。

2 細胞診の評価としては「クラス分類（パパニコロウ染色）」が有名であり，腫瘍の悪性度をクラスⅠ〜Ⅴに分類を行う。

⭕ 針生検

◆ 生検として最も簡易的なものが針生検である。軟部腫瘍と骨腫瘍に分けて採取方法が異なる。当院では針生検の手法として3種類を用いている。すなわち，軟部腫瘍に対しては，周囲に神経・血管束や重要臓器がない場合はオートマティックに採取できる自動式生検装置，周囲に重要臓器がある場合は手動式生検装置を用いることが多い。また骨腫瘍では骨生検針を用いる。

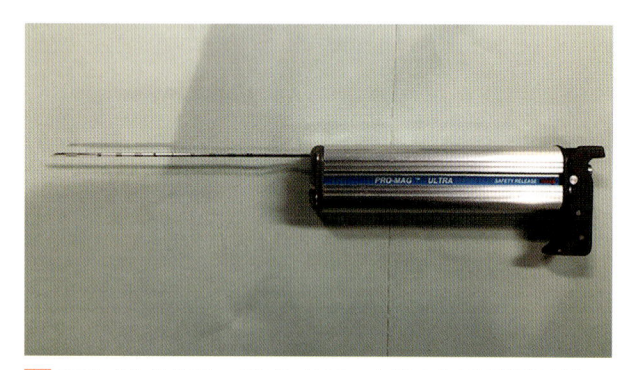

1 自動式生検装置。周囲に神経・血管束や重要臓器がない場合は，オートマティックに採取できる自動式生検装置を用いることが多い。自動で穿刺されるために，十分な計測にて腫瘍対側を穿破しないように注意する。

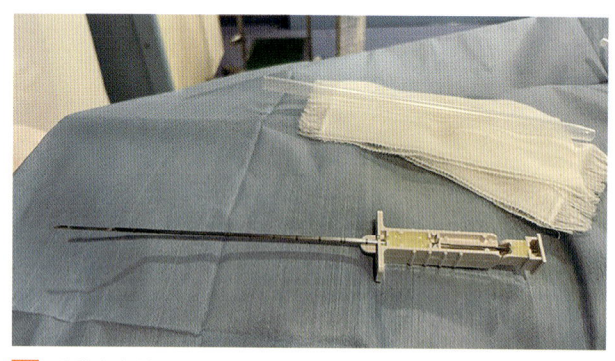

2 手動式生検装置。周囲に神経・血管束や重要臓器がある場合は手動式生検装置を用いることが多い。手動によるものであるために採取できる組織が少量となり，ある程度の鍛錬が必要である。

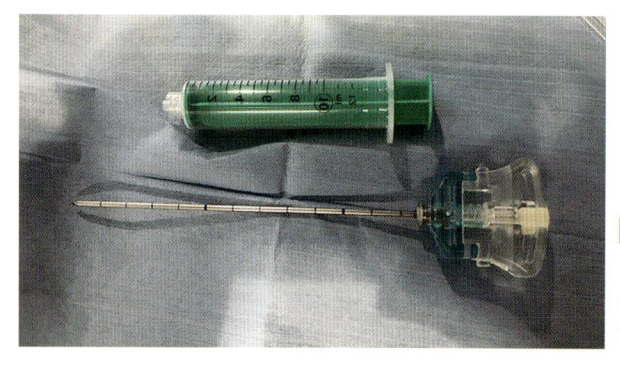

3 骨生検針。CTを見ながら皮質骨を貫き，腫瘍の直上から外筒を進め腫瘍を採取する。腫瘍を採取した後に吸引をかけたり，対側の皮質骨で外筒を埋めたりするなど工夫することで採取の精度を高められる。

◆ 体表面から触れる軟部腫瘍であれば外来針生検が可能であるが，深層の軟部腫瘍や骨腫瘍などに関しては，外来で盲目的な針生検が困難であることからCTガイド下針生検が必要である。ただ，針生検は簡易的かつ迅速に行うことができるが，採取できる組織が少ないため，診断が十分につかない場合があることにも留意が必要である。また腫瘍が悪性であった場合，biopsy tractは悪性腫瘍に汚染されていると考えられ，手術時にbiopsy tractも摘出するため，手術アプローチを想定した穿刺の方向を十分に考える必要がある。

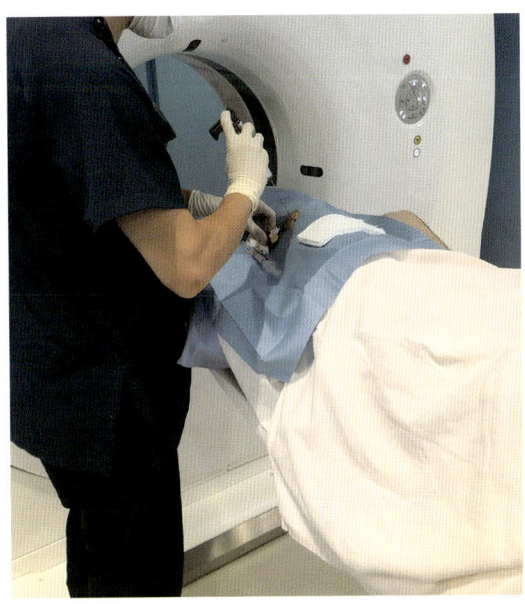
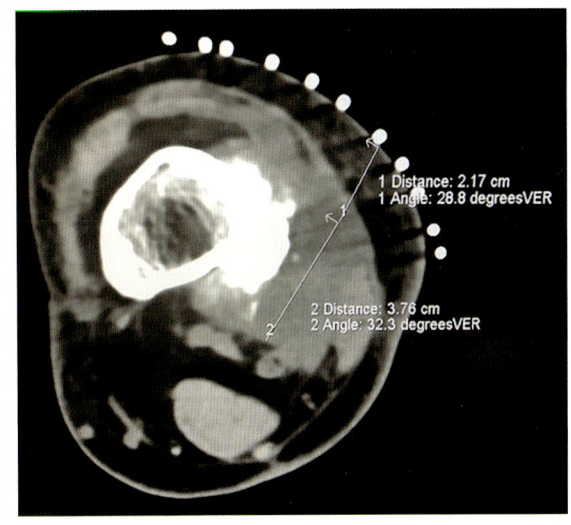

4 CTガイド下針生検の実際。CTを見ながら，腫瘍周囲の神経・血管束や重要臓器を確認する。さらに，腫瘍までの距離と腫瘍のサイズを測定し，安全に針生検を行う。

◯ 切開生検

◆ 切開生検は手術室で切開し組織を採取する手法であり，針生検より多量の組織を採取することが可能である。針生検で診断がつかなかった症例や多くの組織採取が必要な症例では切開生検を考慮する。切開生検では筋肉などの正常軟部組織も損傷し，出血することが考えられ，悪性腫瘍が広がる可能性もあることから，止血には十分に時間をかける。

◆ また術野展開する際も，剥離鉗子による軟部組織損傷の出血は極力抑えなければならず，電気メスなどにより止血を行いながら，腫瘍を周囲に播種することなく迅速に腫瘍に到達する必要がある。もちろん切除術を想定したbiopsy tractを設定することはいうまでもない。

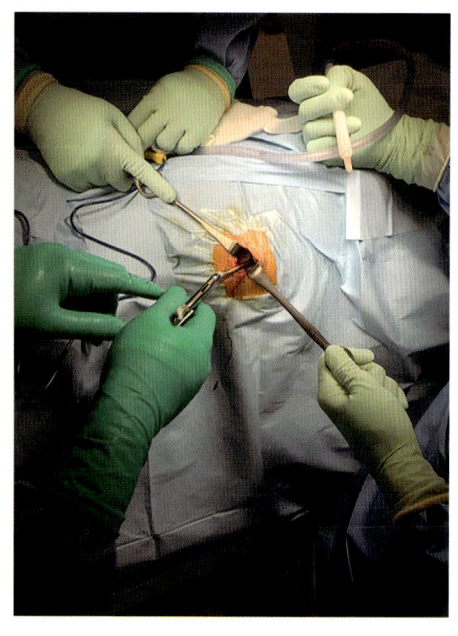

1 手術室で皮膚切開を行い，可及的な止血を行いつつ，迅速に組織を採取する。

○ 切除生検

◆ 切除生検とは名前の通り，腫瘍を切除し，かつ生検を行うことである。すなわち腫瘍が小さく，針生検を行うことが困難である場合に用いられることが多い。手術室で腫瘍を辺縁切除し，摘出後に可及的な止血に努める。

◆ また切除生検で悪性であった場合は，追加広範切除が必要となるために，周囲の正常組織は不用意に展開しないことが重要である。特に筋膜は骨・軟部腫瘍医による広範切除においてきわめて重要な組織であるために，皮下腫瘍の切除生検時に筋膜の穿破は絶対に避ける必要がある。万が一，切除生検で筋膜を穿破してしまった場合は手術記事にその詳細を記録し，腫瘍専門病院に紹介する際はその旨を共有する必要がある。

骨・軟部腫瘍に対し，すべて生検を行えばいいというものでもない。脂肪性腫瘍は画像診断で悪性の可能性が低いことを診断できることもある。少なくとも内部均一でT1WI/T2WI/STIR像において脂肪性腫瘍を示している場合は，たとえ腫瘍が比較的大きくても針生検の適応とならないことも多い。また，神経鞘腫ではTinel signの臨床所見とともにMRI画像ではtarget signが特徴的であり，針生検による神経損傷で運動麻痺や感覚障害が起こりそうな症例では，その旨を患者に説明したうえで，針生検を行わずに注意深く画像フォローを行うこともある。ほかにも骨腫瘍のX線像では，辺縁硬化像などの良性の可能性が高い所見もあり，頻度の高い線維性骨異形成症 (fibrous dysplasia；FD)や非骨化性線維腫(non-ossifying fibroma；NOF)など，生検を行わずに画像フォローが可能な腫瘍もあるので画像評価の鍛錬も必要である。

骨・軟部腫瘍は，腫瘍の画像所見や病理所見も1対1対応ではなく，総合的な評価を要することが診断を困難にしています。まずは臨床所見と画像所見を評価し，どこまで病理検査を行うか，画像フォローを行うか前述の総合的な判断が必要になります。1ついえることは，腫瘍を抱える患者は診断や将来の治療に不安を抱えていることから，患者と時間をかけて向き合い，信頼関係を築くことが，骨軟部腫瘍の治療のうえではきわめて重要です。

牽引法

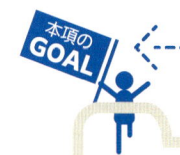

成田赤十字病院整形外科　**三浦道明**

● 牽引法の種類とその適応を知る。
● 代表的な各種牽引法（大腿骨遠位部直達牽引，Bryant牽引，Glisson牽引）の具体的な方法とポイントを知り，一人でも確実に実施できるようになる。

◆ 牽引とは患部に持続的に牽引力を加えることをいい，患部の安静と骨折部の短縮予防・整復位保持を目的に行われる。成人四肢骨折に対する創外固定法や小児四肢骨折に対するelastic stable intramedullary nail（ESIN）などの治療法の発達，および早期手術の概念の普及により，牽引の使用頻度・期間は減少しているが，若手整形外科医にとって習得すべき重要な手技の1つである。

◆ 牽引法には主に，四肢に対する直達牽引・介達牽引と，頚部に対する介達牽引（Glisson牽引）がある。

直達牽引

◆ 四肢長幹骨に2.0mm程度のKirschner鋼線を刺入し，馬蹄を用いて牽引する方法である。踵骨・肘頭・中手骨など幅広い部位にも適応があったが，前述の創外固定法・ESINの普及により使用頻度は減少しており，現在では大腿骨骨折や寛骨臼骨折の手術待機期間に大腿骨遠位部や脛骨近位部に一時的に行われることが多い。

◆ 大腿骨遠位部では必要に応じて10kg程度までの強い牽引力をかけることが可能だが，脛骨近位部では膝関節を跨ぐため5kg程度までの牽引力に留めたほうがよいとされており，著者は皮膚状態が許す限り大腿骨遠位部を好んで使用している。

介達牽引

◆ 四肢の皮膚にトラックバンドやスポンジゴムをU字型に当て，弾性包帯で固定して牽引する方法である。摩擦による皮膚トラブルの懸念から，1～3kg程度の弱い牽引力しかかけられないため，骨折部の短縮予防・整復の効果は小さく，主に安静目的に行われる。高齢者大腿骨近位部骨折の手術待機期間に行われる場合もあったが，『大腿骨頚部/転子部骨折診療ガイドライン2021』ではその効果・必要性は低いとされている[1]。乳幼児（1～3歳）の大腿骨骨折に対するBryant牽引など，弱い牽引力でも整復位保持可能な小児骨折に対して行われることが多い。

Glisson牽引

◆ 頭部を把持するGlisson係蹄を用いて頚部を牽引する方法である。小児の環軸椎回旋位固定に対して，1週間程度の頚椎カラー固定と鎮痛薬の内服で改善しない場合に用いられることが多い。

◆ 古矢らによると，難治例でも発症後1カ月以内の急性期に治療が開始されれば保存治療への反応性はよく，再発・外科手術の必要性は低いとされている[2]。

牽引の手技

● ベッドと牽引台の準備（共通）

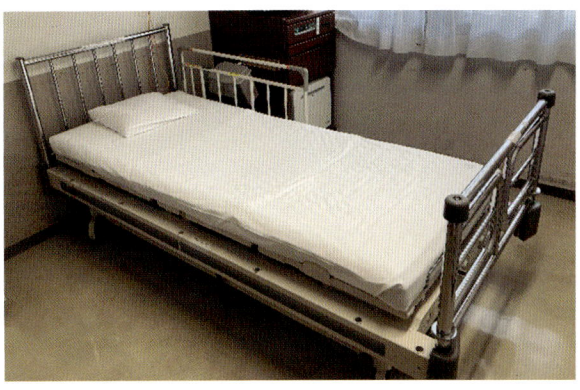

1 強い牽引力や患者の体動があってもぐらつかないように，ベッドは金属製フレームのものを使用する。

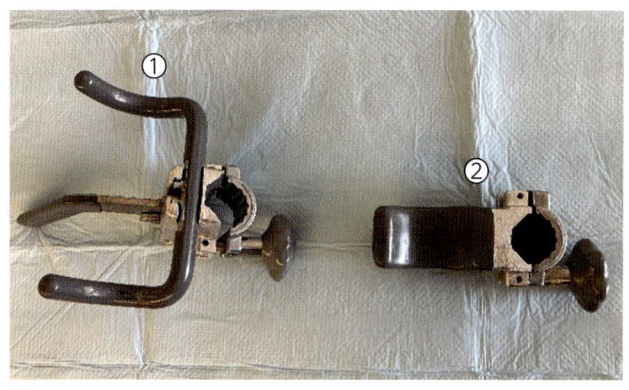

2 ベッドフレーム用バー取り付け金具（①上部用，②下部用）。

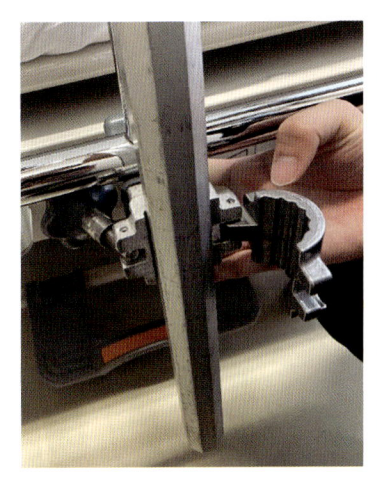
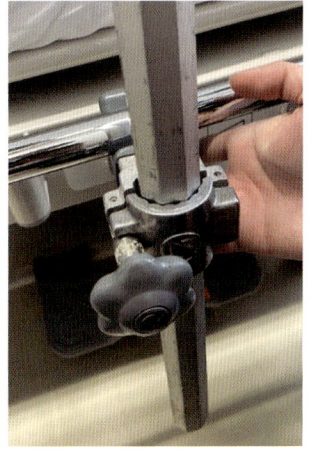

3 まずバーにベッドフレーム下部用取り付け金具を固定する。

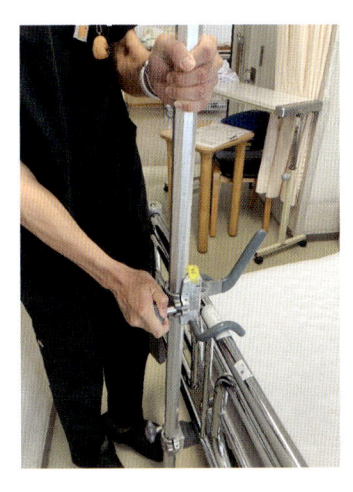
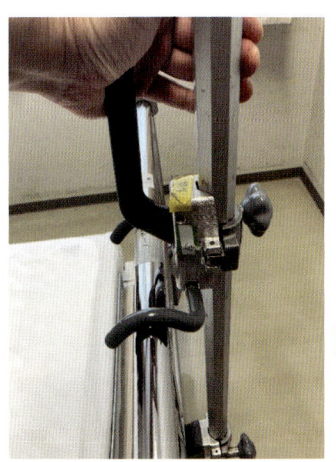

4 バーをまっすぐ上に持ち上げながら，ベッドフレームを挟むように上部用取り付け金具を同様に固定し，ロックをかける。ロック後にバーを揺さぶって，ぐらつきがないことを確認する。

● 大腿骨遠位部直達牽引の実際

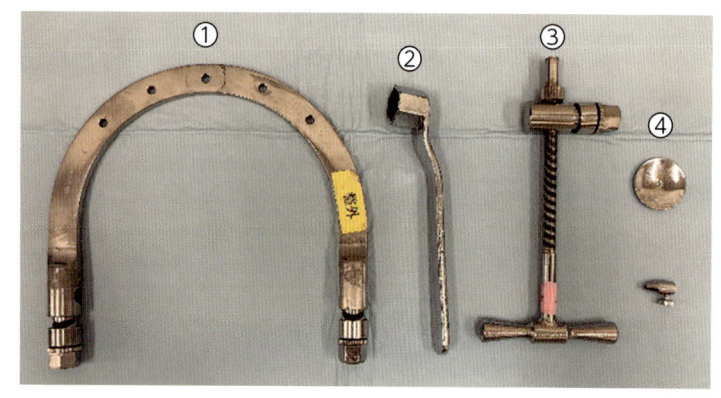

馬蹄取り付け

1 必要物品。①馬蹄，②ボックスレンチ，③鋼線緊張器（テンショナー），④鋼線固定皿と鋼線固定螺子。

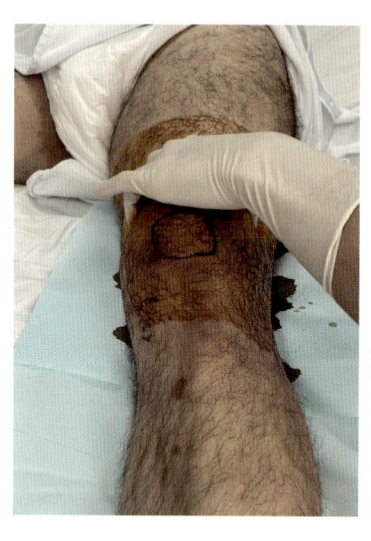

2 消毒後にも膝周囲全体を触って鋼線刺入位置・方向を確認できるように，消毒範囲は広めにする。

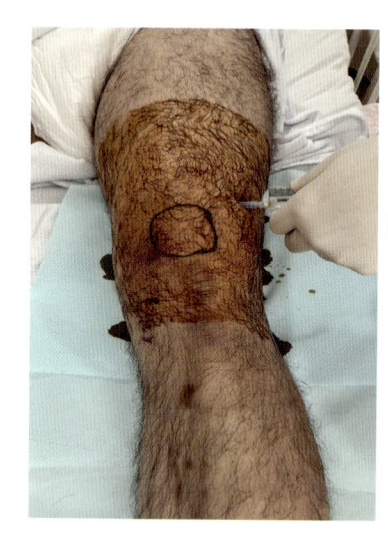

3 局所麻酔は特に皮膚・骨膜に効果が出るように意識して注射する。外側の鋼線刺入部は位置を決定できるため麻酔は狭い範囲でよいが，内側の鋼線穿通部は位置がずれる可能性があるため麻酔は広めの範囲に行う。

鋼線刺入位置

◆ 遠位すぎると後方で顆間部への関節内刺入・神経血管損傷の可能性があり，また遠位ほど皮質骨が薄くなるため強度不足となる懸念もある。反対に近位では強度は増すものの，内側の内転筋裂孔から下行性大腿動脈が分岐しており，その位置は瓦井らによると内側関節裂隙から12.6cm ± 1.6cmとされるため[3]，マージンを取って関節裂隙から8cm程度までとしたほうが安全である。目安としては膝蓋骨上縁～2cm近位程度までとなる。

みんなの Pitfall

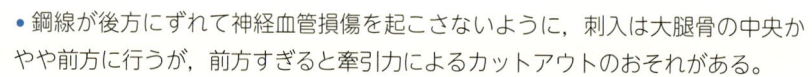

- 鋼線が後方にずれて神経血管損傷を起こさないように，刺入は大腿骨の中央かやや前方に行うが，前方すぎると牽引力によるカットアウトのおそれがある。
- 刺入時には皮質骨を貫く感覚を2回感じることが重要であり，回転中にずっと手応えが硬く皮質骨を貫く感触が1回しかない場合には，前方刺入になっている可能性が高い。

- 鋼線は大腿骨長軸に対して垂直，膝蓋骨正向位に対して水平に刺入する。
- 骨折した患肢が外旋した状態や，ベッド・ベッド柵で不潔になることを懸念して，動力を水平にできない状態では，膝蓋骨正向位に対して鋼線を水平に刺入することは非常に困難である。必ずベッド柵をはずして患肢をベッドの外側端寄りに置き，助手に足部を膝蓋骨正向位で保持してもらいながら鋼線刺入を行う。

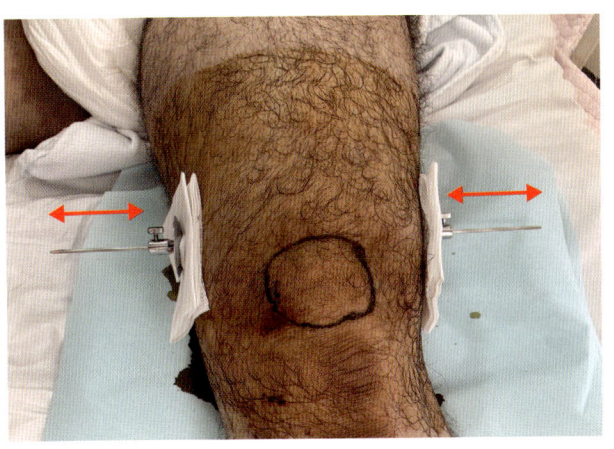

4 鋼線が皮膚の両側に同じくらいの長さで出るように位置を調整し(両矢印)，内外側にずれないように鋼線固定皿と鋼線固定螺子で固定する。

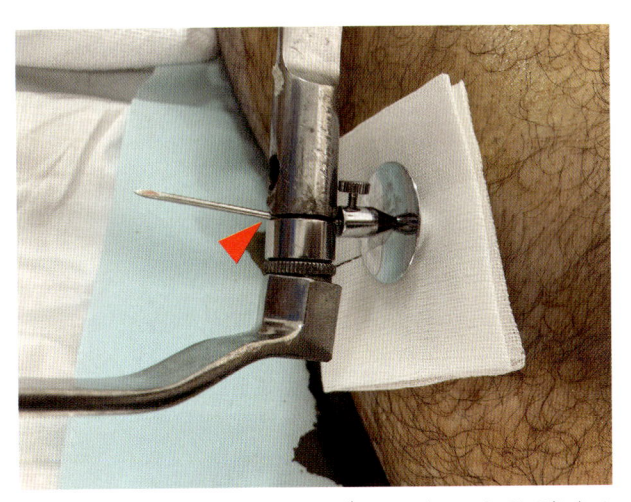

5 内側の鋼線に馬蹄を通し，ボックスレンチで固定する(矢頭)。

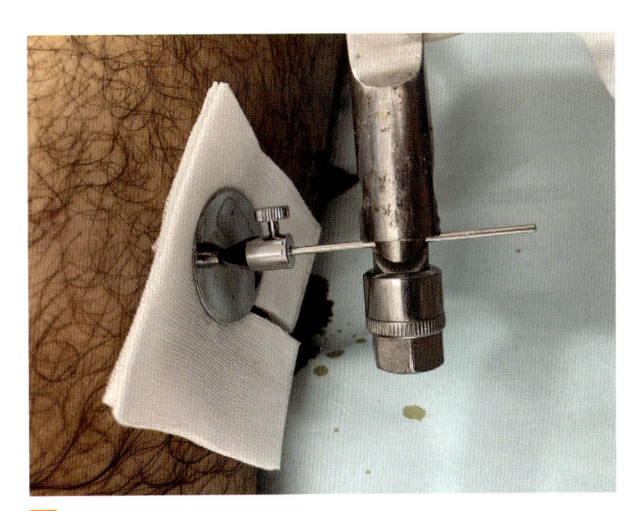

6 外側の鋼線に馬蹄を通す。

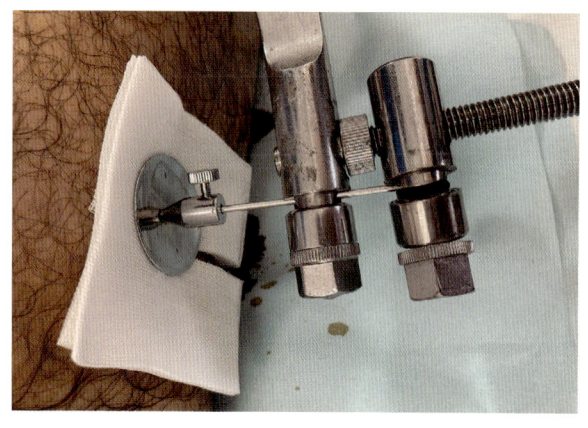

7 馬蹄にテンショナーを差し入れる。

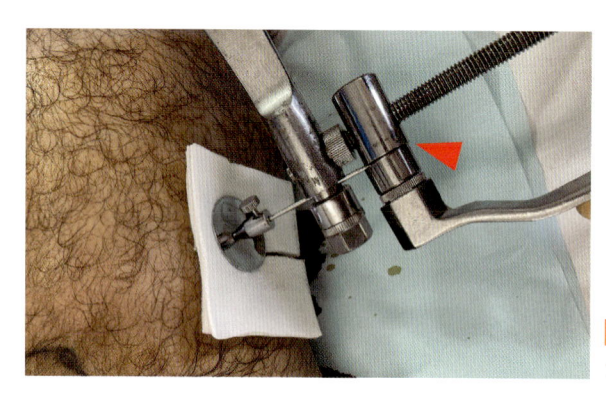

8 ボックスレンチで鋼線をテンショナー側に固定する(矢頭)。

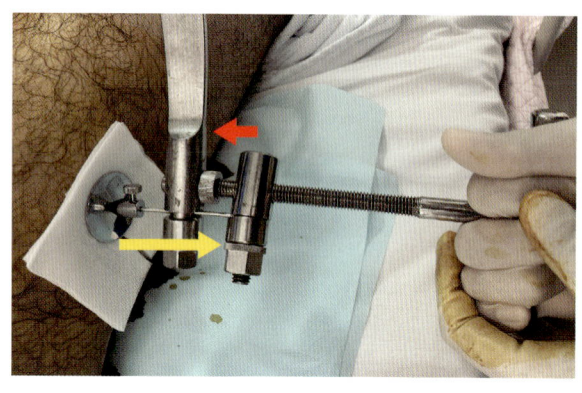

9 テンショナーを回して馬蹄を内側に押し付ける(赤矢印)ことで，鋼線にテンションをかける(黄矢印)。
鋼線に十分なテンションをかけることで，牽引力が鋼線全体に均等にかかるようになる。
テンションが不足すると牽引力で鋼線がたわみ，刺入部で骨の損傷を起こす可能性がある。

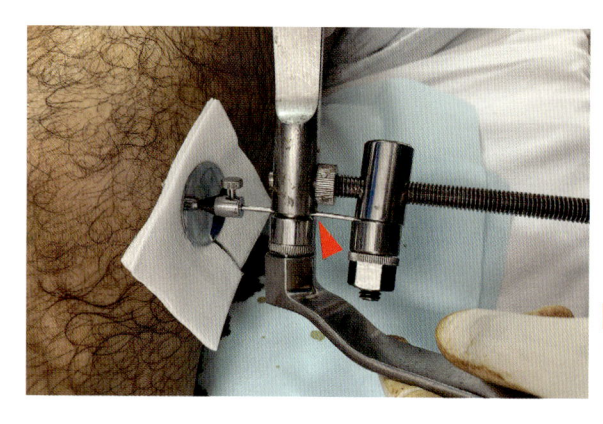

10 ボックスレンチで鋼線を馬蹄側に固定した後に(矢頭)，テンショナー側を緩めてはずす。

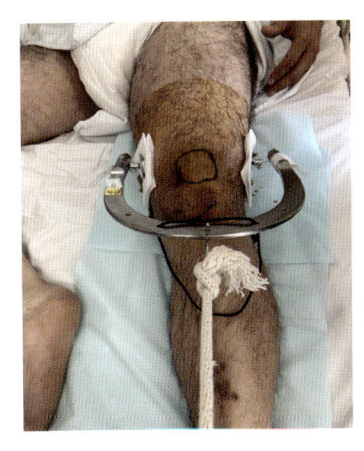

11 馬蹄にフック・紐を取り付け，体格や骨折型に応じて5〜10kg程度で牽引する。牽引後はX線像を撮影して整復位・骨折部の短縮の程度を確認し，重りを調整する。

○ Bryant 牽引の実際

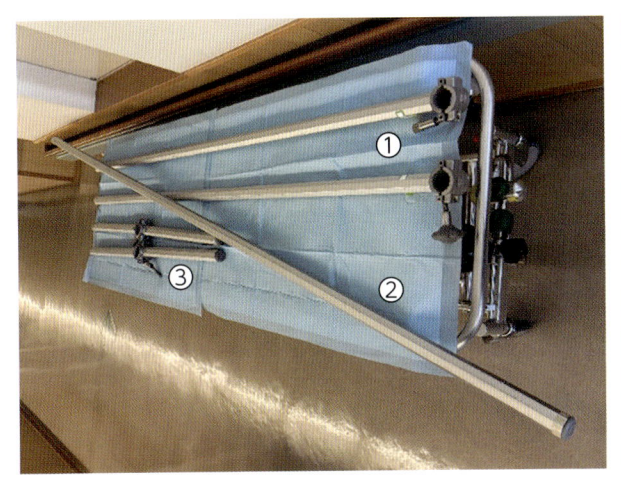

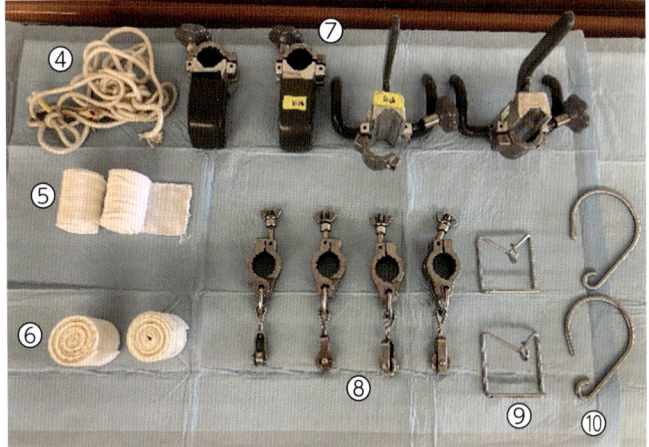

1 必要物品。①ベッドフレーム用バー×2，②ベッド上を通す長いバー，③滑車用バー×2，④紐×2，⑤弾性包帯×2，⑥トラックバンド×2，⑦ベッドフレーム用取り付け金具×2，⑧滑車×4，⑨介達牽引用金具×2，⑩砂嚢用フック×2。

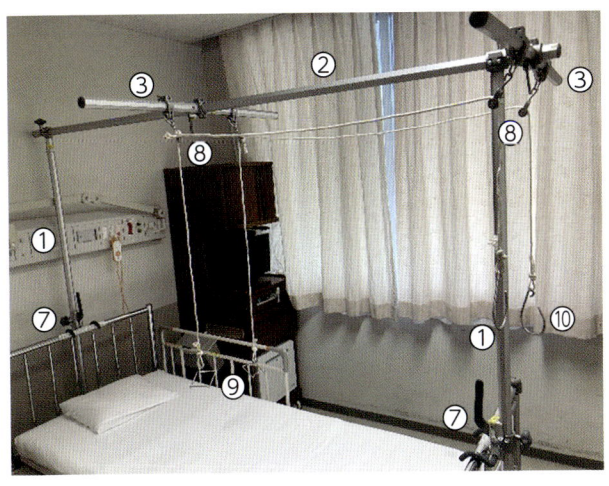

2 ベッドの頭尾側中央にそれぞれベッドフレーム用バーを固定（①，⑦）し，その2本の上端にベッド上を通して長いバー（②）を固定，さらにそのバーに滑車用バー（③）をベッド上と尾側のベッド外にそれぞれ固定する。2本の滑車用バーに左右それぞれ滑車（⑧）を固定して紐を通し，紐のベッド上の端には介達牽引用金具（⑨）を，ベッド外の端には重りをかけるフック（⑩）を取り付ける。

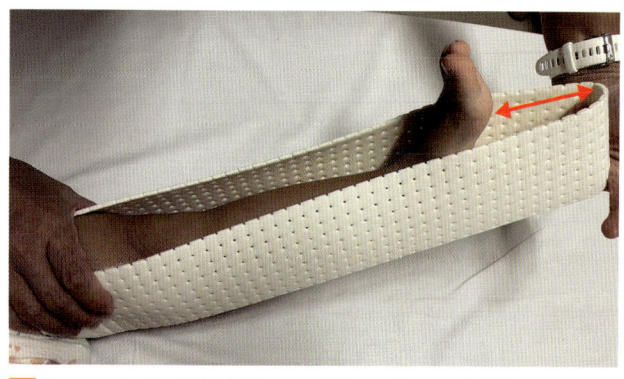
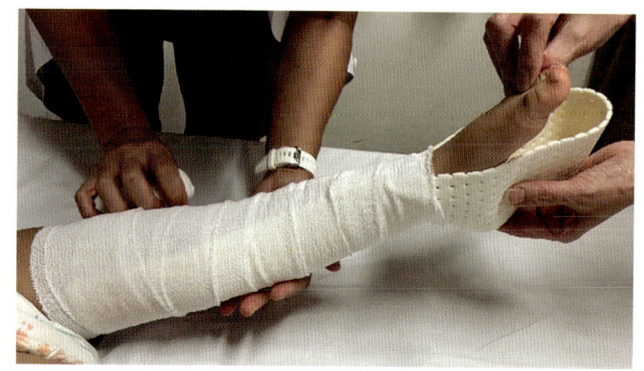

3 トラックバンドを大腿までU字型に当て，腓骨頭を圧迫しすぎないように注意しながら弾性包帯で固定する。
足部の遠位に介達牽引用金具を通すため，遠位には5cm程度の隙間をあける(両矢印)。

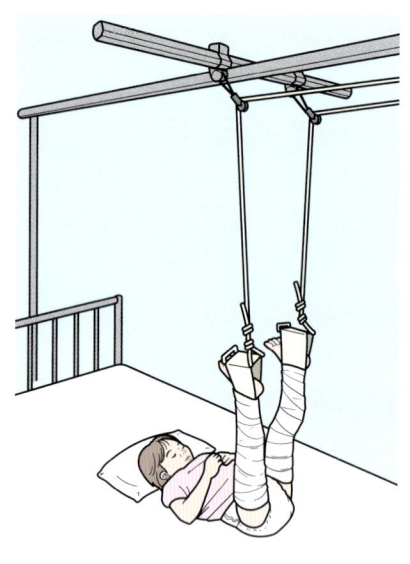

 4 両側下肢にトラックバンドを固定して
介達牽引用金具と接続し，体格に合わせ
て1～3kg程度で牽引する。

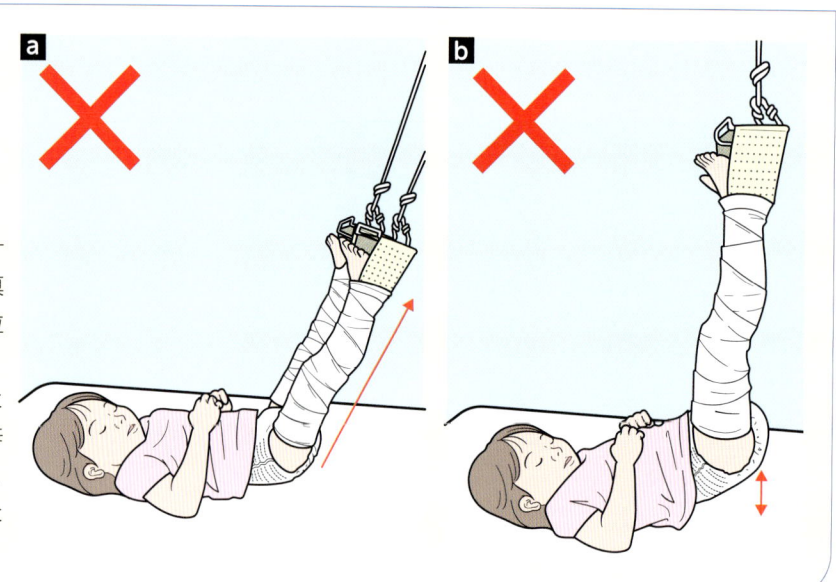

みんなの **Pitfall**

a：真上に牽引されないと骨折部の十分な整復が得られないため(矢印)，真上に牽引されるように体・滑車の位置を調整する。
b：体重に対して牽引力が強すぎると体が浮いてしまい(両矢印)患者が辛い場合があるため，重りを軽くするか，お腹に重りを置いたりベッドに縛ったりして固定する。

● Glisson 牽引の実際

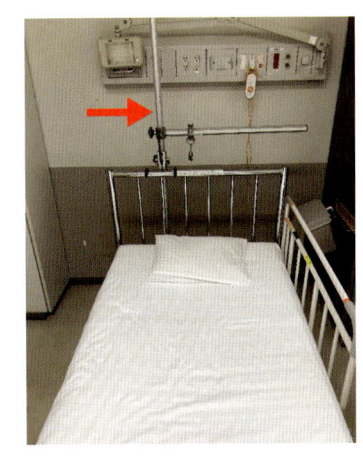

1 ベッド中央で滑車を介して牽引するため，ベッドフレーム用バーは左右どちらかに寄せて固定する（矢印）。

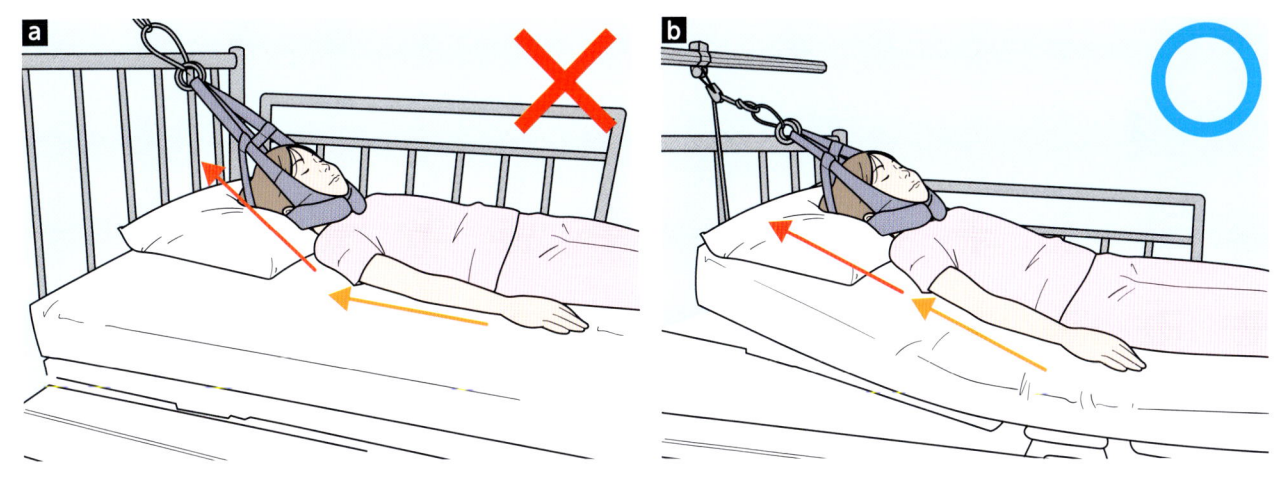

2 体格に合わせて1〜3kgで牽引する。滑車用バーはベッド柵の上に位置するため，ベッドが水平だと牽引力が体軸よりも前方にかかり，患者が辛い場合がある（**a**）。滑車の位置と牽引される方向に合わせて，10〜20°程度ベッドアップするとよい（**b**）。
黄矢印：体軸，赤矢印：牽引力

みんなの Pitfall

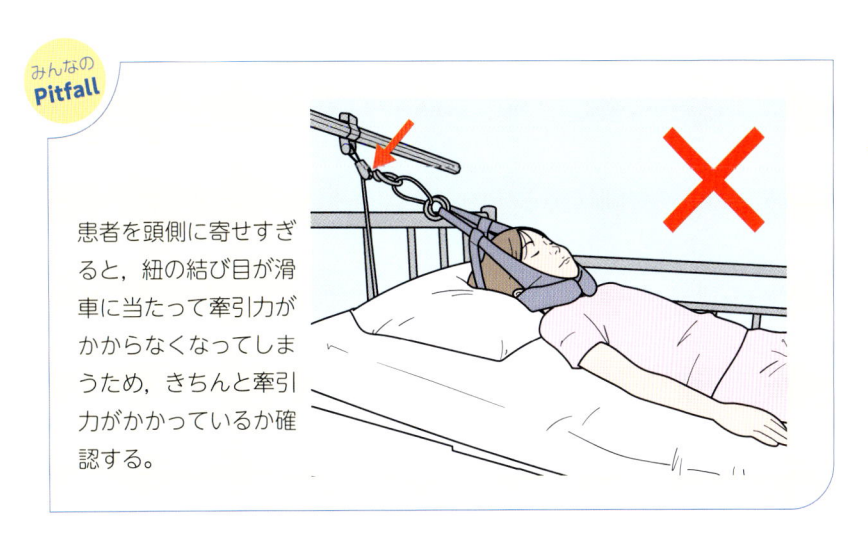

患者を頭側に寄せすぎると，紐の結び目が滑車に当たって牽引力がかからなくなってしまうため，きちんと牽引力がかかっているか確認する。

参考文献

1) 日本整形外科学会，ほか監. 日本整形外科学会診療ガイドライン委員会，ほか編. 大腿骨頚部/転子部骨折診療ガイドライン2021 改訂第3版. 南江堂：東京, 2021. p113.
2) 古矢丈雄. 環軸椎回旋位固定の病態と治療. 千葉医学雑誌 2009；85：61-9.
3) Kawarai Y, et al. Anatomical Features of the Descending Genicular Artery to Facilitate Surgical Exposure for the Subvastus Approach-A Cadaveric Study. J Arthroplasty 2018；88：2647-51.

ギプス，シーネ，副子，装具

東京女子医科大学八千代医療センター整形外科 岩倉菜穂子

東京女子医科大学八千代医療センター整形外科 岩倉菜穂子

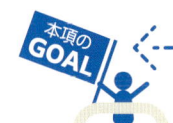

- ◉ 外固定の目的を理解する：骨折部を安定化することで疼痛をコントロールし，さらなる軟部組織損傷を防ぐ。
- ◉ 外固定の良肢位を知る（手，手関節，肘関節，足関節，膝関節）。
- ◉ ギプス・副子を正しく当てる。

◆ 骨折の外固定の基本は「骨折部の上下1関節を固定すること」である。脛骨骨折ならば膝関節と足関節を，橈骨遠位端骨折ならば肘関節と手関節を固定する。救急外来や手術前でも外固定を行うと骨折部が安定化して，疼痛コントロールや軟部組織損傷の予防が可能となる。

◆ 外固定にはギプス，ギプスシーネ，副子，装具などがあり，状況や症例によって使い分ける必要がある。

◯ ギプス（図1）

◆ 骨折や靱帯損傷の保存的治療や，術後，特に小児の骨折のピンニング後にも使用する。正しく巻くことで良好な固定性が得られる。ただし，きちんと巻かないと患者に苦痛を与え，関節拘縮の原因になる。

◆ 一般的なハードタイプとソフトタイプがあり，幅もさまざまであるが，四肢には2～4号を用いることが多い。

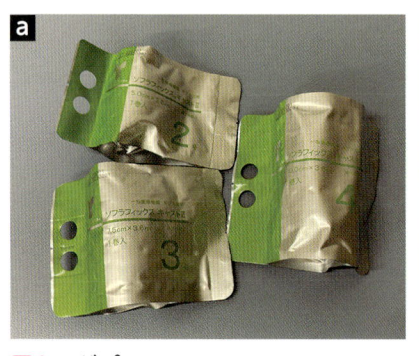
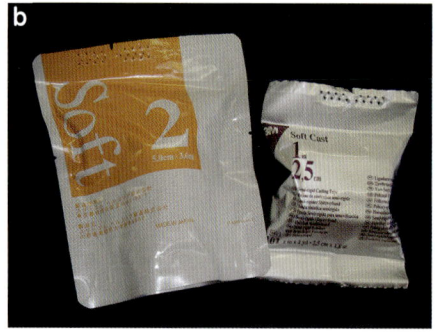
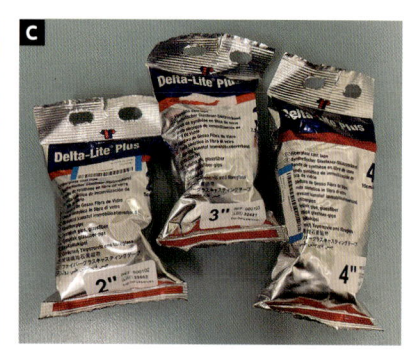

図1　ギプス
a：ソフラフィックス®キャストⅡ（株式会社竹虎®）
b：3M™ スコッチキャスト™ ソフトキャスト（スリーエムヘルスケア株式会社）
c：デルタライト®プラス（日本シグマックス株式会社）

● ギプスシーネ（図2）

◆ 全周を固定しないため，循環障害が起こりにくく，受傷直後や術後に使用することが多い。固定部位に創傷がある場合にも取りはずしが可能なため有用である。固定性はギプスより劣る。

◆ 局所の腫脹をコントロールするため弾性包帯を用いる必要がある。

● アルミ板副子，熱可塑性樹脂（図3）

◆ 手で曲げて成形したり，熱することで自由に形が作れるため，手指などの複雑な部位への固定として有用である。

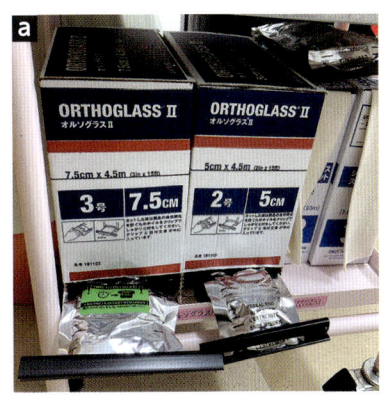
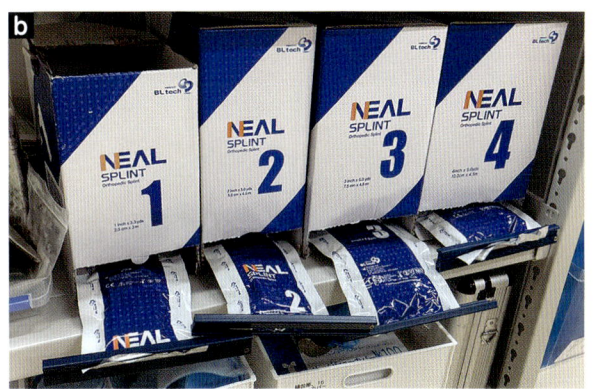

図2　ギプスシーネ
a：オルソグラス®Ⅱ（日本シグマックス株式会社）
b：ニールスプリントSP（日本シグマックス株式会社）

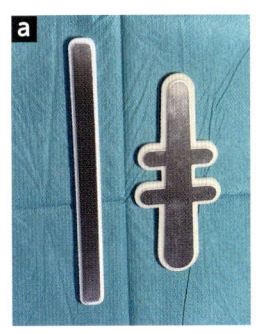
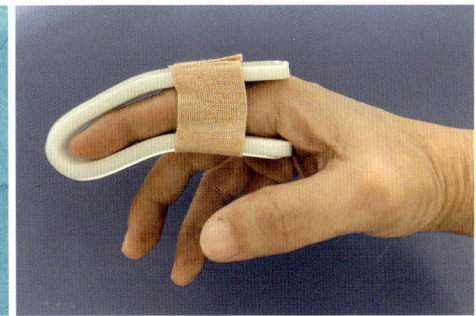
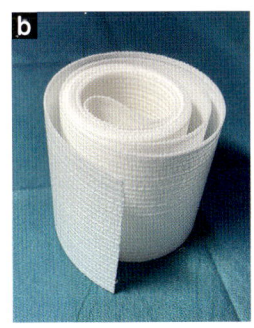
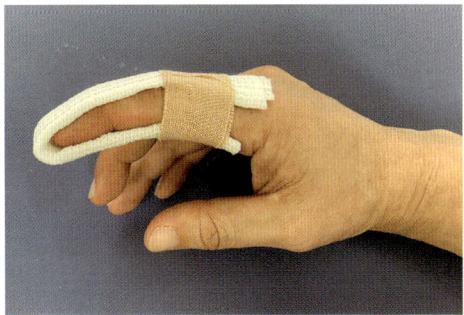

図3　アルミ板副子（a），熱可塑性樹脂（b）

○ 装具（図4）

◆ 手関節，足関節，膝関節など多くの種類がある。局所の安静を保つために使用する。サイズが決まっており，手軽に使用できるものも多い。特殊なものは装具士に依頼して個々の患者に合わせてオーダーメイドで作製する。

◆ 三角巾，スリングなども外固定装具である。

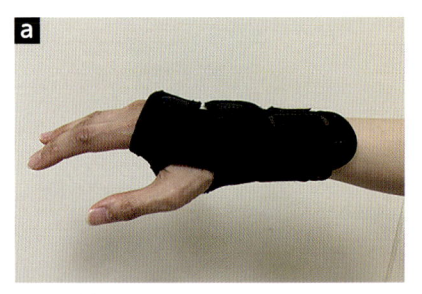 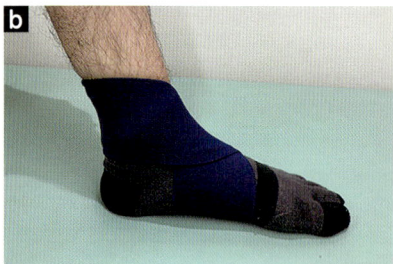 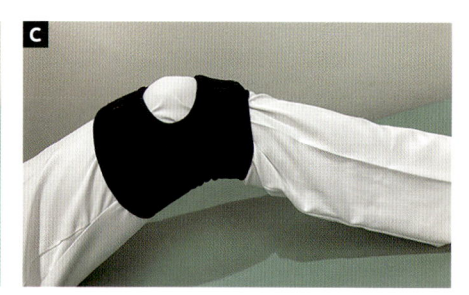

図4　装具
a：手関節
b：足関節
c：膝関節

外固定の手技

○ ギプス

下肢 long cast（足関節0°，膝関節30〜40°）

◆ 適応：下腿骨折

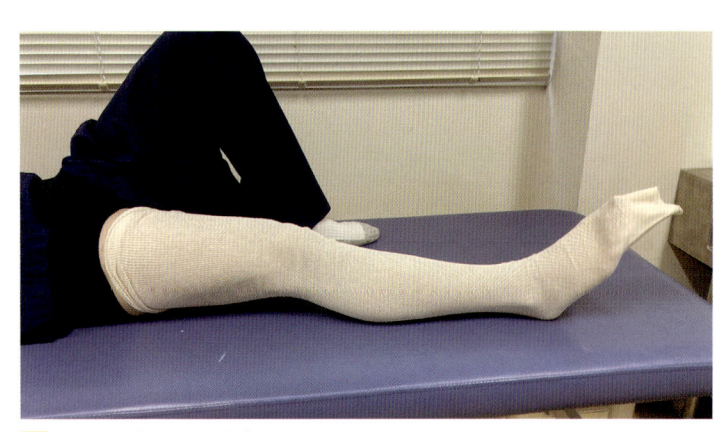

1 チューブ包帯をギプス固定の範囲よりも長めに準備する。

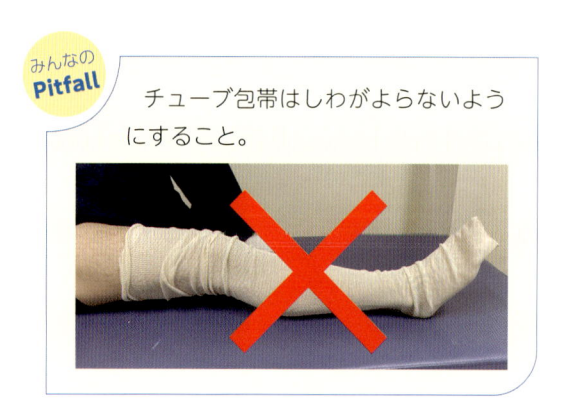

> みんなの **Pitfall**
> チューブ包帯はしわがよらないようにすること。

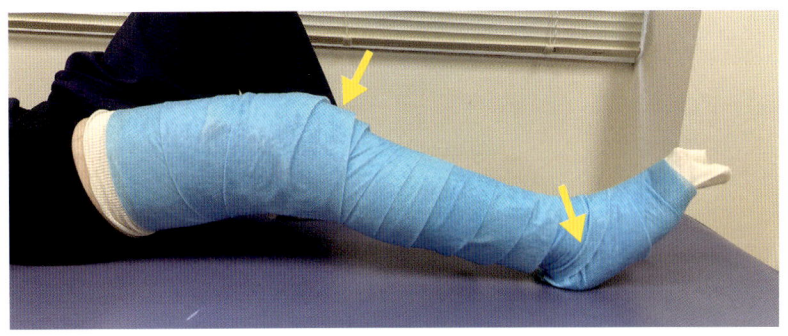

2 下巻き用包帯を2〜3重に巻く。関節部の骨突出部（矢印）はより厚めに巻く。

アドバイス

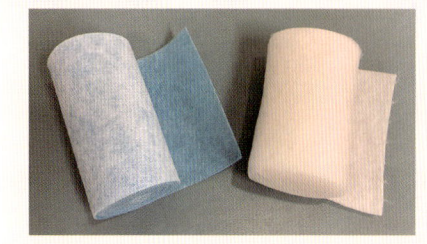

下巻き用の包帯はギプスの巻きが薄い部分がわかりやすいため，慣れるまでは色つき（左）がお勧めである。

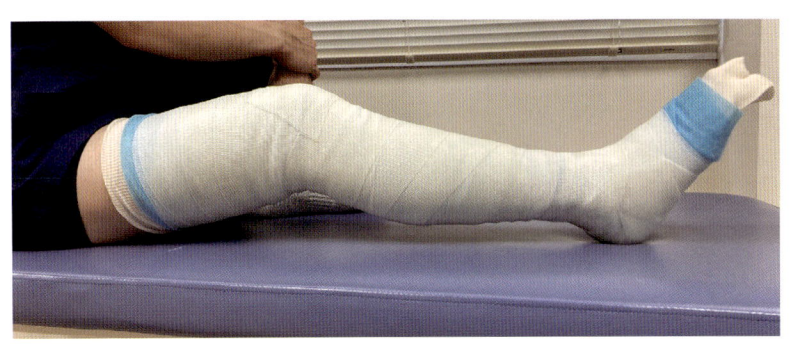

3 ギプスを巻く。4〜6重に巻いてモールディングする。

アドバイス

ギプスは水で濡らすこと。お湯ではすぐに硬くなってしまう。ゆっくり巻きたいときは水で濡らさずに巻いてもよい。

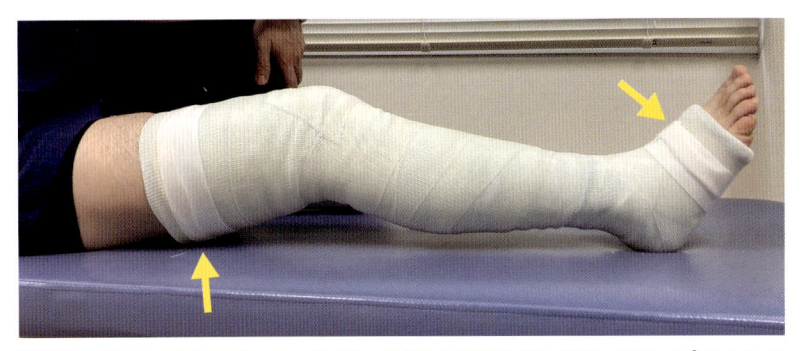

4 端の処置をする。チューブ包帯と下巻き包帯を折り返してテープで止める（矢印）。

みんなの Pitfall

Long castは松葉杖を使うときに足先が地面につかないように，膝の屈曲を30〜40°と良肢位よりも強めにする。

上肢 long cast（手関節0°，肘関節90°，前腕中間位）

◆ 適応：橈骨遠位端骨折，前腕骨折，小児肘周囲骨折など

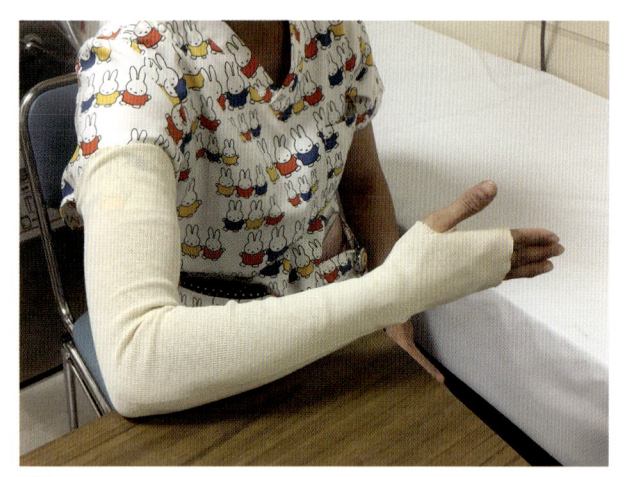

1 チューブ包帯をギプス固定の範囲よりも長めに準備する。

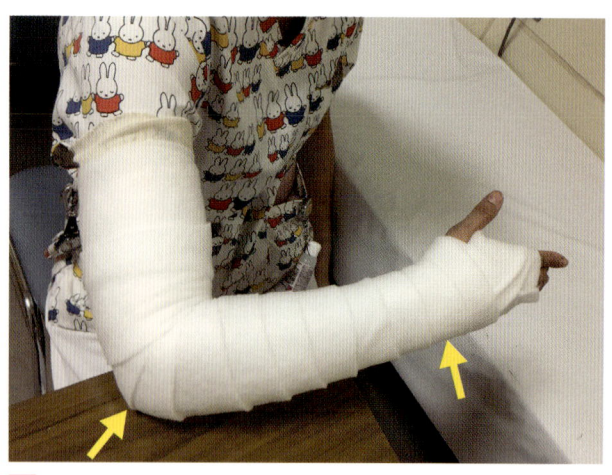

2 下巻き用包帯を2〜3重に巻く。関節部の骨突出部（矢印）はより厚めに巻く。

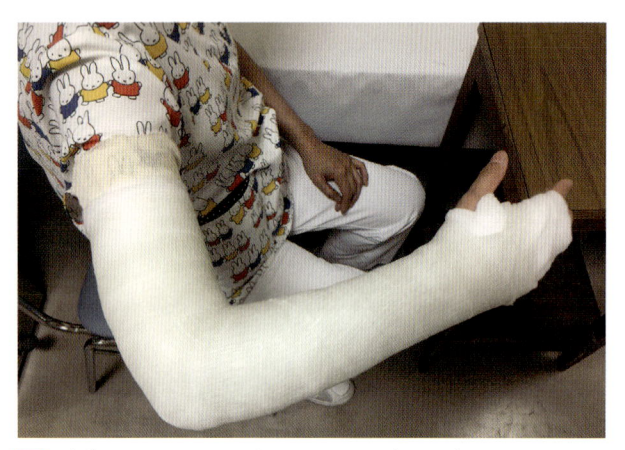

3 ギプスを2〜3重に巻いてモールディングする。

みんなの Pitfall

中手指節関節（metacarpo-phalangeal joint；MP関節）拘縮を予防するために，遠位手掌皮線より遠位にギプスやギプスシーネがかからないようにする。

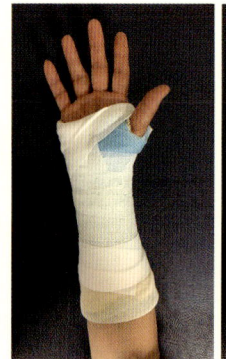
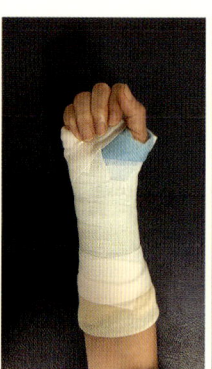
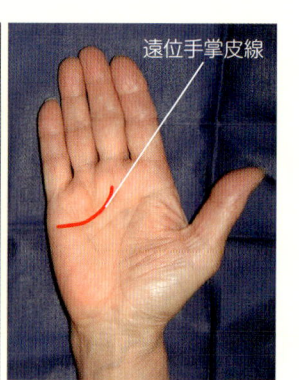

遠位手掌皮線

⬤ ギプスシーネ

足関節U字固定（足関節0°）

◆ 適応：足関節骨折，踵骨骨折，足関節捻挫など

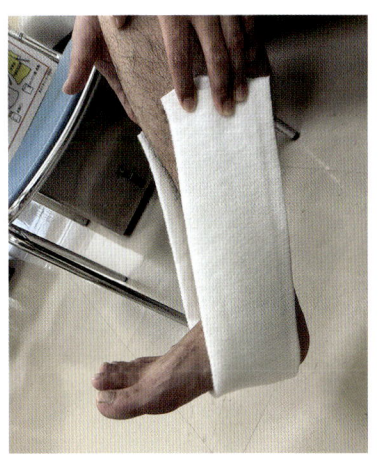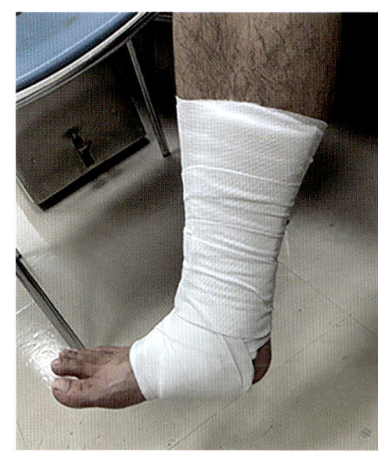

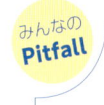
みんなの
Pitfall　固定には弾性包帯を用いる。

1 シーネの中央を踵に当てて，前方から見てU字になるように下腿の軸に沿ってシーネを両脇に当てる。包帯を巻いてモールディングする。

足関節L字固定（足関節0°）

◆ 適応：足関節骨折，踵骨骨折，足関節捻挫など

アドバイス

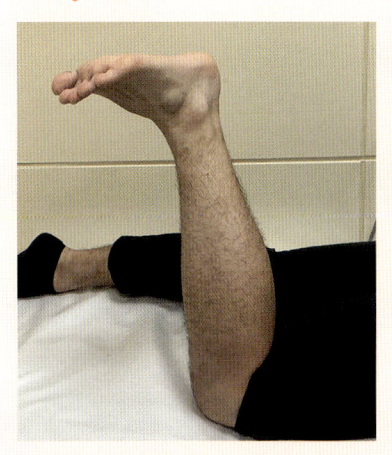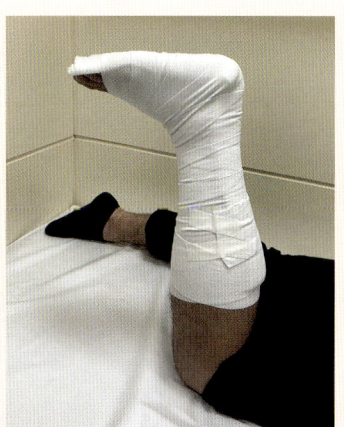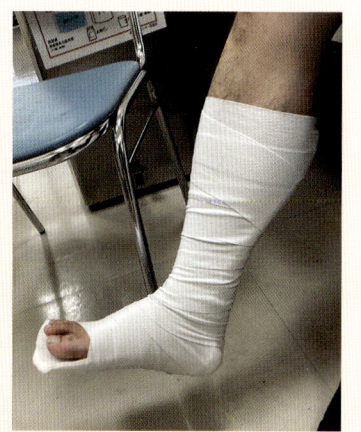

腹臥位で膝を曲げると，2関節筋である下腿三頭筋が弛緩するため，足関節が底屈位になってしまうのを防ぐことができる。

シュガートング固定（手関節0°, 肘関節90°, 前腕中間位）

◆ 適応：橈骨遠位端骨折

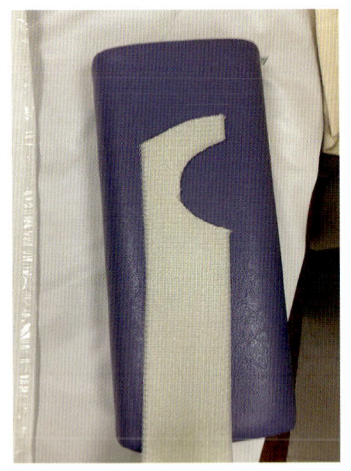
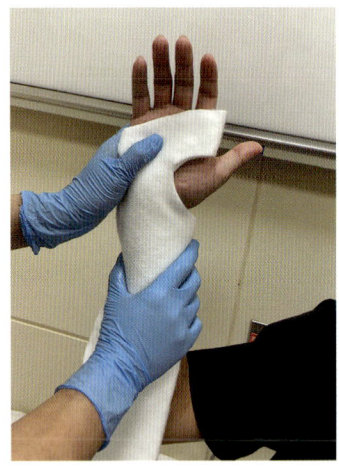

1 母指球部をトリミングする。

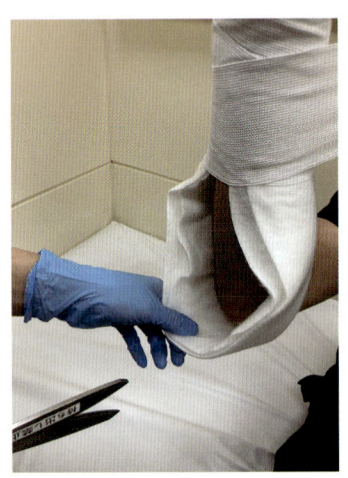
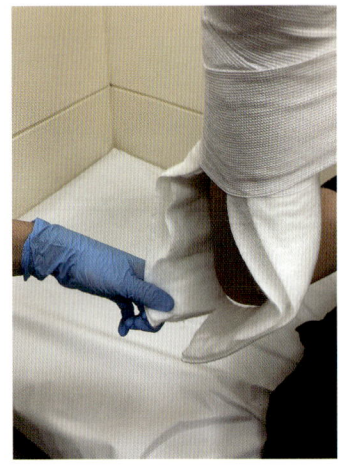

2 肘部に切れ込みを入れる。この作業をすることで肘頭部のモールディングが容易になる。

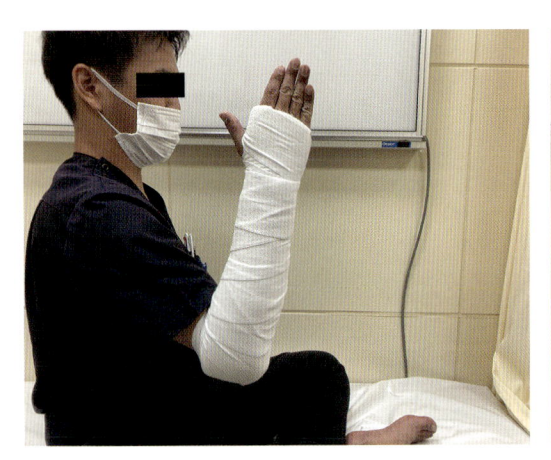
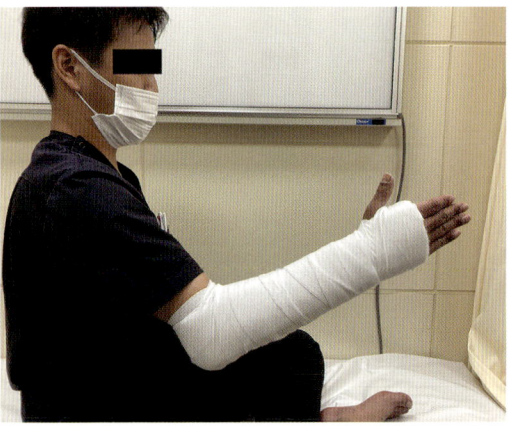

3 固定後、手関節と前腕の回旋は固定されるが, 肘関節はある程度の可動性が保たれる。

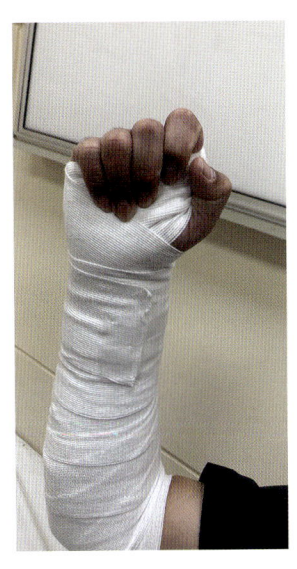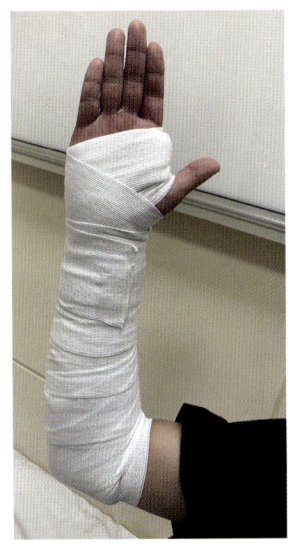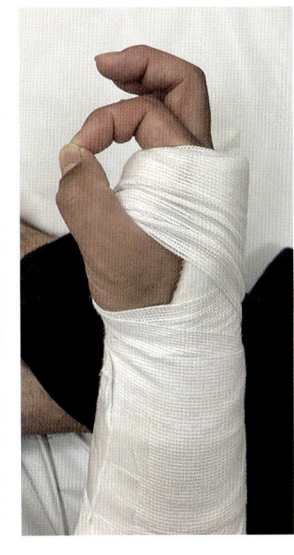

4 ギプスシーネがMP関節にかからないように固定して，指を握ることができるようにする。母指球が動かせるとピンチ動作も可能となる。

みんなの Pitfall

ギプスシーネが綿巻きのなかにあるタイプでは，断端からギプスシーネがはみ出ていると皮膚障害の原因となるため，注意する。

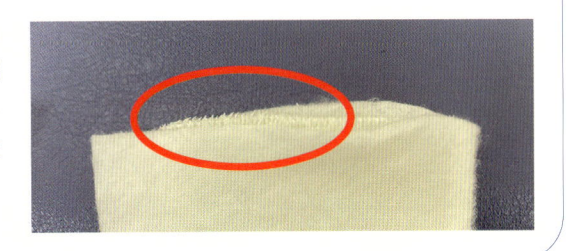

ひと言

このほかにも，外固定法はたくさんあります。外固定を自在にできるようになると，治療の幅が広がり，治療成績も向上します。上達するには，これまでに示した基本を意識しながら，繰り返し外固定を行っていくことです。

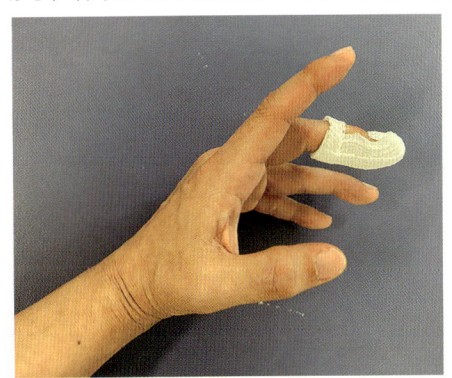

熱可塑性樹脂を用いた遠位指節間関節（distal interphalangeal joint；DIP関節）伸展装具

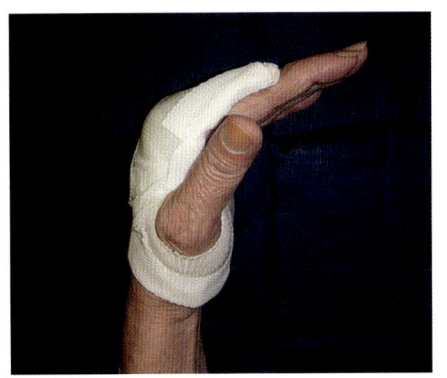

ソフトタイプのギプスを用いたナックルキャスト

脱臼

流山中央病院整形外科　廣澤直也

本項の
GOAL

◎ 臨床で遭遇する頻度の高い，肩関節前方脱臼，小児の肘内障を確実に整復できるようにする。

◎ 肩関節脱臼の整復で最も重要なのは確実な鎮痛であり，C5ブロックを習得できるようにする。

◎ 小児の肘内障では，3回以上整復操作を行わないようにする。整復できなかった際は，外固定で待つことも覚えるべきである。

◆脱臼は，即時整復が基本である。本項では，臨床上遭遇する頻度が高い，肩関節脱臼・小児の肘内障に関して焦点を絞り解説を行う。これらの脱臼整復を確実に行えることが，整形外科医としての第一歩である。

○ 肩関節脱臼

◆最も脱臼で頻度が高く，救急外来や一般外来で遭遇する疾患である。前方脱臼（図1）が95％以上を占めるが，なかには後方脱臼の症例（図2）もあり，初診時X線像でのスカプラY像での上腕骨頭位置を確実に確認する

a：正面像

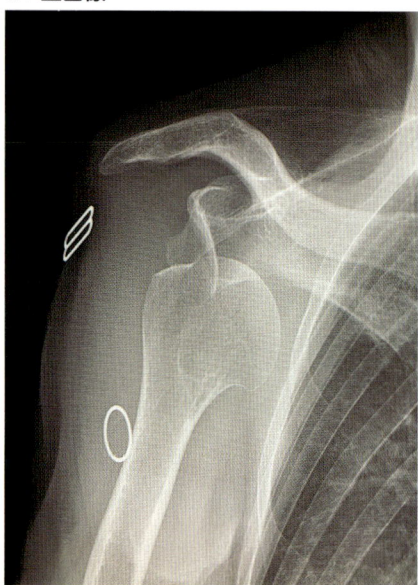

b：スカプラY像

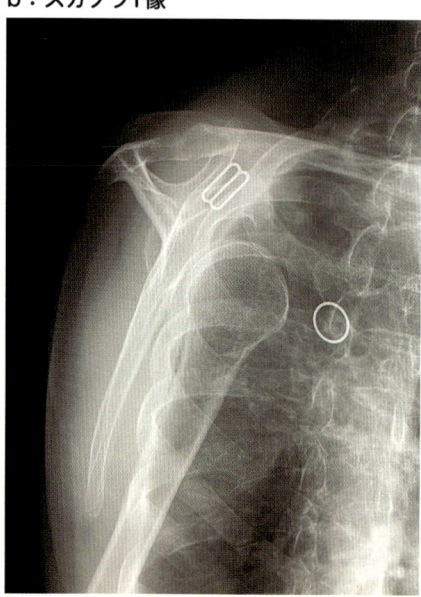

図1　肩関節前方脱臼の単純X線像

必要がある（X線像のみでは判別困難な際はCT検査を行うこともある）。

◆ また，大結節骨折などの脱臼骨折（**図3**）や骨頭が完全に腋窩にはまり込んでいるような特殊な症例（**図4**）もあり，初診時のX線検査は必須である。

◆ 脱臼に際し神経損傷を併発する可能性もあり，腋窩神経・橈骨神経麻痺などは整復前に確認を行う必要がある（脱臼に伴う神経麻痺は保存療法で回復が認められることがほとんどであり焦る必要はない）。

◆ 肩関節脱臼整復操作で最も重要なのは，整復前に行う麻酔に尽きる。鎮静薬投与や関節内注入では鎮痛や筋弛緩が不十分になることがあり確実ではない。本項で

a：正面像

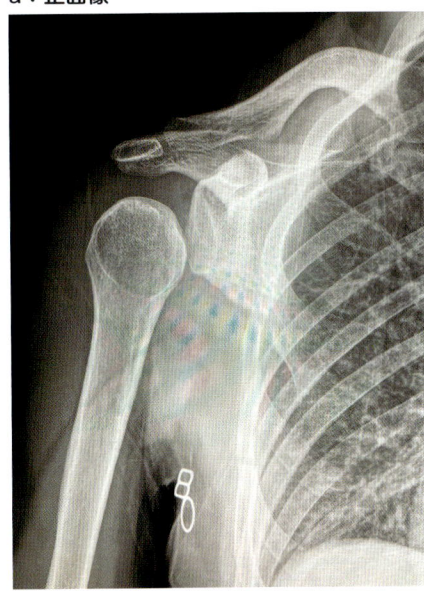

b：スカプラY像

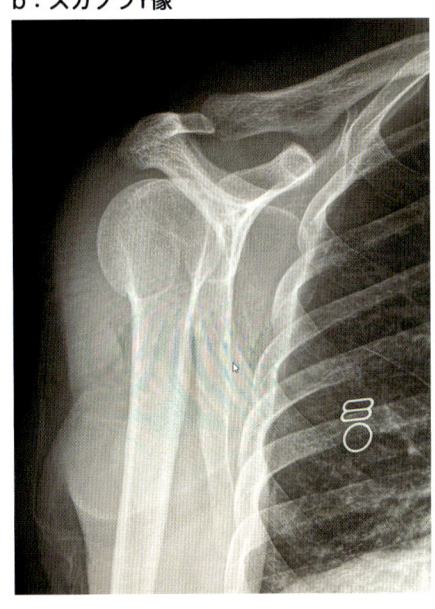

図2　肩関節後方脱臼の単純X線像

a：正面像　整復前

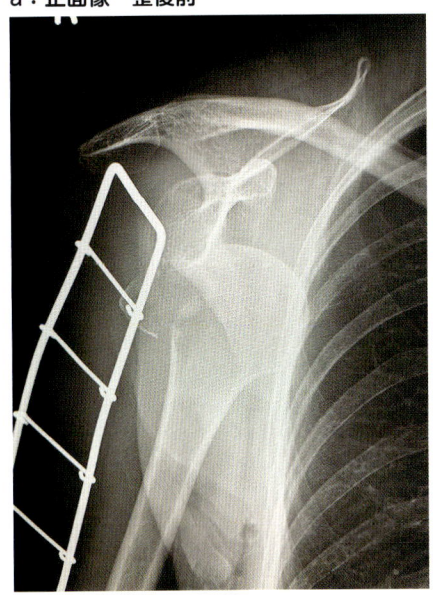

b：正面像　整復後

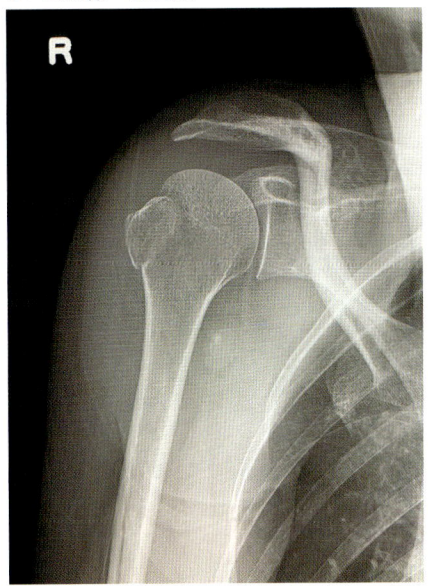

図3　肩関節脱臼骨折の単純X線像

は，肩関節脱臼整復で必須となるC5ブロック手技を紹介する。

◆ 確実なC5ブロックが行えると1人でも整復操作が可能であり，色々な整復操作手技を覚える必要がなく，非常に有用な手技の1つである。また，どの病院でも救急外来にはエコーが置かれており実施可能な麻酔である。

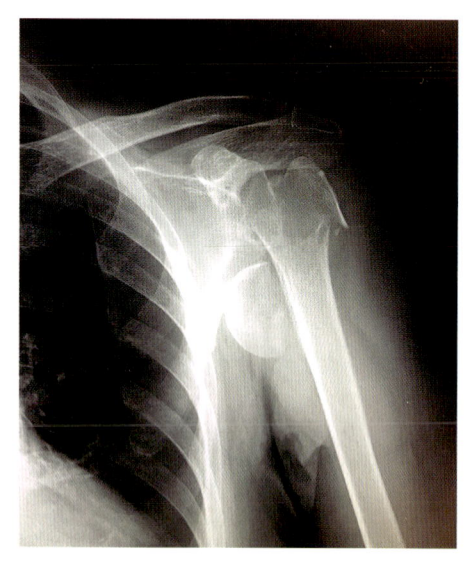
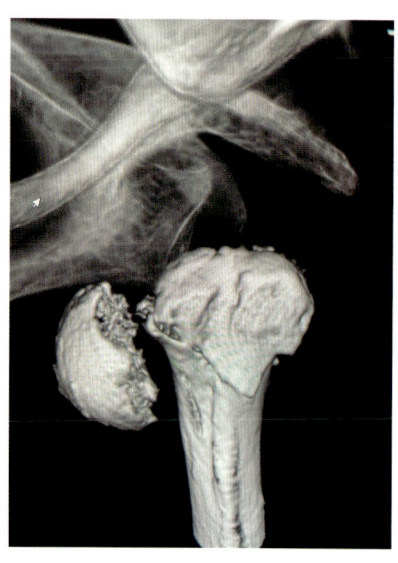

図4 肩関節脱臼骨折，骨頭嵌入症例

◎ 肘内障

◆ 小児の肘内障も日常診療でよく遭遇する疾患であり，確実におさえておく必要がある。肘内障整復では，麻酔を行うことはないため，何度も整復を行うことは禁忌である。

◆ 受傷機転(転びそうになった子どもの手を引っ張ったなど)から肘内障が明らか(**図5**)であればよいが，なかには保護者が見ておらず，はっきりとした受傷機転が不明なこともある。著者らは，明らかな場合を除き，エコーで腕橈関節におけるJ sign(回外筋が腕橈関節内に引きずり込まれる所見)の有無を必ず確認する(**図6**，なかにはJ signはなく，肘関節内骨折を示唆する関節内腫脹を認める症例もある)。

◆ 整復操作は，基本2回までとし，クリック音が確認されなかった場合，保護者に自然整復もありうること，X線像のみでは描出できない骨折がある可能性など説明したうえで，肘関節のシーネ固定をして一度帰宅させることも必要である。その際は必ず再診を促しその後の患児をフォローすべきである。骨折などが隠れていた際は2〜3週程度経過した時点で仮骨が認められる。

アドバイス

無理な整復操作を繰り返され医原性骨折をきたした症例もあり，肘内障と決めつけるのは危険である。

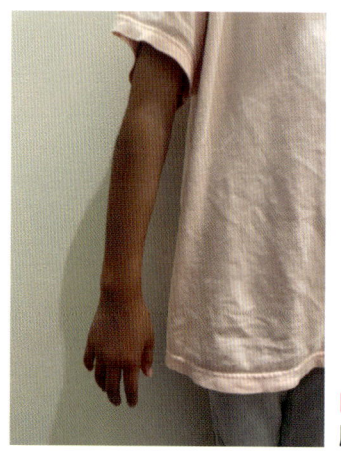

図5 典型的な肘内障の肢位

a：正常な腕橈関節

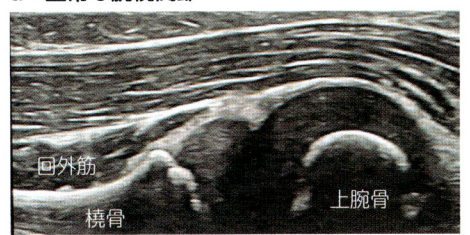

b：J sign陽性症例1

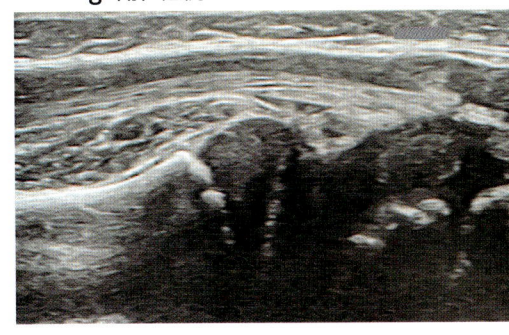

c

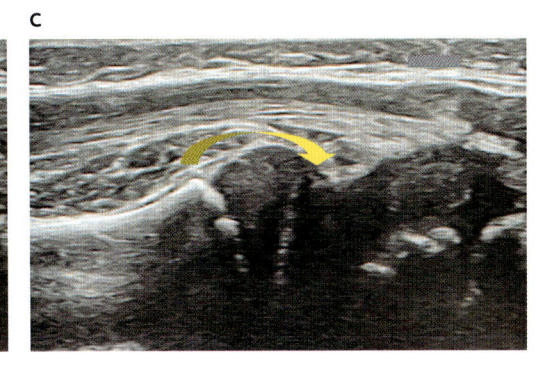

d：正常な腕橈関節

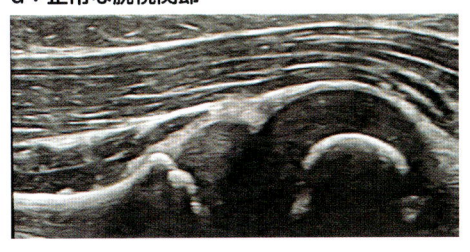

e：J sign陽性症例2

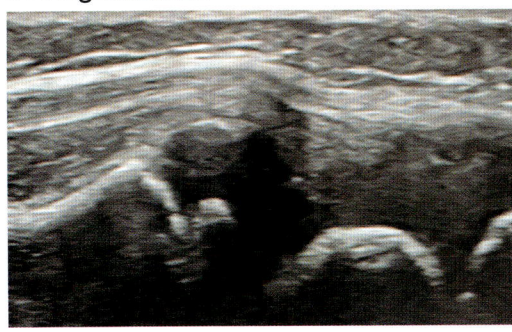

f

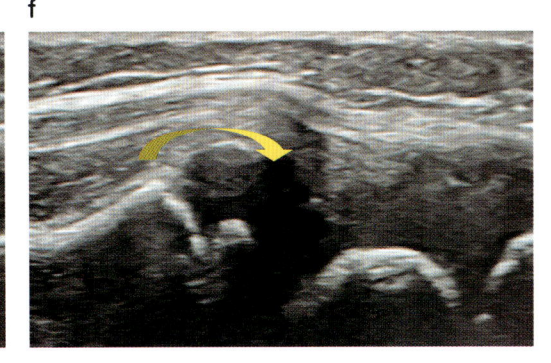

図6 J sign

肩関節脱臼の手技

1 肩関節脱臼の患者をまず患側上の側臥位にする。

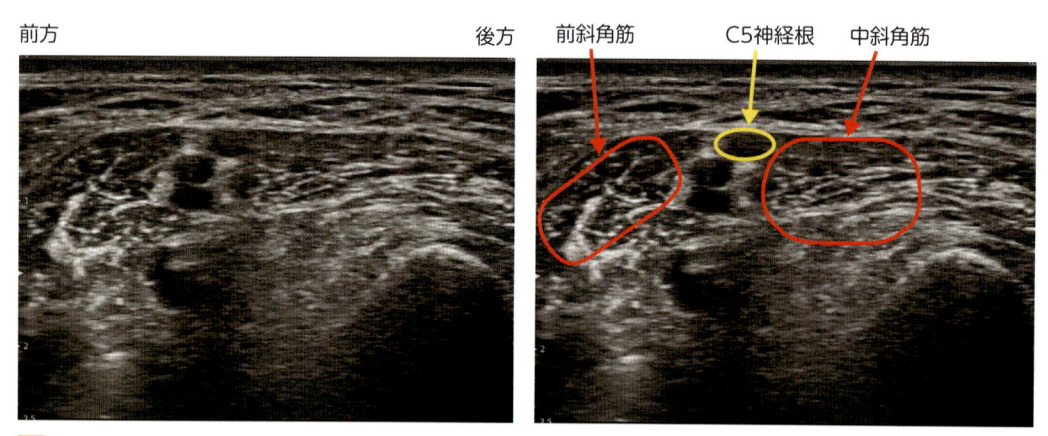

前方　　　　　　　　　　後方　　　　　前斜角筋　　C5神経根　　中斜角筋

2 エコーを鎖骨と並行にしつつ，C5/C6/C7の神経根が前斜角筋・中斜角筋間に描出される場所を出す。

3 超音波画像のなるべく端に目的とするC5神経根が描出されるようにする。

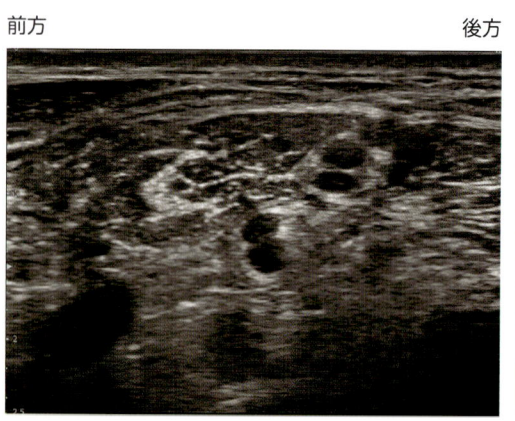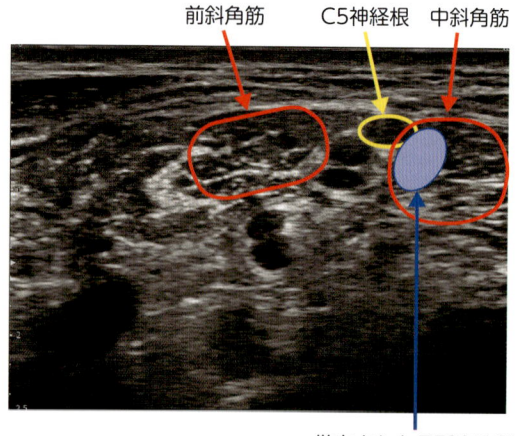

前方　　　　　　　　　　後方　　　　前斜角筋　　C5神経根　中斜角筋

散布された局所麻酔薬

4 針は長針ではなく短針を用いてC5神経根あるいはC5神経根後方の中斜角筋内（なるべくC5神経根近く）に1％キシロカイン®5～10mL散布する。その際は，交差法ではなく併行法にて針刺入を行う。

5 ブロック後，上腕外側領域の感覚鈍麻が生じてくることを確認し，除痛が図れるのを待つ。

アドバイス

- C5ブロックでは，神経鞘内に注入され，斜角筋内に薬液が広がる所見がないのが最もきれいに注入されている所見であるが，救急外来など普段とは異なる現場では，精度の高いC5ブロックが困難である。その際は，C5の後方にある中斜角筋内に薬液が広がる様子がエコーで描出されていれば麻酔は成功したと考えてよい。
- 横隔神経は前斜角筋筋膜に存在しており，前斜角筋筋膜上に麻酔薬が浸潤しないよう注意を払う必要がある。

🔴 整復操作

6 ブロックを行ったあと，透視室に患者を連れて透視下に整復操作を行う。

7 患者を仰臥位にし，肩の痛みがなくなったことを確認する。

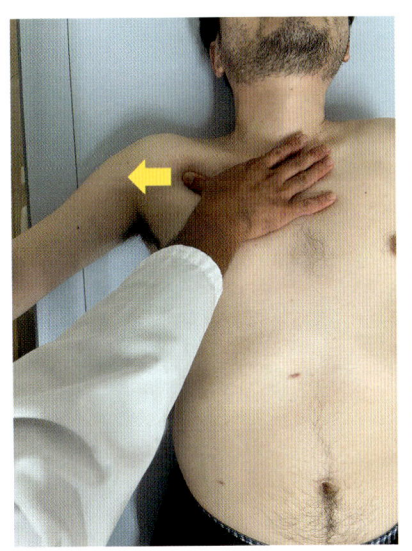 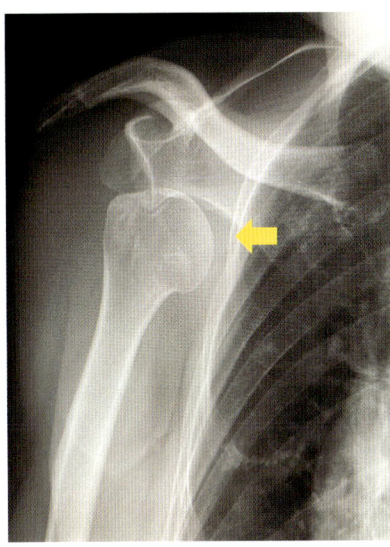 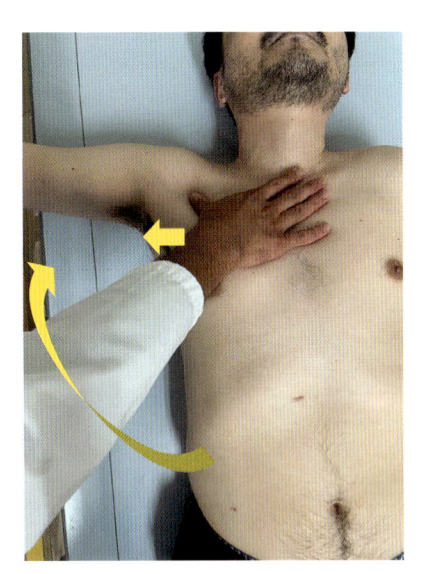

8 母指で骨頭を内側から外側に押し出しつつ，上肢を牽引，外転してくと確実な整復が行える（矢印）。

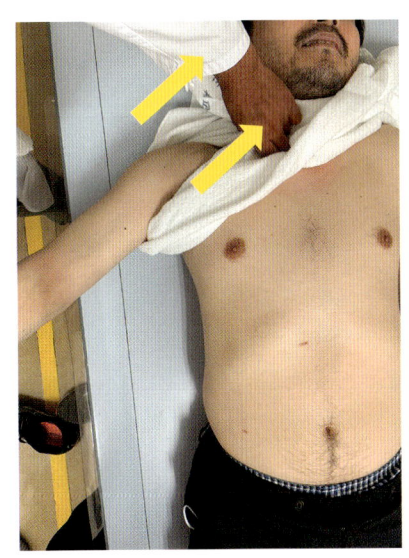

9 もし体格が大きい人であれば，看護師に腋窩に挿入したタオルでカウンターをかけてもらう必要がある（矢印）。

アドバイス

- 大結節骨折を伴う脱臼（図3）であっても，本手技と同様の整復を行い，その後ＣＴなど精査にて今後の治療方針を検討すべきである。脱臼ではまずは整復を意識すべきである。
- ただし，腋窩に骨頭がはまり込んでいる症例（図4）では，即時整復は困難であり，観血的整復固定術・人工骨頭置換術・リバース型人工肩関節置換術など最終手術ができる状態において観血的整復を行うべきである。観血的にいくのであれば最終的な手術も考慮して行うべきである。

みんなの Pitfall

確実な鎮痛・筋弛緩が得られていない状態での肩関節脱臼整復は失敗しやすく，一度失敗すると患者はさらに身構えてしまい，整復操作が困難になる。確実なＣ5ブロックを習得すべきである。

肘内障の手技

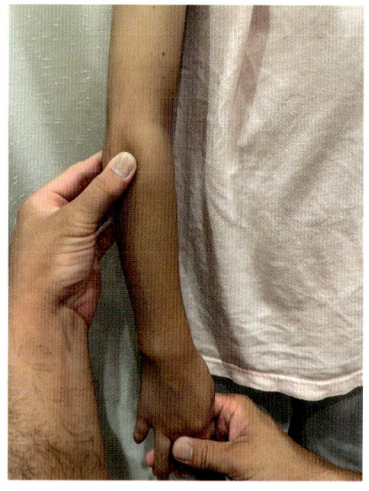
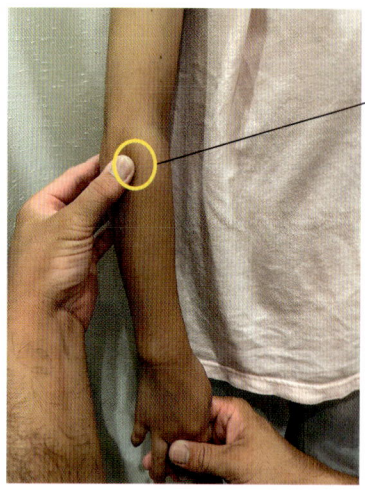

橈骨頭を
しっかり確認する。

1 患児に話しかけながら，そっと腕橈関節を確認し，橈骨頭を指で触れておく。患児をリラックスさせ，身構えないようにするのがポイントである。

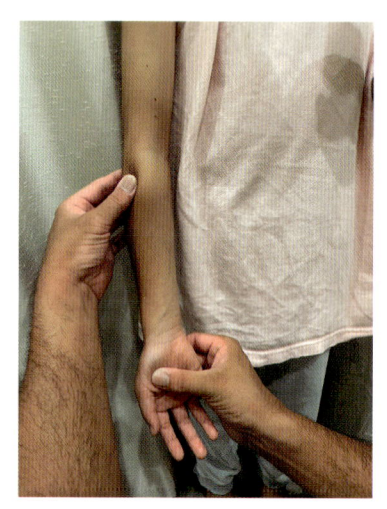
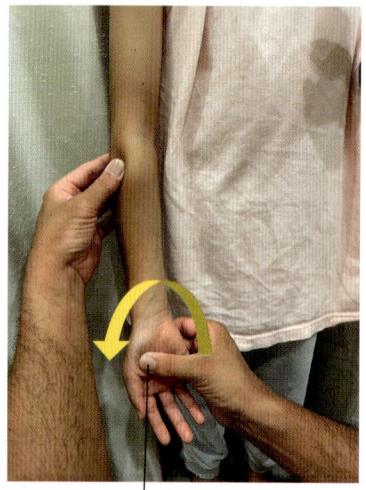
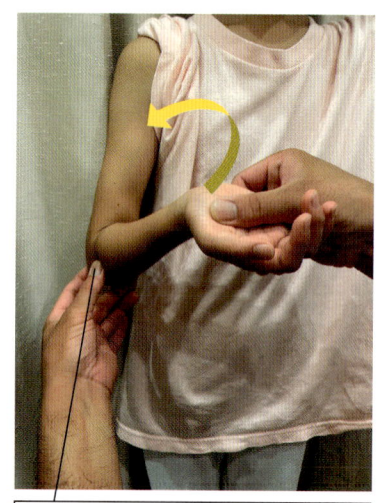

橈骨頭をしっかり押さえつつ，
前腕を回外させる。

肘屈曲。整復された際のクリック音が
橈骨頭に添えた指で確認される。

2 前腕の回外位あるいは，過回内を行いつつ，肘を屈曲位にすると，クリック音とともに整復が完了する。著者は回外位での整復を好むが，なかには過回内位でないと整復されない症例も存在する。

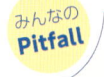

みんなの Pitfall

- 受傷機転から肘内障が疑わしくない場合は，まずは超音波・X線検査などでほかの外傷がないかを十分検討するべきである。
- 肘内障だとしても，整復が難しい・困難なケースもあり，整復がうまくいかなかった際は，肘屈曲位でのシーネ固定のみ行い経過観察する勇気も必要である。肘内障と決めつけ何度も整復操作を繰り返すことがないようにすべきである。

160

術前～術後管理

千葉大学大学院医学研究院整形外科学　志賀康浩

本項の
GOAL

◎ 整形外科手術は手術自体のみならず，周術期（術前～術後）にかけてリスクを伴うものである。術前準備および術後管理が不十分であると，ときに生命にかかわる重篤な合併症をきたす可能性がある。

◎ 術前評価から術後管理のポイントをおさえ，安全な周術期管理を早期からマスターすべきである。

◎ 少なくとも，担当医として，術前より患者の日常生活活動度（activities of daily living；ADL）を低下させないよう心がけることが整形外科医として重要である。整形外科疾患は特に担当医との良好なかかわりが患者の予後を規定する大きな一因となりうることを意識すべきである。

◯ 術前

術前検査の計画とオーダー

◆ 通常，整形外科手術前1カ月以内に術前検査一式を行うのが一般的である。基礎疾患や既往症がなくても全身麻酔に必要な各種検査で異常が発見されることがある。全身麻酔手術を安全に行うため，以下の術前検査は重要である。

・血液検査（血算，生化，凝固，感染症など）
・心電図
・呼吸機能検査
・骨密度（金属インプラントを用いた固定手術では重要）
・口腔内チェック

アドバイス

口腔内のチェックは重要であり，術前の必須項目になっている。

◆ 気管挿管時の歯牙損傷は気管内へ迷入する可能性もあり大変危険である。また，口腔内環境を清潔に保つことは周術期の誤嚥性肺炎や全身感染症の予防にもつながる。

術前の禁煙指導[1～4]

◆ 喫煙者に対しては周術期の呼吸器トラブルを回避するため，少なくとも術前1カ月間の禁煙指導が重要である。喫煙者では禁煙者や非喫煙者に比べ，呼吸器系，循環器系，創関連，感染などの合併症が多く，死亡率が高いことが示されている。

◆ 整形外科手術での術後合併症に関して，喫煙者において偽関節や骨癒合障害が多いことが報告されている。股関節・膝関節手術においては創感染，肺炎，脳卒中，術後1年死亡率のいずれもが悪化するとの報告もある。

術前の体調管理指導

◆ 術前に発熱や感冒症状があると全身麻酔手術が延期される可能性があるため，患者には術前の体調管理に注意するよう十分に伝える必要がある。

術前リハビリテーション介入

- 慢性運動器疾患に関しては，術前のリハビリテーションが重要になる。術前のADL低下は術後のさらなる体力低下につながり，合併症発生のリスクが上昇する。また，術後リハビリテーションが進まず自宅退院が遅れる可能性もあるため，術前からのリハビリテーション介入はきわめて重要である。

深部静脈血栓症

術前チェック

- 術前血液検査の結果，通常Dダイマーが高値であれば，身体所見評価（Wellsスコア，**図1**）など総合的に判断し下肢エコー，造影CTを行い，下肢静脈血栓症（deep vein thrombosis；DVT）や肺動脈塞栓症が存在しないかを評価する（**図2**）。

Dダイマー検査[6, 7]

- DVTの急性期に上昇する凝固線溶マーカーは多数あ

臨床的特徴	点数
活動性の癌（6カ月以内治療や緩和的治療を含む）	1
下肢の完全麻痺，不全麻痺あるいは最近のギプス装着による固定	1
臥床安静3日以上または12週以内の全身あるいは部分麻酔を伴う大手術	1
下肢深部静脈分布に沿った圧痛	1
下肢全体の腫脹	1
腓腹部（脛骨粗面の10cm下方）の左右差＞3cm	1
症状のある下肢の圧痕性浮腫	1
表在静脈の側副血行路の発達（静脈瘤ではない）	1
DTVの既往	1
DTVと同じくらい可能性のあるほかの診断がある	−2
低確率	0
中確率	1〜2
高確率	≧3

（文献5を参考に作成）

図1 DVTスコアリングと診断・治療のフローチャート

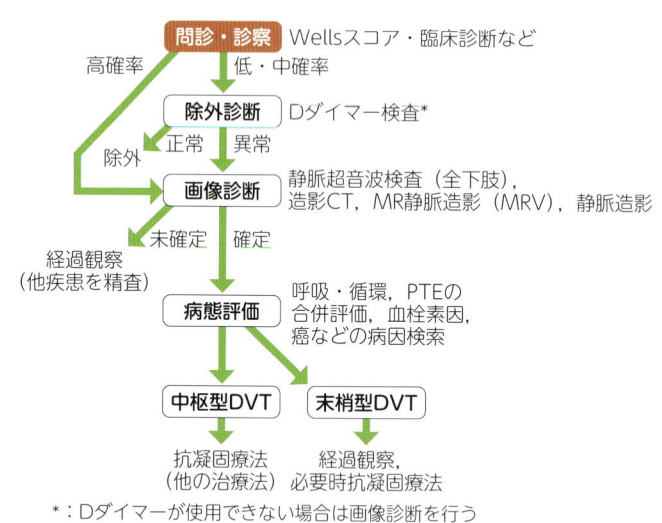

*：Dダイマーが使用できない場合は画像診断を行う

図15 DVTの診断手順と治療法選択

日本循環器学会. 肺血栓塞栓症および深部静脈血栓症の診断，治療，予防に関するガイドライン（2017年改訂版）. https://www.j-circ.or.jp/cms/wp-content/uploads/2017/09/JCS2017_ito_h.pdf. 2024年5月閲覧

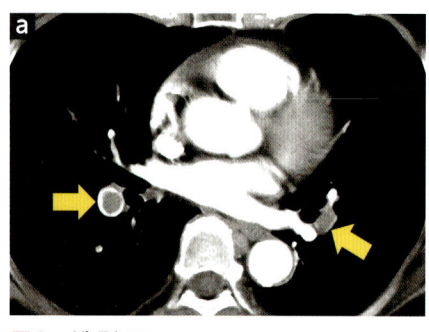
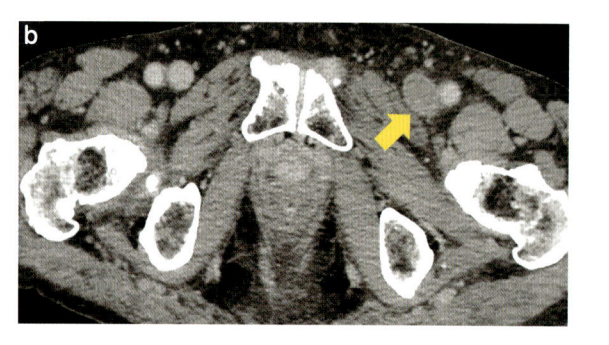

図2 造影CT

a：肺血栓塞栓症。左右の肺動脈内に血栓が存在する（矢印）。
b：深部静脈血栓症。左大腿静脈内に血栓が存在する（矢印）。

るが，除外診断にはＤダイマーが有用である。Ｄダイマー検査法には高感度Ｄダイマー［酵素結合免疫吸着測定法（enzyme-linked immunosorbent assay；ELISA法），ラテックス凝集法］，中感度（全血法）の試薬がある。基準値も試薬によって異なり，標準化はされていないが，＜500ng/mLあるいは＜1μg/mLを基準値とするものが多い。ＤダイマーはDVTに特異的に上昇するのではなく，炎症性疾患，急性大動脈解離，動脈瘤，閉塞性動脈硬化症，手術後，感染，播種性血管内凝固症候群（disseminated intravascular coagulation；DIC），悪性腫瘍，肝硬変，外傷，加齢などでも上昇する。DVTに対するＤダイマーの感度，特異度はその検査法やカットオフ値の設定などでばらつきがあるが，ELISA法では感度89〜96％，特異度38〜47％，ラテックス凝集法では感度78〜86％，特異度61〜66％で，感度は高いが特異度は低く，除外診断のみに使用できると考えるのが妥当である。また，Ｄダイマー上昇は入院患者，癌患者，妊婦，高齢者などには多くみられるため，偽陽性が多くなる可能性もある。

◆ エコー検査で確認されない場合でも，術前の血液検査でＤダイマー再検により低下傾向にあることを確認すべきである。下肢エコーで指摘できず，造影CTにより巨大な肺動脈血栓症が確認され緊急入院になったケースもある。

予防策[8]

◆ 弾性ストッキングはDVT予防に一定の効果があることは報告されている。また，術中および術後早期にはフットポンプ（間欠的空気圧迫装置）を装着しDVT予防に努める（図3）。

◆ 術後，ベッド上で下肢運動をするよう患者に促すことは重要である。その際に関節を「曲げきる」「伸ばしきる」ことを意識してもらうよう注意する。

◆ **早期自動運動・早期歩行**：2011年『米国整形外科学会ガイドライン』では積極的に行うことを推奨している。

⭕ 術後

術後全身状態の評価

◆ 全身麻酔後にしっかりと患者の覚醒や状態安定化が確

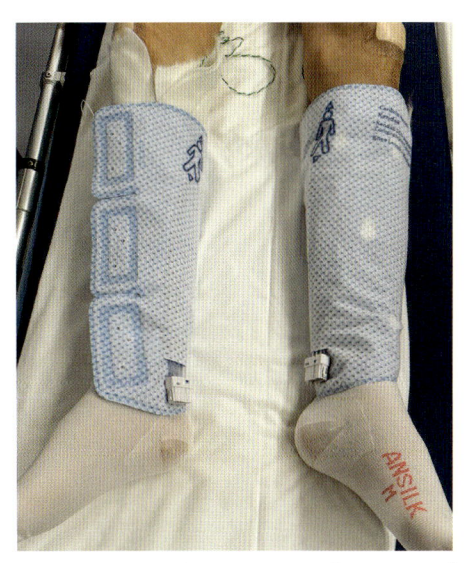

図3 DVT予防の弾性ストッキングとフットポンプ
腓骨頭と腓骨神経走行。腓骨神経の直接圧迫に注意する。

認できるまで，モニター装着が必要である。術中出血量が多かった場合や術後出血が持続している場合には，頻脈や血圧低下を認める。逆に徐脈の場合には麻薬による過鎮静や迷走神経反射も考慮しなければならない。

◆ 抜管後の上気道狭窄や声帯機能不全が遷延している場合もあるため注意を要する。

アドバイス

> 著者は帰室後に，術後患者の発声確認と深呼吸および自己喀痰を促すことを必ず行うようにしている。

術後の主な合併症

呼吸器合併症

◆ 術直後は麻酔の影響で気道内分泌物や吐物，挿管による声帯浮腫などにより，気道閉塞の可能性がある。それにより，低酸素血症や無気肺，肺炎などの呼吸器合併症を起こすリスクがある。モニター装着や患者の直接チェックの機会を多くする必要がある。

出血

◆ 術中の止血不足や血管結紮後の弛緩などにより，術直後から術後48時間に術後出血が起こりやすい。術後出血が続くと血圧低下，冷汗，意識障害などの症状が出現し，出血性ショックのリスクがある。創部やドレーンの出血量の確認を行う。1時間に100 mL以上の出血が続く場合には注意が必要である。

術後感染

◆ 術後発熱が続く場合，創部発赤や熱感および疼痛がある場合には術後感染を疑い，血液検査［白血球，C反応性蛋白(C-reactive protein；CRP)，血沈，プロカルシトニンなど］，画像検査(造影CT，MRI)を積極的に行う必要がある。対応が遅れるほど，全身状態の悪化，手術部位の破綻をきたす可能性がある。

70歳以上
認知症の既往
脳血管障害の既往
アルコール多飲
せん妄の既往
内服薬［三環系抗うつ薬(クロミプラミン，アミトリプチリン)，精神科薬(ロラゼパム，ゾルピデム，炭酸リチウム)，消化性潰瘍治療薬(ファモチジン，シメチジン)］

表1　術後せん妄の主なリスク因子

術後せん妄[9)]

◆ 手術による侵襲や環境の変化，睡眠不足などにより，術後に見当識障害や認知機能低下のリスクがある。主なリスク因子を**表1**に示す。

◆ **表1**のリスク因子を考慮し，術前からせん妄対策をする必要がある。

● 整形外科術後管理のポイント

術後尿量

◆ 術当日および術後数日間，患者の尿量減少をしばしば経験する。尿量が少ない際にやみくもにフロセミドなどの利尿薬を使用することは臓器障害を増悪させるリスクがあるため注意を要する。血管内ボリュームが少ない状態でフロセミドなどを使用すると，血圧低下，冠血流低下による心機能障害，腎障害を起こすリスクがある。各段階での血管内ボリュームを意識した管理が重要である。

◆ 血管内ボリュームの評価を客観的に行うためには，周術期in-out balance，胸部X線像，下大静脈(inferior vena cava；IVC)エコーなど，総合的に評価する必要がある。そのなかでも，エコーでのIVC評価は血管内ボリュームを評価するうえで客観性があり，整形外科医でも習得すべきである(**図4**)。

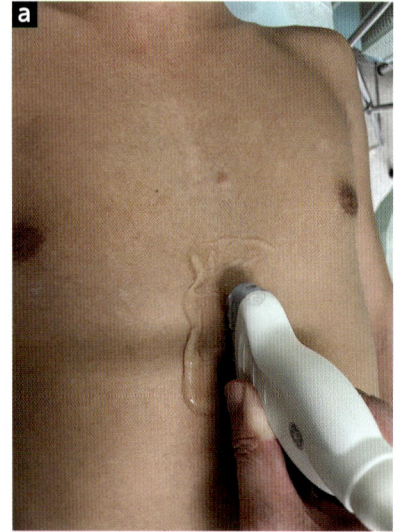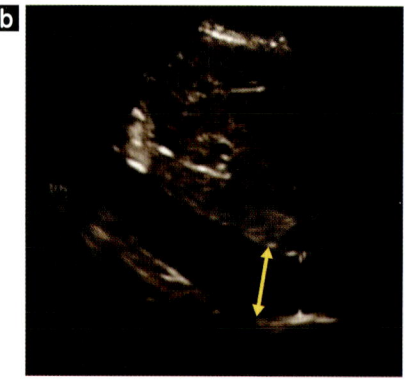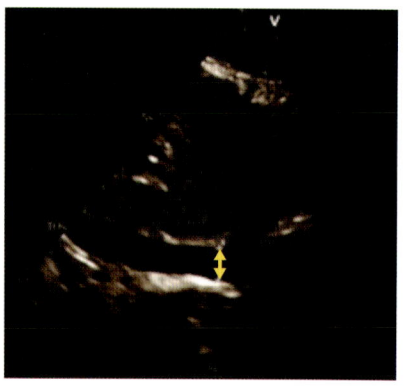

図4　エコーによるIVC評価

a：心窩部に心臓用プローブを当てる。剣状突起右縁と肋骨下縁のなす角を触診しプローブを長軸方向にはめ込む。

b：正常なIVC径。呼吸性変動。心臓，肝臓，IVC，肝静脈の位置関係を確認する。肝静脈流入部の1〜2cm尾側で測定する。IVC径と呼吸性変動を確認する。

術後疼痛管理

鎮痛薬

◆ 術後の鎮痛は通常，非ステロイド性抗炎症薬(non-steroidal anti-inflammatory drugs；NSAIDs)がメインで用いられるが，高齢者や基礎疾患を有する患者は腎機能障害や胃潰瘍・十二指腸潰瘍などの影響が懸念されるため乱用するべきではない。

◆ 比較的大きな手術ではフェンタニルを中心とした麻薬の持続静注や自己調整鎮痛法(patient controlled analgesia；PCA)ポンプによる投与も鎮痛効果が高い(図5)。通常，麻酔科医により組成や投与量が決定されるが，過剰投与になると呼吸抑制など重篤な合併症をきたす可能性もあるため，病棟管理は注意する必要がある。アセトアミノフェンは比較的安全に使用できるため，最大量を超えない範囲で肝機能悪化に注意しながら十分に使用することが重要である。

◆ 術後疼痛は主に創部痛がメインであり，通常，時間経過とともに改善し，数日後には体動もスムーズになる。患者にそのことを伝えることで安心感を与えることが重要である。術後数日の疼痛が強いと，手術に対する満足度の低下のみならず，次回以降の手術の際のトラ

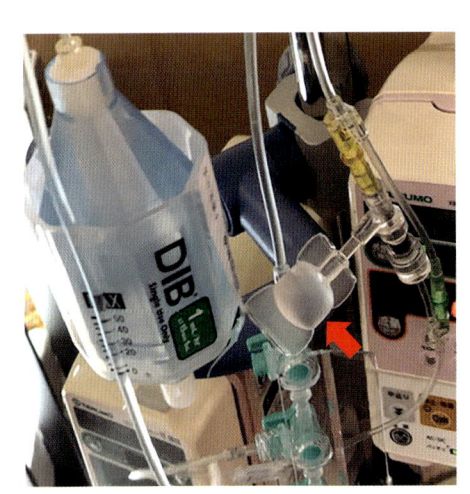

図5　手動型PCA
羽型中央のふくらみを押すと投与される。一定時間経過しないとたまらないため，過剰投与になる危険性は少ない。

ウマになってしまうケースもあるため，注意を要する。最近では，弱オピオイド鎮痛薬が普及し，より疼痛コントロールが改善している。

NSAIDs[10〜12]

◆ 術創部や周辺組織は炎症が起こっており，主な痛みの原因となっている。炎症の主役はプロスタグランジンという物質であり，そのなかでも特にプロスタグランジンE_2(prostaglandin E_2；PGE_2)は起炎物質・発痛増強物質である。NSAIDsはアラキドン酸カスケードのシクロオキシゲナーゼ(cyclooxygenase；COX)を阻害することで，プロスタグランジン類の合成を抑制し，主にPGE_2の合成抑制によって鎮痛・解熱・抗炎症作用を発揮する。そのため，外傷や術後の炎症を伴う急性期の痛みには最もよく使用される鎮痛薬である。

◆ 非選択的NSAIDsはCOX-2だけでなく臓器恒常性維持に必要なCOX-1も阻害するため胃腸障害や腎障害などの副作用を高確率で引き起こす。そのため，COX-2を選択的に阻害するCOX-2阻害薬が開発され，非選択的NSAIDsに比べて胃腸障害の発生頻度は減少している。また，喘息の既往のある患者にはNSAIDsによって喘息発作が誘発される危険性がある。成人喘息患者の約10%に起こりうると報告されており，NSAIDs過敏症とよばれる。NSAIDs過敏症には，大きく喘息型と蕁麻疹型があり，いずれの症状もNSAIDs服用後30分から数時間以内に発症する。

アセトアミノフェン

◆ 痛みを感じると通常末梢神経終末から脊髄，そして脳へと上行性に伝達されるが，逆に中枢側である脳から脊髄へと下行性に痛みを抑制するシグナルを伝達する下行性抑制系経路がある。アセトアミノフェンはこの下行性抑制系を活性化することで鎮痛効果をもたらす。NSAIDsとは異なる点として，抗炎症作用がほとんどなく，胃腸障害や腎障害の副作用がほとんどない。副作用としては多量使用による肝障害が代表的であり注意が必要である。

プレガバリン・ミロガバリン

◆ 神経障害性疼痛を主に緩和する。神経障害性疼痛は主に脊椎疾患や帯状疱疹，外傷や手術での神経への侵襲などによって神経が障害を受けることで起こる特殊な

痛みである。神経の痛みには脳内の神経細胞が深くかかわっており神経細胞を興奮させるシグナルカルシウム（Ca）イオンが存在する。神経細胞（シナプス前終末）にCaイオンが流入すると神経細胞が興奮し痛みを引き起こす要因となる興奮性神経伝達物質が過剰に放出される。プレガバリン・ミロガバリンは，Caチャネルへ作用し神経細胞内へのCaイオンの流入を阻害し興奮性神経伝達物質の過剰な放出を抑えることで鎮痛作用を発揮する。

◆ 主な副作用として，めまいや眠気などの精神神経系症状が現われることがあり，特に高齢者などにおいてはより注意が必要となる。

トラマドール

◆ 弱オピオイド系の鎮痛薬の1つであり，主な2つの機序としてμオピオイド受容体の部分的アゴニストとしての作用，セロトニン・ノルアドレナリンの再取り込み阻害作用を併せもつ。モルヒネの1/10の鎮痛効力があるとされ，比較的安全で乱用性は低いとみなされている。しかし，乱用や身体依存は起こりうるし，通常の治療用量でまれに起こる副作用はオピオイド鎮痛薬に共通した，抑うつ，昏睡，頻脈，心血管崩壊，発作，呼吸停止などである。

オピオイド鎮痛薬

◆ オピオイドは中枢神経のオピオイド受容体に結合して薬効を生じる薬剤の総称でモルヒネやフェンタニルはこの機序で強い鎮痛効果を発揮する。過鎮静，呼吸抑制は鎮痛のための有効血中濃度以上に達する投与量で起きうる。一方，嘔気・嘔吐，痒みは有効血中濃度以下でも発現しうるので，予防が必要なことが多い。NSAIDsや局所麻酔を併用してオピオイド使用量を減らす工夫も可能である。

硬膜外鎮痛法

◆ 脊髄やその周囲の神経線維に麻酔薬やオピオイドが浸透することで脊髄神経の分節に応じた鎮痛効果が得られる。硬膜外カテーテルを使って術中から術後まで鎮痛薬を持続投与できる点と体動時の鎮痛効果が高い利点があるため，これまで術後鎮痛法の中心的な役割を果たしてきた方法である。脊髄神経が支配している頚部から足までの範囲の鎮痛が可能である。しかし実際は，安静時の痛みが強く，体動時にはさらに痛みが増強する「開胸手術」「開腹手術」「股関節や膝関節手術」後の患者に用いることが多い。オピオイドの全身投与と比べて，以下の3つの利点があるというエビデンスが報告されている。

① 体動時の痛みに対する効果が優れている。
② 呼吸合併症が出ない。
③ 術後の消化管機能回復が早い。

◆ まれに硬膜外血腫や膿瘍などが生じ，場合によっては非可逆的な神経麻痺症状の発生リスクがあるため，下肢の知覚・運動障害の有無を常にモニターする必要がある。下肢の知覚・運動障害の原因の多くは局所麻酔薬の濃度や投与量によるものだが，硬膜外血腫や神経損傷でもこれらの症状が発生する。特に，硬膜外血腫の場合，緊急MRIや血腫摘出術などの緊急対応が必要になる。下肢の知覚・運動障害は離床遅延，転倒，皮膚障害の原因にもなるので，投与量の減量や中止をして病状の変化をとらえる必要がある。硬膜外血腫が発生した場合，早期に血腫を除去する必要があることがほとんどで，症状として腰背部痛，下肢や会陰部の感覚異常，下肢麻痺などが特徴である。硬膜外鎮痛では，局所麻酔薬の効果によって皮膚感覚や脚の運動機能が低下することがあるので，「症状の変化をとらえること」が重要である。症状が突然発生した場合や範囲や程度が少しでも拡大・進行した場合，合併症を念頭に置いて対応する。

クーリング（図6）[13,14]

◆ 整形外科において術後クーリングを行う目的は「疼痛の軽減」と「腫脹や浮腫の軽減」である。患部を冷やして低温にすることで患部の神経伝達速度が低下するために痛みを軽減させることが可能である。腫脹や浮腫は患部周辺の血管を収縮させ炎症反応による血管の腫脹を抑制し血管透過性を低下させ血清蛋白質が血管外へと流出するのを抑制することで疼痛を軽減させることができる。クーリングの目安として受傷後や術後の数日は「10分程度冷やして30分取りはずす」というサイクルを可能な限り繰り返すことが有効である。

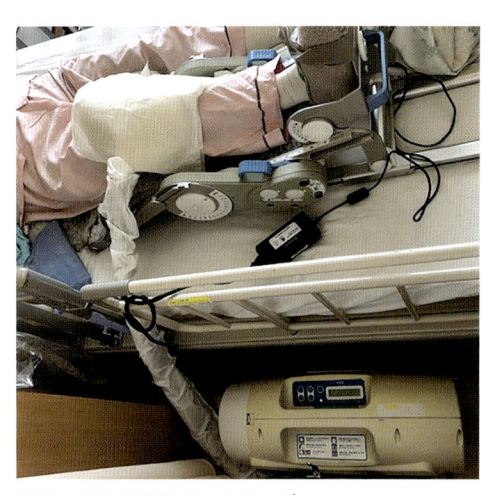

図6　TKA術後クーリング
可動域訓練をしながら，クーリングシステムを使用する。

コンパートメント症候群

- コンパートメント（筋膜・骨・骨膜などで囲まれた筋区画）内圧の上昇によって内部の血流・組織潅流が障害され，進行すると神経・筋・血管・腱に不可逆的な機能障害や壊死をきたす病態である。好発部位は前腕部と下腿部であり臨床症状として患部の著明な腫脹，水疱，疼痛の増強，圧上昇で障害された筋肉の他動的伸展による疼痛誘発が挙げられる。当該神経の知覚・運動障害，症状が進行した場合は，障害されたコンパートメントより末梢での動脈拍動が低下する。
- 発生原因として前腕は外傷（上腕骨顆上骨折・前腕骨骨折・肘関節脱臼）や不自然な肢位での長時間圧迫など，下腿は骨折・打撲・強い捻挫・腓骨筋断裂などであるが，整形外科領域術後にコンパートメント内への術後出血などが原因で術後コンパートメント症候群をきたすことがある。術後コンパートメント症候群の原因として過度の手術操作，骨髄内のリーミング操作，筋膜や皮膚に無理な緊張のかかる創閉鎖，術後早期の

患肢下垂は血液やリンパ液の循環を阻害しコンパートメント症候群をきたす誘因となりうる。
- 治療方針として神経症状や機能障害がなく疼痛・腫脹が軽度であれば，慎重な経過観察を行い，細動脈循環が保たれるように患肢を挙上し，局所の冷却を行う。重篤な場合には，障害が起きているコンパートメントを覆う部位の筋膜切開術を施行し減圧を図る。開放創のまま減圧を図る場合，頻回のガーゼ交換や感染予防への配慮が必要である。筋肉は6〜8時間の阻血で不可逆的な変化をきたすため，診断が確定すれば早急に治療（場合によっては緊急手術）を行う必要がある。

安静なポジショニング

- 術後は創部周辺が刺激に対してきわめて敏感になっているため，体位やポジショニングに注意し，なるべく直接刺激を避け，疼痛感作を起こさせないことが重要である。

術後関節拘縮予防

- 術後の拘縮は機能的な問題に加え，慢性的な痛みの原因ともなるため術直後から予防する必要がある。特に，大腿骨骨折，化膿性骨髄炎や化膿性関節炎，関節内骨折などは，術後に拘縮を起こしやすいので，良肢位を保持し，可能な限り早めに関節運動を開始することが重要である。

腓骨神経麻痺対策 [15)

- 整形外科術後に起こりうる代表的な合併症として腓骨神経麻痺がある。運動器疾患術後患者では痛みにより体動困難であったり，固定や保持が必要になるため，神経麻痺などの二次的障害が起きやすい状態である。腓骨神経麻痺は，経過とともに知覚固有域の異常や自動運動の動きのレベルが変化するため，注意深い観察を行う。意識レベルなどに問題のない患者であれば腓骨神経麻痺の起きるメカニズムを説明し，どのような症状で発症するかを理解してもらう必要がある。
- 腓骨神経麻痺の発症は骨折などの外傷や脱臼などの合併症として生じることが多いが，整形外科術後や処置後に圧迫神経麻痺として起こることもある。圧迫の原

因として強く締め付けられた包帯やサイズの合わない
サポーター，ギプス固定，牽引装具，手術中の圧迫な
どに起因する。また，高齢者や痩せ型の患者も骨突出
部が多く，腓骨頭部への圧迫が起きやすいので注意を
要する。

◆ 時間の経過を追って適切な観察を行い，神経麻痺の症
状が出現していないか，異常の早期発見に努める必要
がある。腓骨神経の知覚障害域である第1～2趾間の
知覚異常がないか確認する。足関節の背屈運動や総趾
伸筋の伸展運動，前脛骨筋の背屈運動の程度も観察す
る。下肢は外旋位になりやすく，この肢位をとること
で腓骨骨頭部が圧迫を受けやすくなるため，膝が横に
向かず圧迫が解除される回旋中間位を保持することが
重要である。足底板や柔らかい枕を使用したりして，
膝窩部と腓骨骨頭部が除圧される肢位を保てるように
工夫が必要である。

ドレーン管理

◆ 整形外科術後のドレーンは術式により要不要があり，
各領域の最新のエビデンスや各施設のポリシーに基づ
くところが大きい。

◆ 特に脊椎手術の後には，術後硬膜外血腫予防が重要視
されているためルーチンで留置することが多い。内部
状態を把握するパイロットドレーンとしての役割も大
きく，ドレーン量や性状は適宜しっかりと確認する必
要がある（図7）。

◆ 病態や疾患により留置期間が変わる。特に感染治療目
的に留置するドレーンは通常1週間以上の長期留置が
必要である。

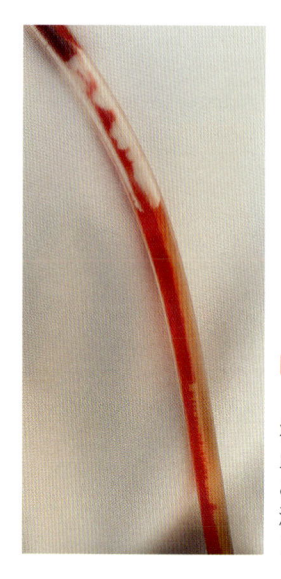

図7　脊椎術後ドレーン　性状
ドレーン量およびドレーン管内の性
状はきわめて重要である。写真では
血液（血球成分と血清成分）の分離が
みられる。これはドレーン排液量が
減少しているサインであり，ドレー
ン抜去のタイミングの指標となる。

参考文献

1) Andersen T, et al. Smoking as a predictor of negative outcome in lumbar spinal fusion. Spine 2001；26：2623-8.
2) W-Dahl A, et al. Cigarette smoking delays bone healing: a prospective study of 200 patients operated on by the hemicallotasis technique. Acta Orthop Scand 2004；75：347-51.
3) Mallon WJ, et al. The impact of preoperative smoking habits on the results of rotator cuff repair. J Shoulder Elbow Surg 2004；13：129-32.
4) Singh JA, et al. Smoking as a risk factor for short-term outcomes following primary total hip and total knee replacement in veterans. Arthritis Care Res 2011；63：1365-74.
5) Wells PS, et al. Does this patient have deep vein thrombosis? JAMA 2006；295：199-207.
6) 伊藤正明，ほか．肺血栓塞栓症および深部静脈血栓症の診断，治療，予防に関するガイドライン（2017年改訂版）．日本静脈学会．https://js phlebology.jp/wp/wp-contcnt/uploads/2020/08/JCS2017.pdf.
7) 日本整形外科学会，監．日本整形外科学会診療ガイドライン委員会，ほか編．日本整形外科学会 症候性静脈血栓塞栓症予防ガイドライン2017．東京：南江堂，2017. p11-43.
8) Flack-Ytter Y, et al. Prevention of VTE in orthopedic surgery patients: Antithrombotic Therapy and Prevention of Thrombosis, 9th ed: American College of Chest Physicians Evidence-Based Clinical Practice Guidelines. Chest 2012；141：e278S-e325S.
9) 千葉大学医学部附属病院看護部，編著．Cocco mina 整形外科．東京：照林社，2023. p122-4.
10) 四十物摩呼，ほか．麻酔薬および麻酔関連薬使用ガイドライン第3版第4訂（2018年改訂版）．日本麻酔科学会．https://anesth.or.jp/files/pdf/pain_medicine_20190905.pdf.
11) 丸山一男．痛みの考えかた：しくみ・何を・どう効かす．東京：南江堂，2014. p157-72.
12) McMahon SB, et al. Wall and Melzack's Textbook of Pain. Elsevier 2013. p1914.
13) 角田直也．患部に熱感・腫脹のある患者に対して行うクーリングの適切な処置時間を教えてください．整外看 2015；20：98-9.
14) 岩佐直子，ほか．TKA術後のクーリングや挙上の方法・期間．整形外科看護 2017；22：90-5.
15) 志賀康浩，ほか．手術に伴う痛みのケア-<15>安全なポジショニング．整外看 2019；24：799-800.

Ⅲ章

手術別の基本手技

骨折手術の基本

千葉西総合病院整形外科　**姫野大輔**

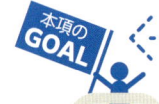

◉ 整復固定方法を選択できる。

◉ プレートや髄内釘を選ぶことができる。

◉ 手術タイミングを考えることができる。

❶ まずはじめに

◆ 骨は全身で200個以上もある。そして同じ骨でも部位や形状，患者背景が異なれば，その性質は大きく異なり，骨折を治すために整形外科医が介入する方法が異なる。ついつい総論は読み飛ばしがちだがそんな気持ちを少しだけ抑えて，確実に骨折治療のスタートラインに立ってほしい。

❷ どんな骨折 → どう治して → どう固定する

どんな骨折（骨折の性質）

骨折した骨の性状：
上肢と下肢では大きく求められる機能が異なる

◆ **上肢**：緻密な機能の回復が求められる。緻密に手を使うために肩から，肘，手関節，手指にかけて連動した動きが求められる。例えば，目の前のペットボトルを取るにしても，肩で角度が決まり，肘で距離を調整し，前腕，手関節，手指でペットボトルを取れるよう微調整する必要がある（**図1**）。骨折治療ではその緻密さの再獲得を目指す。

◆ **下肢**：緻密な動作よりも痛みのない荷重歩行ができることが求められる（**図2**）。骨折治療では荷重に耐えうるように骨癒合を得ることはもちろんだが，荷重を受けたときに負担がかからないような形に戻すことが目標となる。

骨折の部位：
問題なのは関節内なのか，関節外なのか

◆ まず基礎知識として骨の部位の名称を覚えてほしい。長管骨では骨端（epiphysis）と骨幹（diaphysis），その中間の骨幹端（metaphysis）を区別する。骨端部では緻密質が薄く海綿質からなり，骨幹部では緻密質が厚く，髄腔が広がり海綿質が乏しい（**図3**）。

◆ **関節内骨折（骨端部）**：関節面は，何万回もの関節運動に耐えるために厳密に元に近い形への整復（解剖学的整復）が求められる。また関節の軟骨の修復には解剖学的整復とともに強固に固定することで，術後早期から関節運動を行えるようにすることが重要である。これは関節軟骨が関節液で栄養されており，関節運動ができることで栄養が行きわたるとされているためである。このような固定を「絶対的安定性」と表現し，関節面などはそのままの形で癒合し，ギプス固定時などに生じる仮骨を伴わない。

◆ **関節外骨折（骨幹部，骨幹端部）**：関節内骨折と異なり

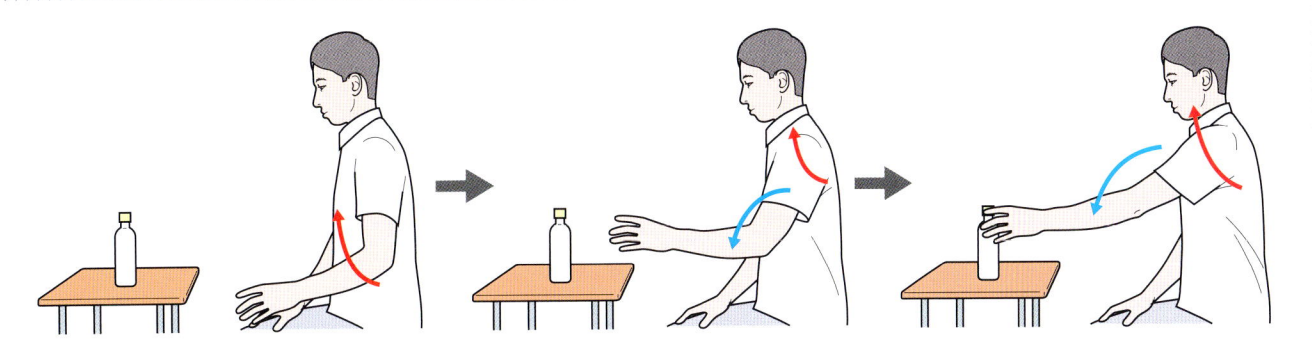

図1　ペットボトルを取るときの上肢の動き
上肢には緻密な動作が求められる。

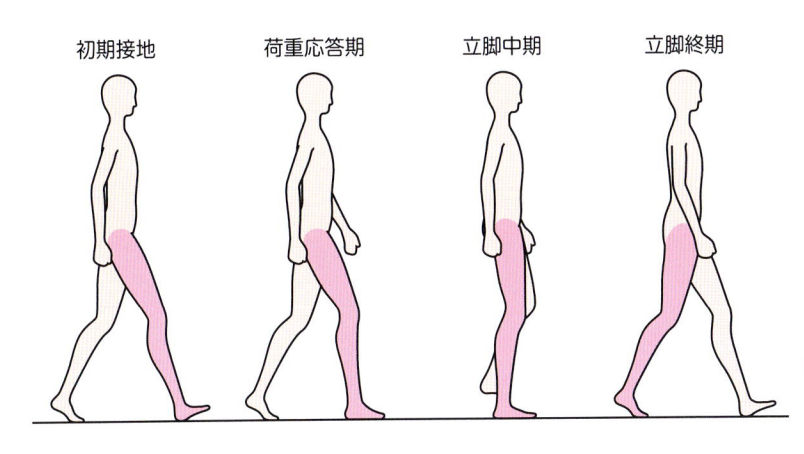

初期接地　　　荷重応答期　　　立脚中期　　　立脚終期

図2　荷重歩行
下肢には痛みのない荷重歩行が求められる。

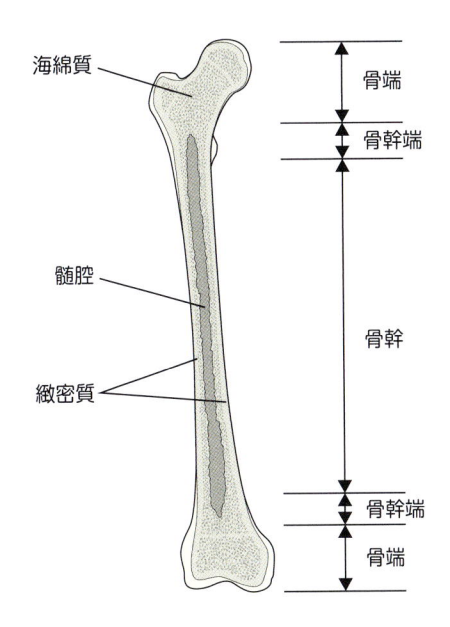

海綿質
髄腔
緻密質

骨端
骨幹端
骨幹
骨幹端
骨端

図3　骨の構造

厳密な整復は必ずしも必要ではなく，手術の目標はアライメントと長さと回旋を保持することになる。これらの骨片は付着している骨膜など軟部組織からの血流や骨髄内からの血流により栄養されるため，長さと角度が保てるならばできる限り愛護的な固定方法が望ましい。このような固定を「相対的安定性」と表現し，アライメントと長さと回旋を保持した状態で，骨片間に仮骨を形成し癒合していくこととなる。

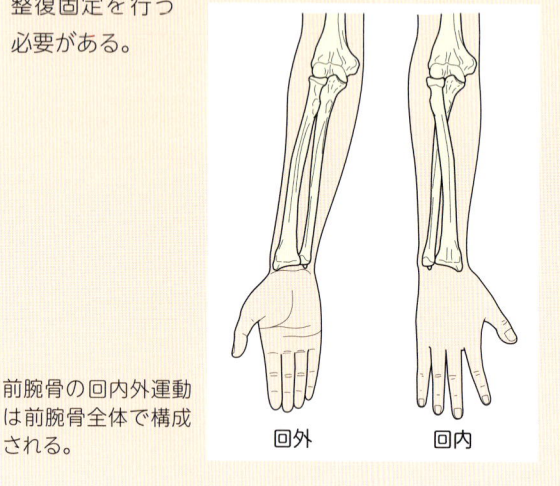

アドバイス

前腕骨の回内外運動

前腕は2つの骨で連動して回内外運動を行うため，前腕骨骨幹部骨折は関節内骨折としてできるだけ精密な整復固定を行う必要がある。

前腕骨の回内外運動は前腕骨全体で構成される。

回外　回内

骨折の形状：
受傷機転に大きく影響を受ける(図4)

◆ 転倒などの低エネルギー外傷では横骨折や斜骨折などの単純な骨折になることが多く，交通事故や転落などの高エネルギー外傷では粉砕骨折や分節骨折などの複雑な形となる。

◆ 骨折型から受傷機転を想像して，それから逆算した整復を行うことがコツである。

骨折患者の背景：
手術方法はもちろんだが，治療の戦略やゴールが異なる

◆ **青壮年：**仕事をしている年齢であり，交通事故や労働災害などで高エネルギー外傷を受傷することが多い。早期社会復帰が必要であり，早期の積極的な手術介入が行われることが多い。

◆ **小児：**成長途中であることを念頭に置いた治療が必要である。高い骨癒合能があり，自家矯正力(時間とともに自然とまっすぐになる)も高いため，保存治療(徒手整復，外固定)が基本となる。しかし成長するがゆえに成長障害や変形の進行をきたすことがあるため，適切な手術介入が必要である。

◆ **高齢者：**骨が脆く転倒しやすくなるため，低エネルギー外傷に伴う脆弱性骨折が多い。骨折を契機に肺炎や尿路感染などで全身状態の悪化をきたしやすいため，できるだけ早期に離床ができるような治療方法が望まれる。

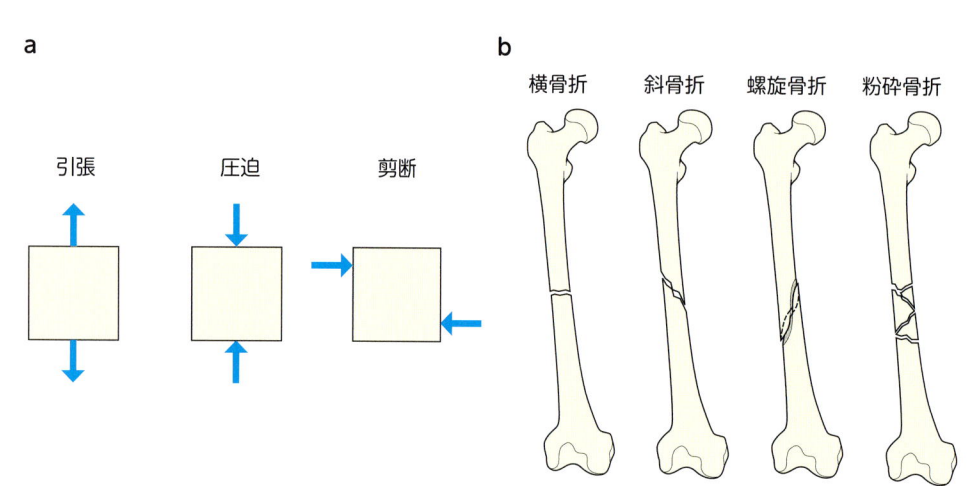

a

引張　圧迫　剪断

b

横骨折　斜骨折　螺旋骨折　粉砕骨折

図4　骨への外力と骨折型

a：骨への外力
b：骨折型
受傷機転により，骨にかかる外力の質や大きさが異なるため，骨折型の変化が生じる。一般的には横骨折や斜骨折などの単純な骨折に比べ，粉砕骨折や分節骨折などは高エネルギー外傷で生じるとされる。

どう治して（骨折の整復）

◆ 骨折の特徴と整復固定の方法は1対1で対応する。
◆ ここで意識してほしいのは「2つのゴール」，すなわち解剖学的整復と機能的整復である。

解剖学的整復（図5）

◆ 骨端部，関節部では関節面のstep offやgapは避けなければならない。「step off」とは，2つの主要な関節骨片の高さに差があること，「gap」とは，隣接する2つの主関節骨片の間に何らかの空間があることを意味する。いずれもまったくないことが理想的だが，通常2mm以内を許容範囲とすることが多い。それ以上になってしまうと関節可動域制限や変形性関節症のリスクが上昇する。解剖学的整復を行ったうえで，主にプレートやスクリューを用いてその状態を厳密に維持できる固定（絶対的安定性）を行う。

機能的整復（図6）

◆ 機能的な解剖学的構造（長さ，アライメント，回転軸）が整えられ，四肢の荷重軸が修復される。荷重軸は特に下肢の場合に重要である。髄内釘やプレートを用いてアライメント，長さ，回旋を保持する固定を行う。

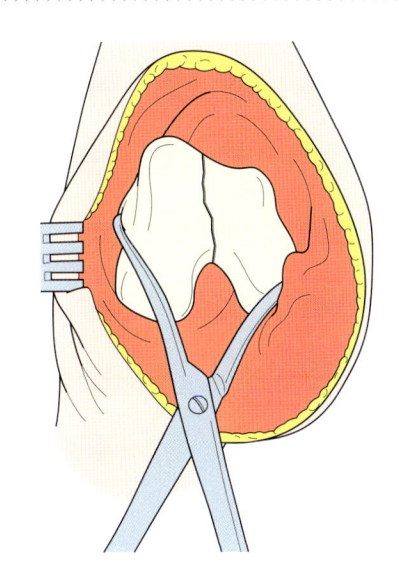

図5　解剖学的整復
大腿骨遠位端骨折などの関節内骨折では，関節面を直視して直接骨把持鉗子などを用いて解剖学的に整復する。

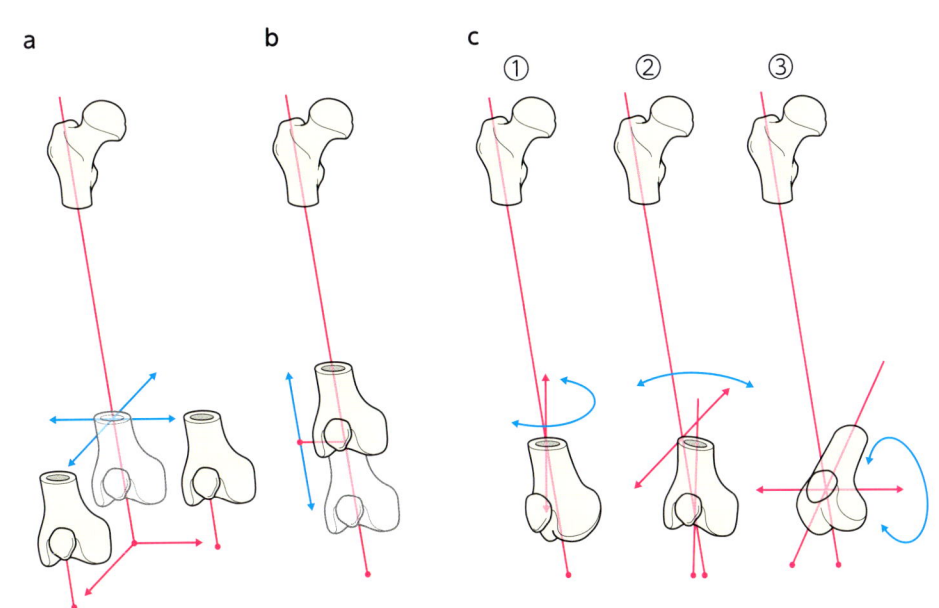

a　　b　　c
①　②　③

図6　機能的な解剖学的構造（長さ，アライメント，回転軸）
a：内外側，前後方向への転位
b：骨軸方向への転位（短縮）
c：回旋転位
　①内旋，外旋
　②内反，外反
　③屈曲，伸展

直接的整復と間接的整復

◆上記の2つのゴールに到達するために手術ではどう整復するかを考える必要があり，大きく分けると直接的整復と間接的整復がある。

◆**直接的整復**：読んで字のごとく骨折部を直接見て整復することであるが，比較的簡単である一方で，骨折部周囲の軟部組織を損傷するため適切に行わないと骨折治癒に悪影響が出るので注意が必要である。具体的には，骨折の整復に不必要な軟部組織の損傷は避け，特に骨膜の剥離は骨折線の視認に必要な幅（骨折線から数mm程度）に抑えることが重要である。

◆**間接的整復**：透視装置を用いながら，牽引や創外固定を駆使して骨折部を直接見ずに整復する方法である。手技的には整復固定するのが難しい反面，骨折部を損傷しないため骨癒合を妨げないというメリットがある。

◆また機能的整復を目指す手術においても，間接的整復のみで十分な整復位がとれないことは少なくなく，必要な場合には直接的整復を行い適切な整復位を得ることもときに必要となる。

整復方法の例

◆**牽引**：「骨折は牽引すると整復される」という事実を意外に意識することは少ないかもしれない。牽引は最も基本的で重要な整復方法である。牽引することで長さを直すだけではなく，周囲の軟部組織が緊張することで骨片が元の位置に戻ろうとして骨折部が整復される。これをリガメントタキシス（ligamentotaxis，**図7**）という。手術中に行う徒手整復や大腿骨近位部骨折での牽引手術台使用などもリガメントタキシスを利用した牽引による整復である。また創外固定やディストラクターなどを用いて牽引をかけた状態で整復し手術を進める方法もある（**図8**）。

◆**整復鉗子を用いた整復**：骨折部を見ながら整復鉗子で直接骨を挟み込み整復する。ポイント付き整復鉗子や歯付き整復鉗子，コリニア整復鉗子などがあり，形状や大きさもさまざまなものがある。手術の前に骨折部の太さや形状をもとにどの整復鉗子を使うか考えておく必要がある。それぞれの骨片を把持する方法（**図9**）や骨折部を越えてかむ方法（**図10**），プレート越しにかむ方法（**図11，12**）などさまざまな方法があるため，状況に応じて使い分ける。骨折部にリス（ひび）が入っている場合や骨が脆弱である場合などは骨折部を直接把持すると術中骨折を起こす可能性があるため，インプラント越しにかむなどの工夫が必要な場合もある。

◆**ジョイスティック整復**：Kirschner鋼線（**図13**）やシャンツスクリュー（**図14**）を用いて行う。整復操作を行いたい骨片に挿入し，それをジョイスティックとして用い挿入した骨片を直接的に整復する。

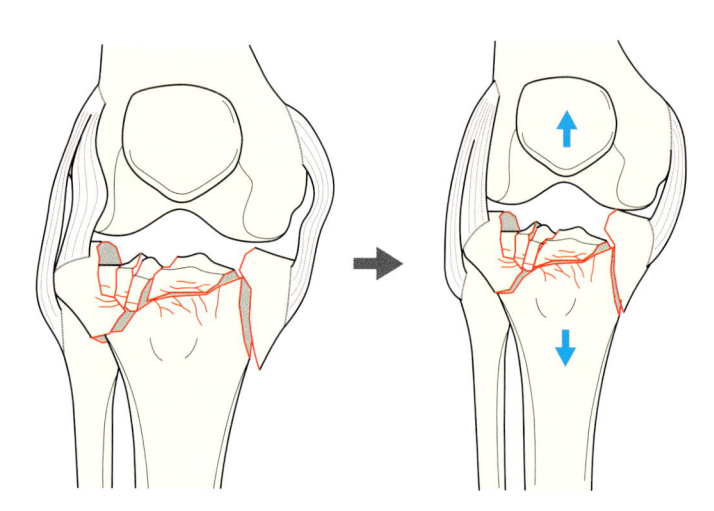

図7 脛骨近位部骨折のリガメントタキシス

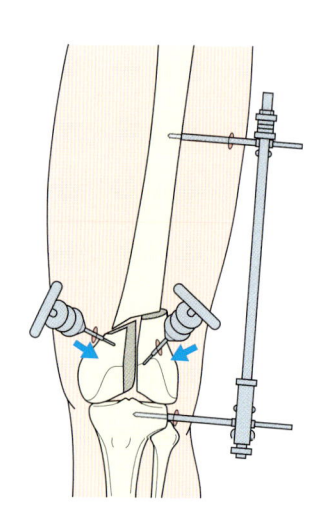

図8 大腿骨遠位端骨折に対するディストラクターを用いた牽引整復

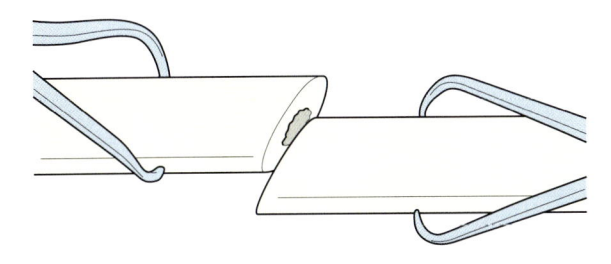

図9 骨把持鉗子でそれぞれの骨片を持ち整復

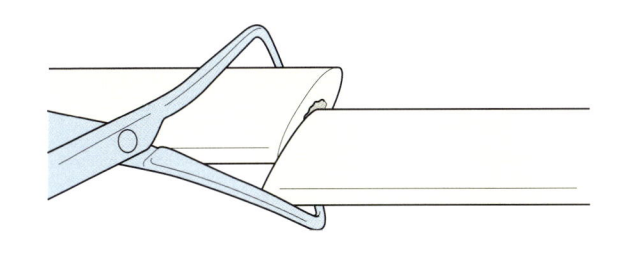

図10 骨把持鉗子で骨折部をかんで整復

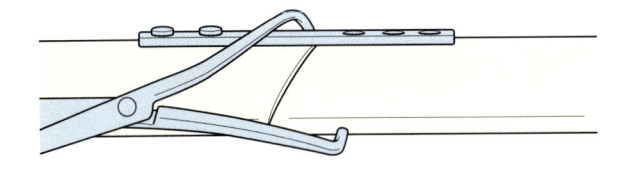

図11 骨把持鉗子でプレート越しに骨折部をかんで整復

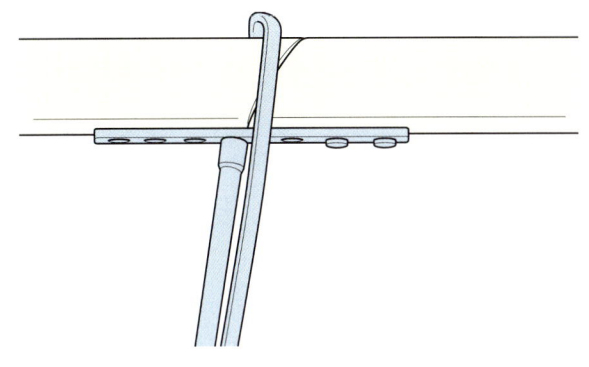

図12 コリニア整復鉗子でプレート越しにかんで整復

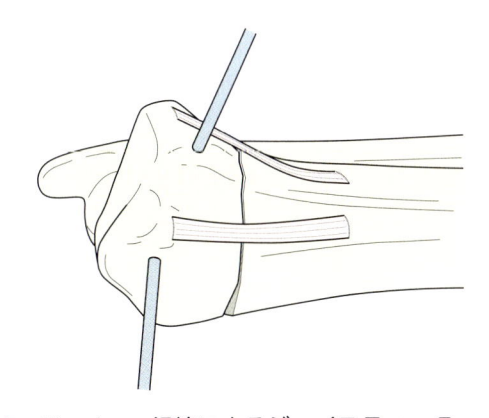

図13 Kirschner鋼線によるジョイスティック

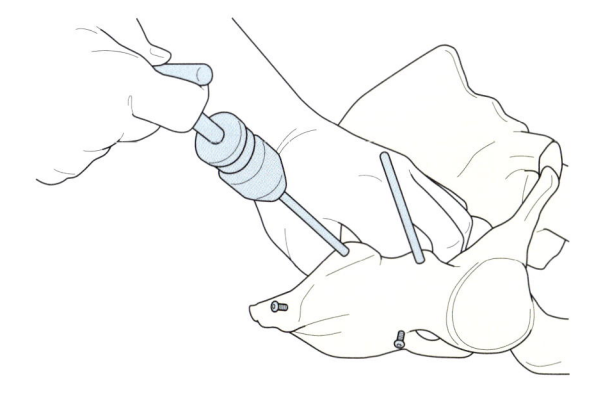

図14 シャンツスクリューによるジョイスティック

◆ **カパンジー法(図15)**：鋼線やレトラクターなどを骨折部に挿入し，それをテコにしてひっくり返して整復を行う方法である。

◆ **インプラントを用いた整復**：プレートを固定に用いるときにスクリューを挿入していくことで，プレートに骨片が引き寄せられるため，この現象を用いた骨片の整復が可能である（**図16**）。しかしこれには最終的な形を十分に見据えた術前計画が必要である。具体的には スクリューを入れて寄せることができる範疇の整復位が得られていること，引き寄せることで骨折部が整復されるプレートの設置位置であることなどの検討が十分に必要である。一方で，髄内釘を使用する際にも同様にインプラントを用いて骨折部の整復をすることが可能であるが，こちらに関しても十分な術前計画が必要である。

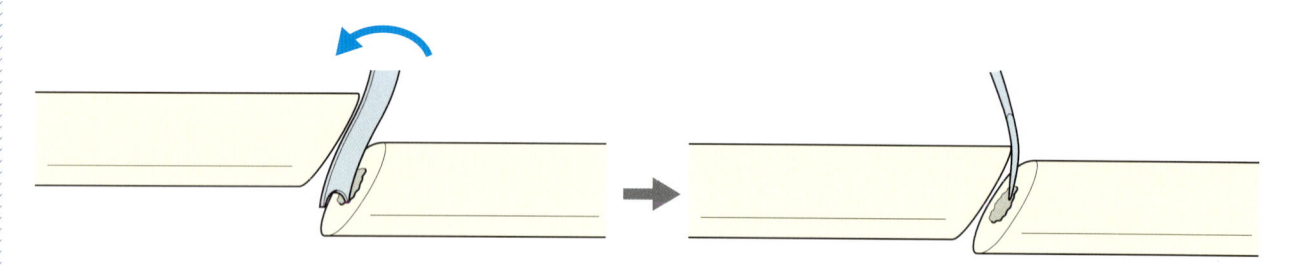

図15 レトラクターを用いたカパンジー法

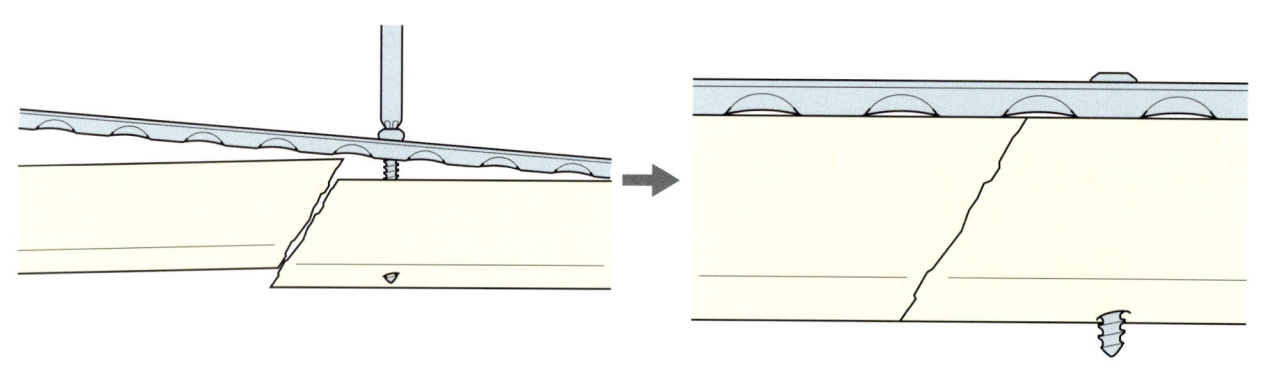

図16 プレートを用いた整復

どう固定する（骨折の固定）

◆骨折部の整復ができたら，次は固定方法を考える。今一度考えてほしいのが「どう固定するか」である。ついつい「ロッキングプレートで…」「髄内釘で…」といいたくなってしまうところだが，「どう固定したい」を詳しく考えていただくとよりよい手術になる。

固定方法の基本

◆すべての基礎となるプレートを用いたさまざまな固定

方法を理解してほしい。

◆ **圧迫（図17）**：骨折部を圧迫することで骨折部の摩擦力を高めて固定する。ダイナミックコンプレッションホールへの偏心性スクリューの挿入で固定を行うことが多い。主に横骨折，単斜骨折に用いられる。

◆ **保護（図18）**：骨折部を跨ぐスクリューを挿入し骨片間の摩擦によって固定（このように打つスクリューをラグスクリューという）したうえで，プレートで跨ぐように固定することでそのスクリューへの負荷を少なくする。このプレートの使い方を「保護プレート」と表現する。

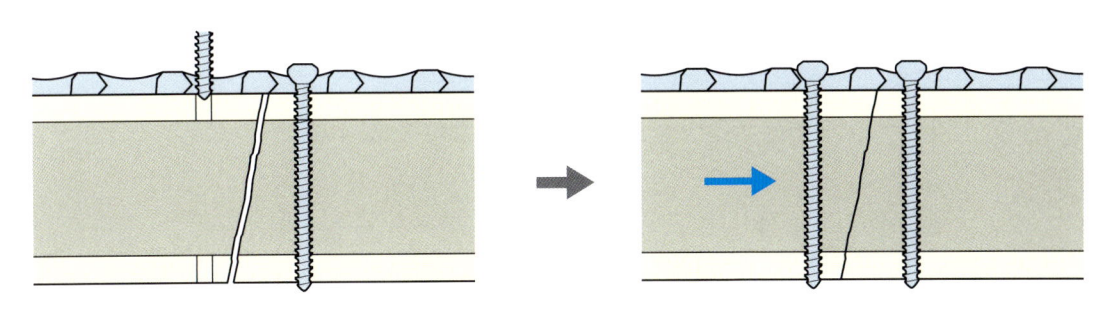

図17　プレートによる圧迫固定

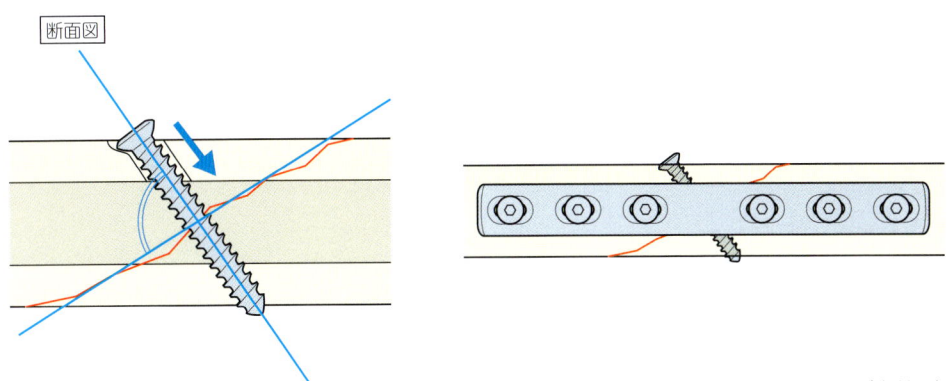

（文献1を参考に作成）

図18　ラグスクリューと保護プレート

◆**支持(バットレス, 図19)**：骨の端(骨幹端，骨端)の骨折線がずれないように支えるために，ずれていく方向から支える必要がある。プレートをずれていく方向においてスクリューで押し当てることで固定することを「支持(バットレス)プレート」と表現する。

◆**架橋(図20)**：長さ，アライメント，回旋を直す整復(機能的整復)を行ってそれぞれの主骨片のみを固定する方法を「架橋(ブリッジング)プレート」と表現する。

◆このほかにプレートの形態や性質による名称が存在し混同しやすいため注意が必要である。

①**ストレートプレート**：LC-DCP，1/3円プレート，リコンストラクションプレートなどの，要はまっすぐな形のプレートである。単純な形ゆえに圧迫，保護(中和)などさまざまな固定が可能である。

②**アナトミカルプレート**：骨の形状に合わせた各部位に専用のプレートである。保護プレート，架橋プレートとして用いることが多い。

③**ロッキングプレート**：スクリューヘッドがプレートの穴にロックすることで，プレートとスクリューが一体化するプレートの総称である。従来のスクリューはプレートを骨に押し付けることで摩擦力により固定していたが，ロッキングプレートはスクリューがプレートと一体化し，角度が固定されることで骨片が固定される。

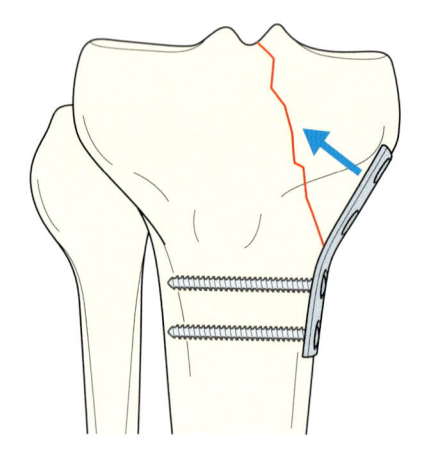

（文献1を参考に作成）

図19　脛骨骨端部に対するバットレスプレート

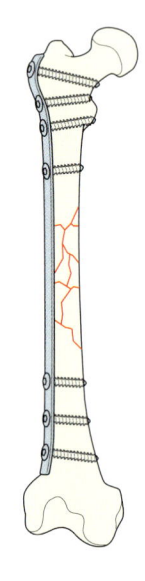

図20　大腿骨骨幹部粉砕骨折に対する架橋プレート

髄内釘固定

◆ 髄内釘は骨髄内にインプラントを挿入し固定する方法であるが，プレートとの違いを考えると髄内釘の適応がみえてくる（**表1**）。従来，髄内釘は骨幹部骨折に用いられてきたが，ロッキング機構のあるスクリューなどインプラントの改良で，骨幹端部にも使用されるようになっている。しかし関節面や骨端部には髄内釘だけでの対応は困難であり，プレートが用いられること

が多い。髄内釘を用いるメリットが大きい場合は，十分な術前計画のもとにほかのインプラントと併用することで骨幹端部から骨端部に至る骨折にも対応することが可能となる。骨幹部や骨幹端は相対的安定性，関節部は絶対的安定性を得られるよう，それぞれのインプラントの性質を考えたうえで，どの部位をどのように固定するかを熟考することが大切である（**図21**）。

表1　プレートと髄内釘の長所と短所

	部位	長所	短所
プレート	すべての部位	関節部，骨端部まで含めて解剖学的整復，絶対的安定性の固定が可能	軟部組織への侵襲が大きい 骨外からの固定のためプレートの反対側の固定性に劣る
髄内釘	長管骨骨幹部 骨幹端部	低侵襲で骨癒合に有利 骨の中心からの固定であり内外側ともに均一に固定ができる	髄内釘単独では関節部や骨端部の固定は困難 髄腔が狭いと挿入できないこともある

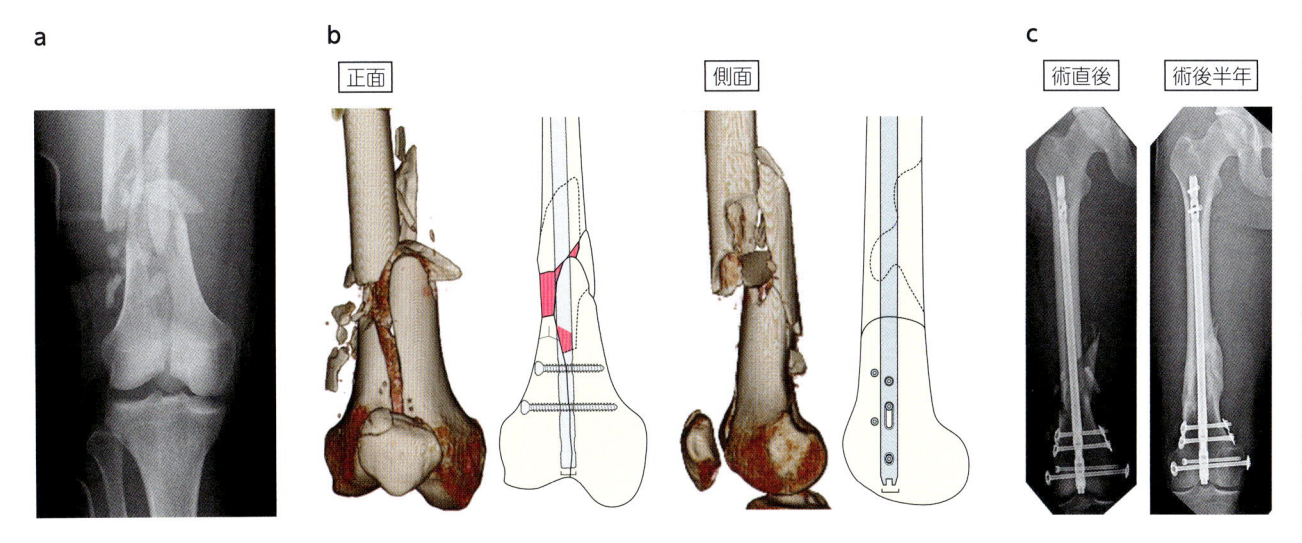

a

b　正面　　側面

c　術直後　術後半年

図21　大腿骨骨幹端から骨端部にかけての粉砕骨折

a：術前のX線像。骨幹端部は粉砕し，関節部は縦割れしている。
b：術前3DCTと術前計画（正面と側面）。関節面を固定するcannulated cancellous screw（CCS）と髄内釘が干渉しないように綿密に術前計画を行う。
c：術後のX線像（術直後と術後半年）。術前計画通りの治癒が得られている。
骨端部を直視下に解剖学的整復を行い，CCSで絶対的固定としたうえで，骨幹端は機能的整復，髄内釘による相対的安定性を得た。関節面は仮骨なく骨癒合しているのに対して，骨幹端は仮骨を伴い骨癒合しているのがわかる。

いつ手術するか

- ◆ 骨折をいつ手術するかを考えたとき，理想は受傷すぐに整復固定を行うことである。そうすると患者が痛みを感じる期間も少なく，合併症も起こりづらいのはいうまでもない。一方でむやみに整復固定を断行するとリスクを上げてしまうことも少なくなく，ときに慎重な対応が必要となることがある。それには以下のような多くの要素が関与している。
  - ①全身的な問題：受傷機転（高エネルギー受傷），合併損傷（多発外傷），合併症による全身状態不良。
  - ②局所的な問題：腫脹，水疱形成，皮膚壊死，脱臼骨折，重度の開放骨折。
  - ③医療側の問題：深夜，指導医不在，インプラント準備なし，複雑な手術計画が必要。
- ◆ これらの要素があった場合，まずはリスクが少ない方法で仮固定を行う。その時点でとれる極力強固な仮固定を行うことが重要であり，創外固定などが選択されることが多い。そのうえで，全身状態の改善や局所状態の改善，綿密な準備，手術計画を行ったうえで根治的な手術を行うことで最小限にリスクを抑える。

- ◆ **全身的な問題**：まずは全身状態の安定が最優先である。全身状態が安定しているようならearly total care（ETC）として早期に整復固定を行うこともあるが，全身状態に懸念がある場合にはdamage control orthopedics（DCO）として創外固定などでの一時的処置として全身状態の安定を待って整復固定を行う。脊椎や骨盤，大腿骨などはできるだけ早期に固定を行うことで座位をとることや体位交換ができるため，重症患者に起こしやすい肺炎などの合併症を減らすために重要である。また大腿骨骨幹部骨折は脂肪塞栓という致死的合併症があり発症を防ぐため早期固定が推奨される。
- ◆ **局所的な問題**：腫脹，水疱形成，皮膚壊死を伴う場合や脱臼骨折，重度の開放骨折では，一期的に当日手術での整復内固定はリスクが高く，創外固定やシーネでの仮固定を行い，待機的に根治手術を行うことが多い。もちろん技術があれば適切な処置を行ったうえで一期的に根治手術まで行うことはできることもあるが，初学者としてはより確実な方法をとるのを勧める。腫脹や水疱が生じた場合（**図22**）には，皺がよるwrinkle sign（**図23**）がみられるまで待機して手術を行うことでリスクを回避できる。一般的に手術待機の限界は14日程度とされている。

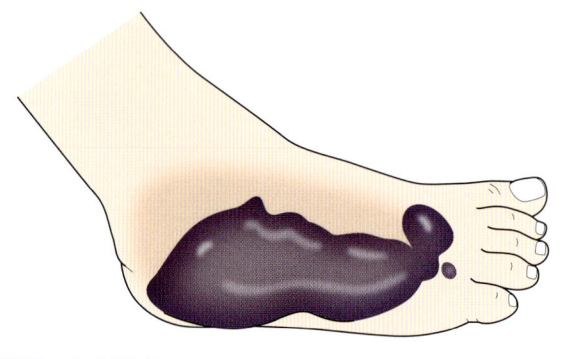

図22　水疱形成

膨張し水疱形成している。この時点でさらに侵襲を加えインプラント留置を行うと，皮膚壊死や感染のリスクが高まるため手術待機が望ましい。透明な水疱は浅い循環障害で感染しにくいとされる一方で，図のような黒色の水疱は深部の循環障害であり，感染を防ぐために破疱し，適切なデブリドマンを行うほうがよいとされる。

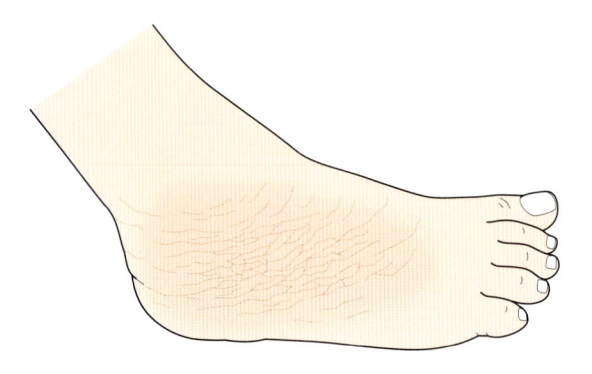

図23　Wrinkle sign

膨張が消退し皮膚に皺が寄っている。この状態であれば，皮膚壊死や感染のリスクは最低限に抑えることが可能である。適切な初期固定がされていれば，1～2週間程度で手術可能となることが多い。

◆ **医療側の問題**：24時間万全の体制で準備できていることが理想だが，深夜で指導医不在の状況や，適切なインプラントの準備がない場合もある。また，複雑な治療が必要な骨折ではその場で適切な治療方法を確定できないことも少なくない。そのようなときにも創外固定などの確実にできる一時的な処置を行ったうえで，十分な準備のうえ，根治手術に臨みたい。

アドバイス

病態に応じたインプラント選択から始める術前計画

「次の骨折の手術，どんなインプラントがいいかな」

- 近年インプラントの開発が進み，各部位に応じた便利なインプラントが使えるようになってきている。使い慣れたものや懇意にしているメーカーのものをいつも選択するという人も少なくないことと思う。そう，だいたいはそれで大丈夫。しかしそれだけでは済まないときもある。そんな症例に対応するためには多くの知識と経験が必要である。これからそれを得る「これからの先生」は，今どうしたらいいのだろうか。

- コツは「病態に応じたインプラント選択から始まる術前計画」だと思う。当たり前のことのように聞こえるかもしれない。しかし本当に最初に「病態」を考えているだろうか。まず「病態」を考え，適したインプラントを選択して，細かい術前計画へ。こんな小さな当たり前を積み重ねることが，限られた人生の貴重な時間を最大限の経験にできる唯一の方法だと思う。目の前の当たり前を考えることを続けると，おのずと対応できる幅が広がっていく。ぜひやってみてほしい。

参考文献

1) AO Foundation. Plating. AO Surgery Reference. https://surgeryreference.aofoundation.org/orthopedic-trauma/adult-trauma/basic-technique/basic-principles-of-plating.（2024年8月5日閲覧）

創外固定（一時的創外固定）

おゆみの中央病院整形外科/人工関節・関節機能再建センター　中嶋隆行

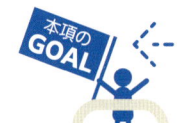

本項の GOAL

◉ 創外固定の基本構造を理解する。
◉ ハーフピン・ワイヤーの確実な挿入方法を理解する。
◉ ハーフピン・ワイヤーの安全な挿入部位の決定を理解する。

◯ 創外固定の基本構造

◆ さまざまな機種があるが基本構造は同一で，①骨－ハーフピン・ワイヤー間，②ハーフピン・ワイヤー，③ハーフピン・ワイヤー－固定機器間，④固定機器の4つの要素で構成される。

◯ 術前計画（表1）

◆ 最終固定を内固定とする場合，プレートや髄内釘など最終的に使用する内固定機器に干渉しないものを一時的創外固定機器として選択する。最終固定を創外固定とする場合，リング型やモジュラー型で，ハーフピン・ワイヤーが再利用できるものを選択する。

◯ 創外固定器の特徴

ユニラテラル（単支柱）型

◆ ハーフピンの固定位置が決まっている。
◆ 延長が可能である。
◆ 変形矯正は限られた角度のみ可能である。
◆ 整復後にハーフピンを挿入する。

モジュラー型

◆ ハーフピンは任意の位置に挿入できる。
◆ ピンクランプを使用するとハーフピンの挿入間隔は限られる。
◆ 変形矯正・延長は徒手範囲でしかできない。
◆ 補強が容易であり，2本のバーの間に斜めのバーを追加することでねじれを抑制することができる。

表1　各最終固定のハーフピン・ワイヤー刺入部・刺入方向

予定する最終固定	一時的創外固定のハーフピン・ワイヤー刺入部・刺入方向
プレート固定	プレート設置位置，皮切位置から離す
髄内釘	髄内釘挿入部，経路からはずす
創外固定	再利用できるように骨軸に垂直に挿入する ワイヤーの場合，リングの傾きを考慮する

リング型

◆ ワイヤーは任意の位置に挿入できる。
◆ 変形矯正や延長は特殊なロッドなどを用いることで容易になる。
◆ リング間は4本以上のロッドで固定する。
◆ 骨折肢が腫脹してリングに皮膚が当たらないような余裕をもった大きさと位置に設置する(皮膚とリングの間に最低2本の指が入るようにする)。

○ 合併症

皮膚熱傷

◆ 切れないドリル，ワイヤーや，皮膚の厚い部分は高温になりやすく，皮膚熱傷となる。
◆ 低回転，ときどき動力を止める，生理食塩水をかけるなどで発熱を予防する。
◆ ワイヤーは骨皮質の厚いところへの挿入をできるだけ避ける。

骨熱傷，heat necrosis

◆ 皮膚熱傷と同様にハーフピンやワイヤー挿入時に生じる。
◆ 熱で挿入部周囲の骨壊死が生じ，感染やlooseningの原因となる。
◆ ハーフピン抜去後も骨孔が埋まらない場合がある。

皮膚の引きつれ

◆ 極度の引きつれは水疱，皮膚壊死の原因となる。
◆ 引きつれと逆方向に尖刃で切開を加える。

自家感作性皮膚炎

◆ 滲出液による湿疹である。
◆ 継続的な洗浄処置が必要となる。

浮腫

◆ 挙上やマッサージ，隣接関節の運動を行う。
◆ 重度の浮腫はリンパ管の障害によるリンパ浮腫の可能性があり，抜去や入れ替えを行う。

拘縮

◆ 近接する関節可動が可能な場合には，関節が緩む方向の肢位にしてワイヤーを挿入する。
◆ 大腿骨遠位はハーフピンやワイヤーで拘縮を起こしやすく，挿入部の周囲は十分な切開を加える。

○ 下腿から足部

足関節近傍の解剖(図1, 2)

注意すべき神経血管
◆ 腓骨神経
◆ 後脛骨動静脈・神経
◆ 足背動脈
◆ 脛骨神経踵骨内側枝

下腿骨幹部, 踵部の解剖(図3, 4)

注意すべき神経血管
◆ 前脛骨動脈
◆ 大伏在静脈
◆ 伏在神経，総腓骨神経，深腓骨神経
◆ 腓腹神経
◆ 後脛骨動静脈・神経

使用するハーフピン・ワイヤー

ハーフピン
◆ 脛骨：径4/5/6mm(5mmが多い)
◆ 踵骨：径4/5/6mm(5mmが多い)

ワイヤー
◆ 径1.8mm

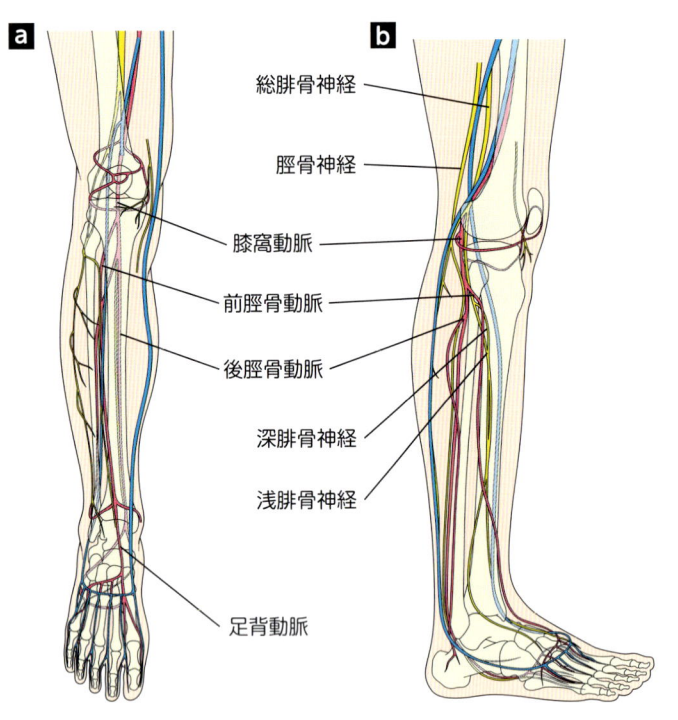

図1　下腿〜足部の動脈・静脈・神経

（『一時的創外固定マニュアル』を参考に作成）

a
総腓骨神経
脛骨神経
膝窩動脈
前脛骨動脈
後脛骨動脈
深腓骨神経
浅腓骨神経
足背動脈

b

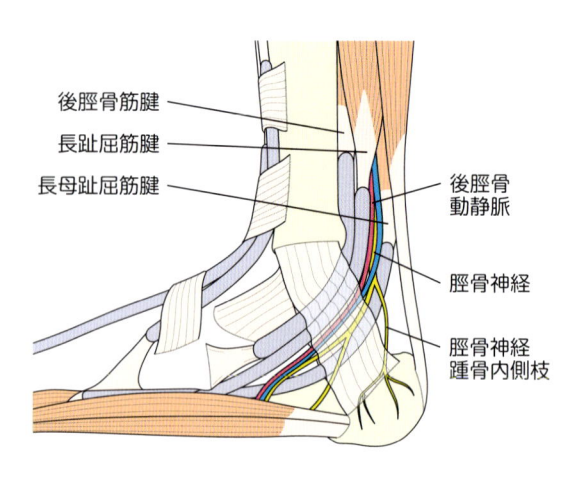

図2　足関節内側の解剖

（『一時的創外固定マニュアル』を参考に作成）

後脛骨筋腱
長趾屈筋腱
長母趾屈筋腱
後脛骨動静脈
脛骨神経
脛骨神経踵骨内側枝

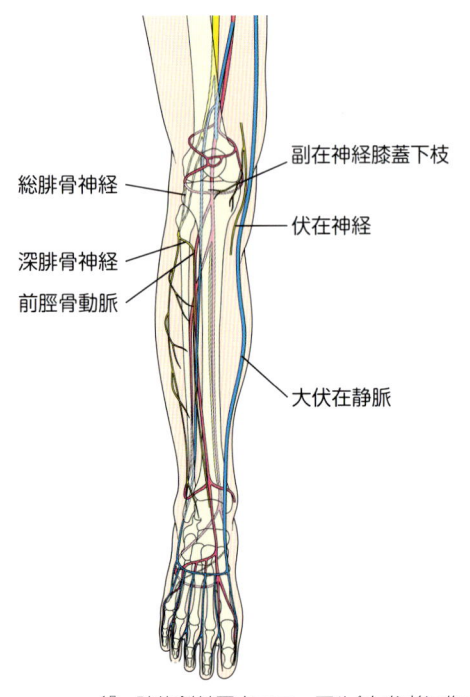

図3　下腿骨幹部の動脈・静脈・神経

（『一時的創外固定マニュアル』を参考に作成）

副在神経膝蓋下枝
総腓骨神経
伏在神経
深腓骨神経
前脛骨動脈
大伏在静脈

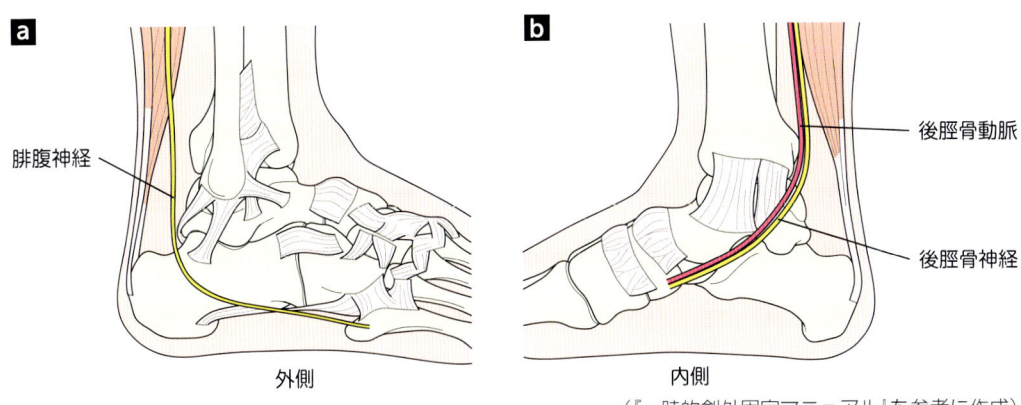

図4 踵部の動脈・静脈・神経

（『一時的創外固定マニュアル』を参考に作成）

右側の図bのラベル：後脛骨動脈、後脛骨神経

腓腹神経　外側　内側

下腿から足部のハーフピン・ワイヤーの挿入部と挿入方向（図5〜8）

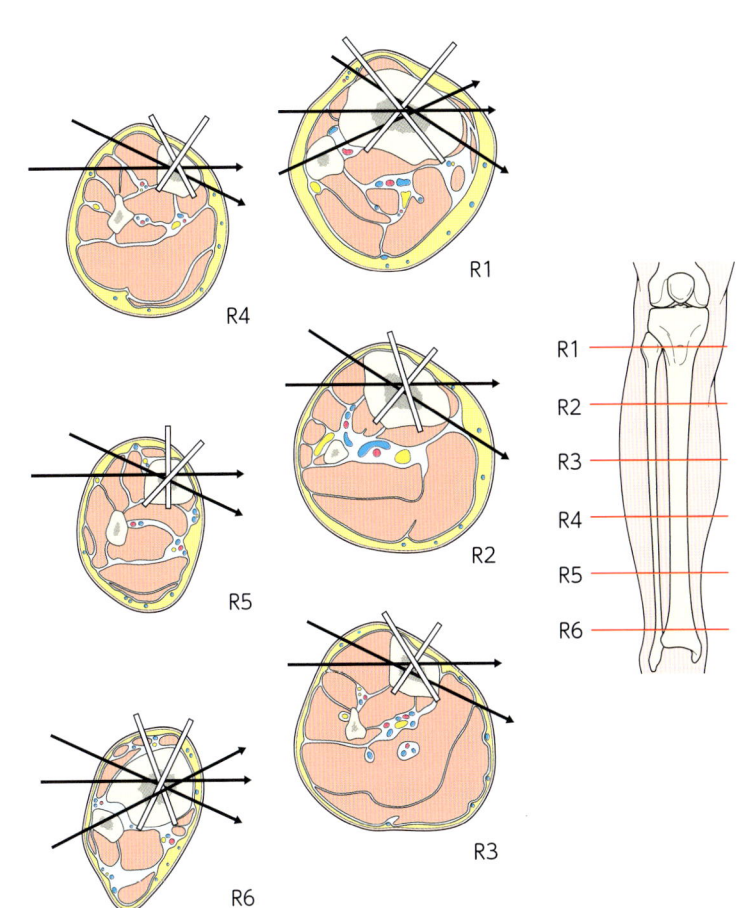

（『一時的創外固定マニュアル』を参考に作成）

図5 下腿各レベルの断面解剖とハーフピン・ワイヤーの挿入方向

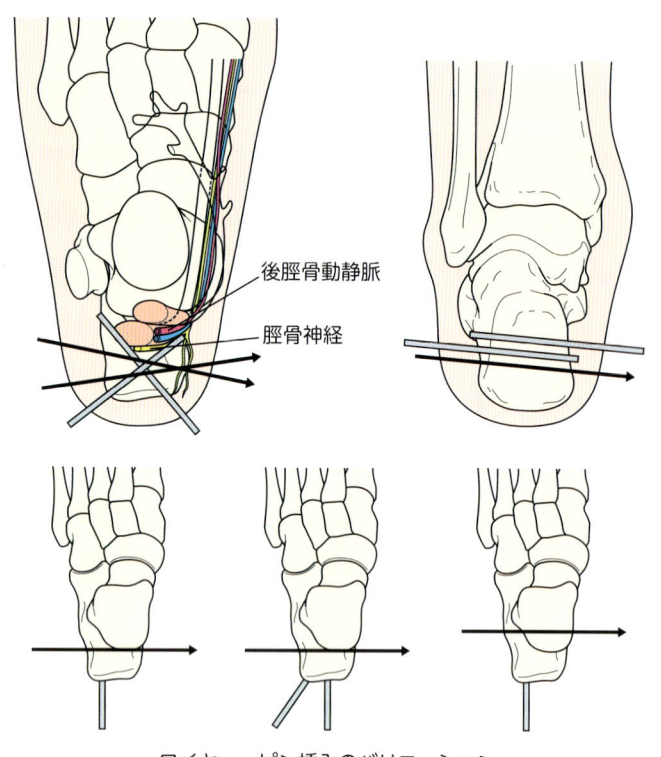

後脛骨動静脈

脛骨神経

ワイヤー・ピン挿入のバリエーション

（『一時的創外固定マニュアル』を参考に作成）

図6 踵骨の断面解剖とハーフピン・ワイヤーの挿入方向

L2

L1

L2

L1

（『一時的創外固定マニュアル』を参考に作成）

図7 前・中足部へのハーフピン・ワイヤーの挿入方向

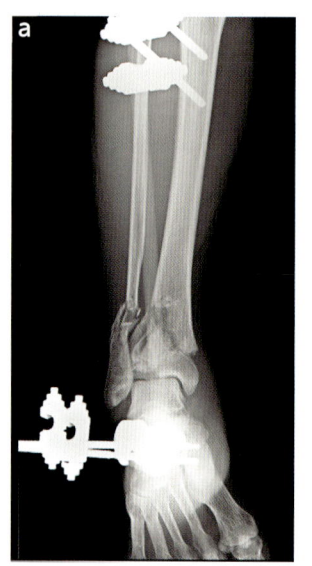
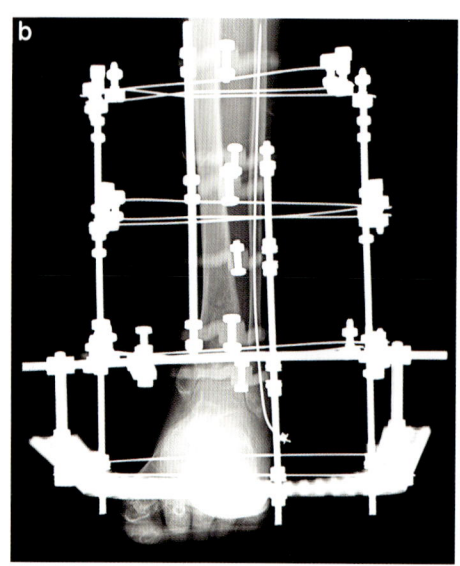

（写真提供：秋田大学医学部付属病院整形外科　野坂光司先生）

図8 足関節近傍の創外固定

a：脛骨天蓋骨折，腓骨骨折対するモジュラー型創外固定。
b：重篤な骨脆弱性のある脛骨天蓋骨折に対するリング型創外固定。

みんなの Pitfall

下腿へのハーフピン・ワイヤーの挿入時の注意点
- ハーフピンは多くの場合，脛骨前内側面から後外側に向かうように挿入するが，対側皮質骨を過度に貫通することによる神経血管損傷に注意が必要である。
- ワイヤーを腓骨と脛骨の両方に同時に挿入して近位脛腓間を固定する場合，腓骨頭後方の腓骨神経に注意し，腓骨の中央から前方から挿入する。

踵骨へのハーフピン・ワイヤーの挿入時の注意点
- 貫通ピンやワイヤーを使用する際，後脛骨神経踵骨内側枝の損傷は避けられない可能性がある。
- 内側からの挿入も検討し，術前に踵底側から内側の感覚異常の可能性を説明しておく。

○ 膝関節近傍・大腿骨

膝関節近傍の解剖（図9）

- 下腿は図1，3を参照。

注意すべき神経血管
- 大腿動静脈
- 大伏在静脈
- 伏在神経
- Hunter管：長内転筋，大内転筋，縫工筋，内側広筋で構成され，大腿動静脈と伏在神経が走行。

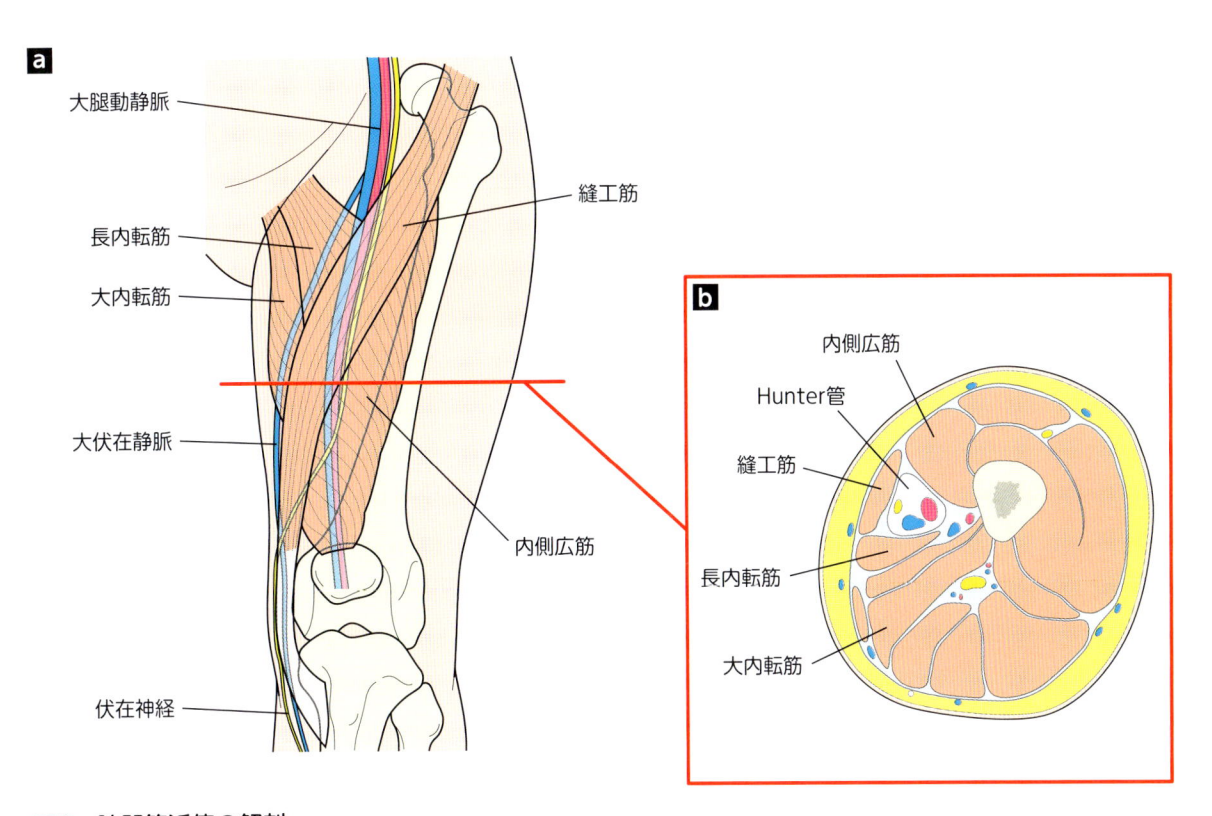

図9　膝関節近傍の解剖

大腿骨骨幹部の解剖（図10）

注意すべき神経血管

- 大腿動静脈
- 大腿深動静脈
- 大伏在静脈
- 大腿神経

使用するハーフピン・ワイヤー

ハーフピン

- 大腿骨：径4/5/6mm（6mmが多い）

ワイヤー

- 径1.8mm

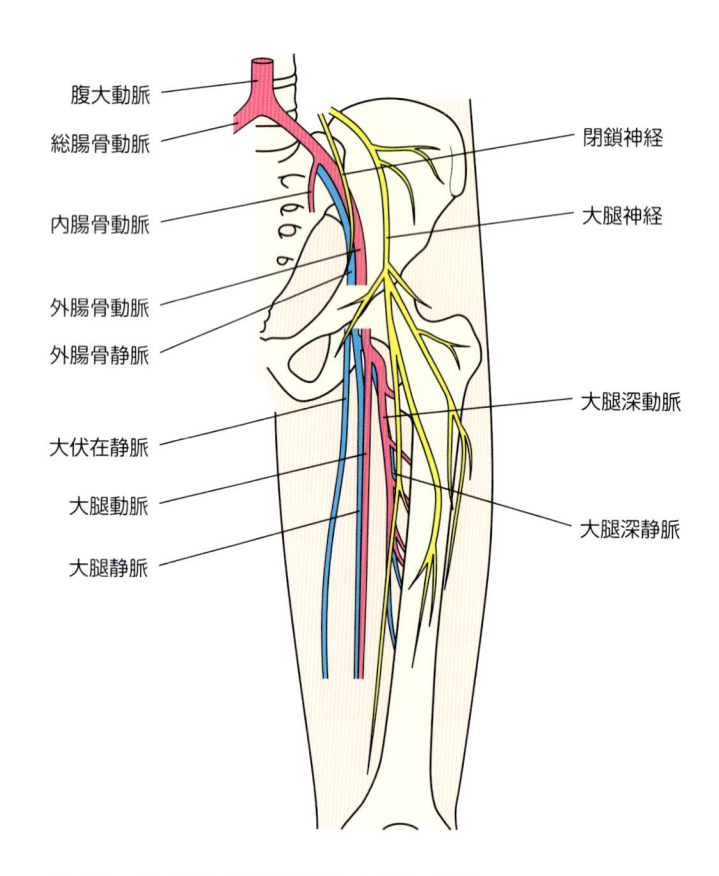

図10　大腿骨骨幹部の動脈・静脈・神経

◆ 挿入部・挿入方向は『一時的創外固定マニュアル』を
参照されたい。

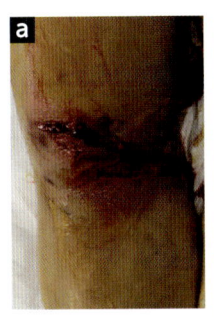
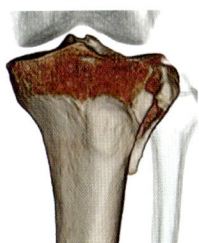
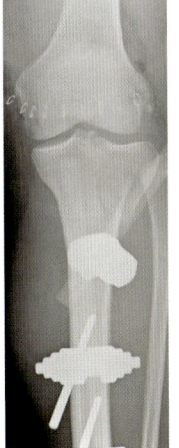
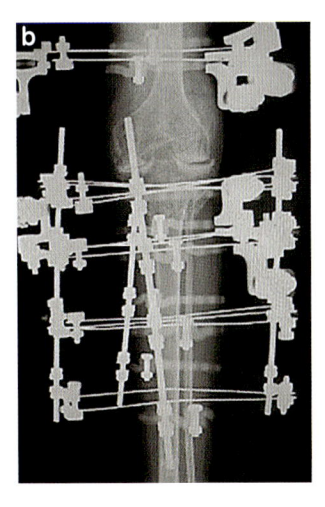

（写真提供：秋田大学医学部付属病院
整形外科　野坂光司先生）

図11　膝関節近傍の創外固定

a：膝関節に交通した挫創のある脛骨高原骨折に対して
モジュラー型創外固定。
b：重篤な骨脆弱性のある脛骨近位骨幹端粉砕骨折に対
してリング型創外固定。

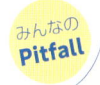

大腿骨遠位から骨幹部へのハーフピン・ワイヤーの挿入時の注意点

- 遠位では関節内への挿入を避けるため，膝関節面より1cm以上はあけて挿入する。
- 膝関節から5横指近位以内では，大腿動静脈は大腿骨後方を走行するため大腿骨後縁より前方
へのワイヤー設置は安全だが，それより近位は神経血管の走行をエコーで確認してからのワイ
ヤー挿入のほうが安全である。
- 骨幹部では前方や前外側からハーフピンが挿入でき，主要血管損傷の可能性は低いが，大腿骨
の対側皮質を穿通した場合は損傷の可能性がある。

● 骨盤近傍

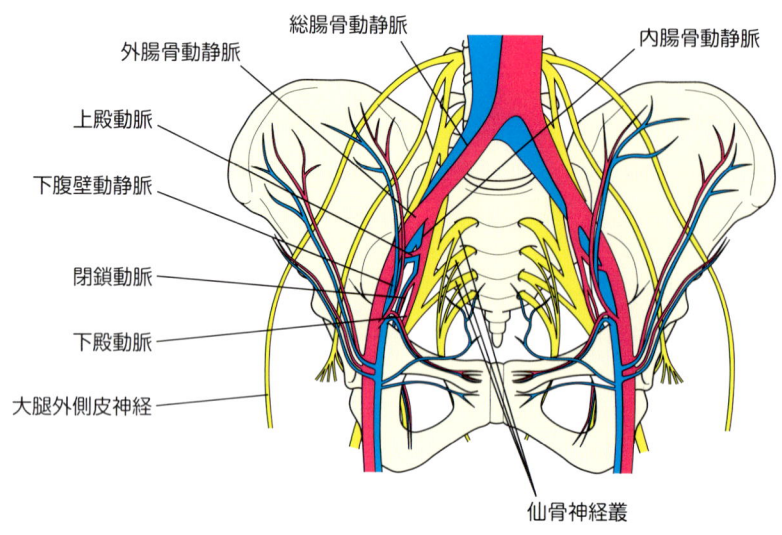

総腸骨動静脈
外腸骨動静脈
内腸骨動静脈
上殿動脈
下腹壁動静脈
閉鎖動脈
下殿動脈
大腿外側皮神経
仙骨神経叢

図12　骨盤近傍の動脈・静脈・神経外腸骨動静脈

骨盤腸骨稜の形状

◆ 腸骨稜に起始または停止するすべての筋は腸骨稜を横切ることはないため，腸骨稜は体表から皮膚と皮下脂肪の下に触知できる。腸骨稜の前方縁が上前腸骨棘である。上前腸骨棘は前方に突出した形状をしており，

腸骨稜の前方に行けば行くほど薄く，浅くなる。

◆ 上前腸骨棘から腸骨稜を後方にたどっていき，約4〜6cmにある腸骨稜の幅が広くなったところが腸骨結節である。

注意すべき神経血管

◆ 大腿外側皮神経

使用するハーフピン

ハーフピン
◆ 径4/5/6mm（6mmが多い）

骨盤近傍のハーフピン挿入部と挿入方向（図13〜15，表2）

ハイルート
◆ 上前腸骨棘より腸骨稜に沿って2〜7cmの間に挿入する。

ロールート
◆ 透視でTeepee view（図16）を確認し，下前腸骨棘のやや尾側・外側に挿入する。

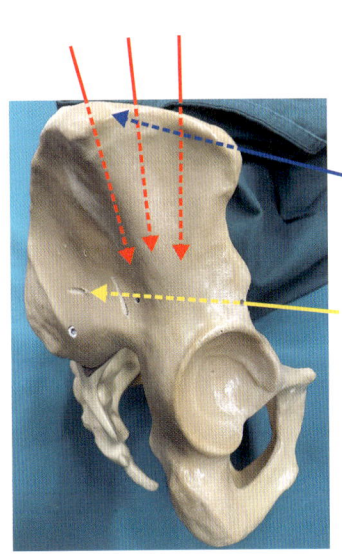

：ハイルート法
：ロールート法
：サブクリスタル法

（『一時的創外固定マニュアル』より転載）

図13　骨盤模型とハーフピンの挿入方向

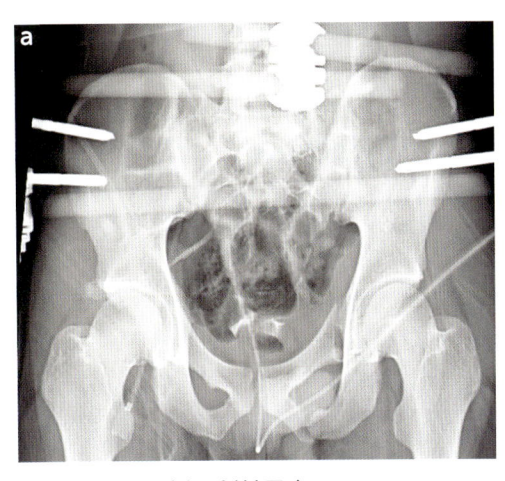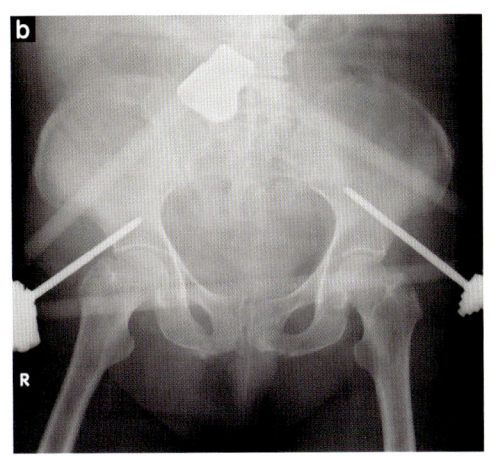

図14　骨盤骨折の創外固定
a：ハイルート法
b：ロールート法

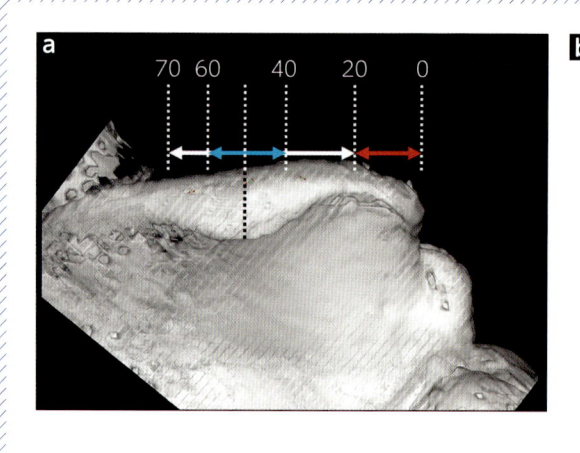
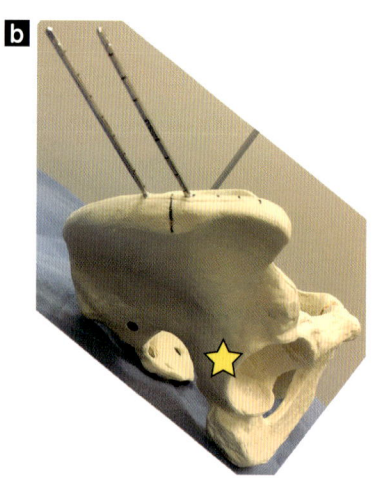

図15　ハイルート法でのハーフピンの刺入部位

a：上前腸骨棘から4〜6cmの部位に挿入すると腸骨稜の厚い部位をとらえられる。
b：ハーフピンの方向は骨頭（臼蓋）を意識すると腸骨外への逸脱を避けやすい。

表2　各挿入法の利点・欠点

挿入法	ハイルート法	ロールート法
利点	透視なしでも施行可能 解剖学的メルクマールがわかりやすい 座位可能	片側あたりのピンは1本で十分な固定力が得られる 固定力が強い
欠点	片側あたりのピンが2〜3本必要 固定力が弱い	原則透視が必要 股関節近傍を通るため座位の際に干渉する

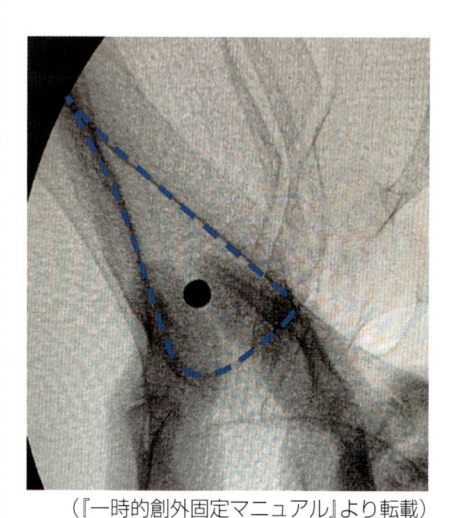

（『一時的創外固定マニュアル』より転載）

図16　Teepee view

みんなの **Pitfall**

ハイルート法でのハーフピンの挿入時の注意点

- 大腿外側皮神経損傷を予防するために，上前腸骨棘から約20mmの間のピン刺入は行うべきではないとされている。
- 最も腸骨稜の幅が厚くなる，上前腸骨棘から5cmの前後1〜1.5cmの部位（腸骨結節）に挿入することが多く，だいたい4cm，6cmに挿入される。3本の場合は5cmに挿入する。
- 腸骨結節より背側の腸骨翼は急激に薄くなるので，腸骨結節後方を刺入位置としてピンが背側に向かってしまった場合，腸骨内外板の間をピンが通過させることが難しく，腸骨外板穿破の原因となる。

ロールート法でのハーフピンの挿入時の注意点

- 皮膚から刺入部までに縫工筋や外側大腿皮神経があるため，骨までの十分な剥離が必要である。
- ピンの先端は滑りやすい。

○ 上腕から手関節近傍

上腕から手関節近傍の解剖（図17）

注意すべき神経，腱

橈骨中央1/3

◆ 長橈側手根伸筋腱（extensor carpi radialis longs ; ECRL）

◆ 短橈側手根伸筋腱（extensor carpi radialis brevis ; ECRB）

◆ 総指伸筋腱（extensor digitorum communis ; EDC）

◆ 橈骨神経浅枝

第2中手骨基部

◆ 背側指神経

◆ 示指伸筋腱，総指伸筋腱

使用するハーフピン

ハーフピン

◆ 橈骨：径4mm

◆ 中手骨：径4/2.5mm

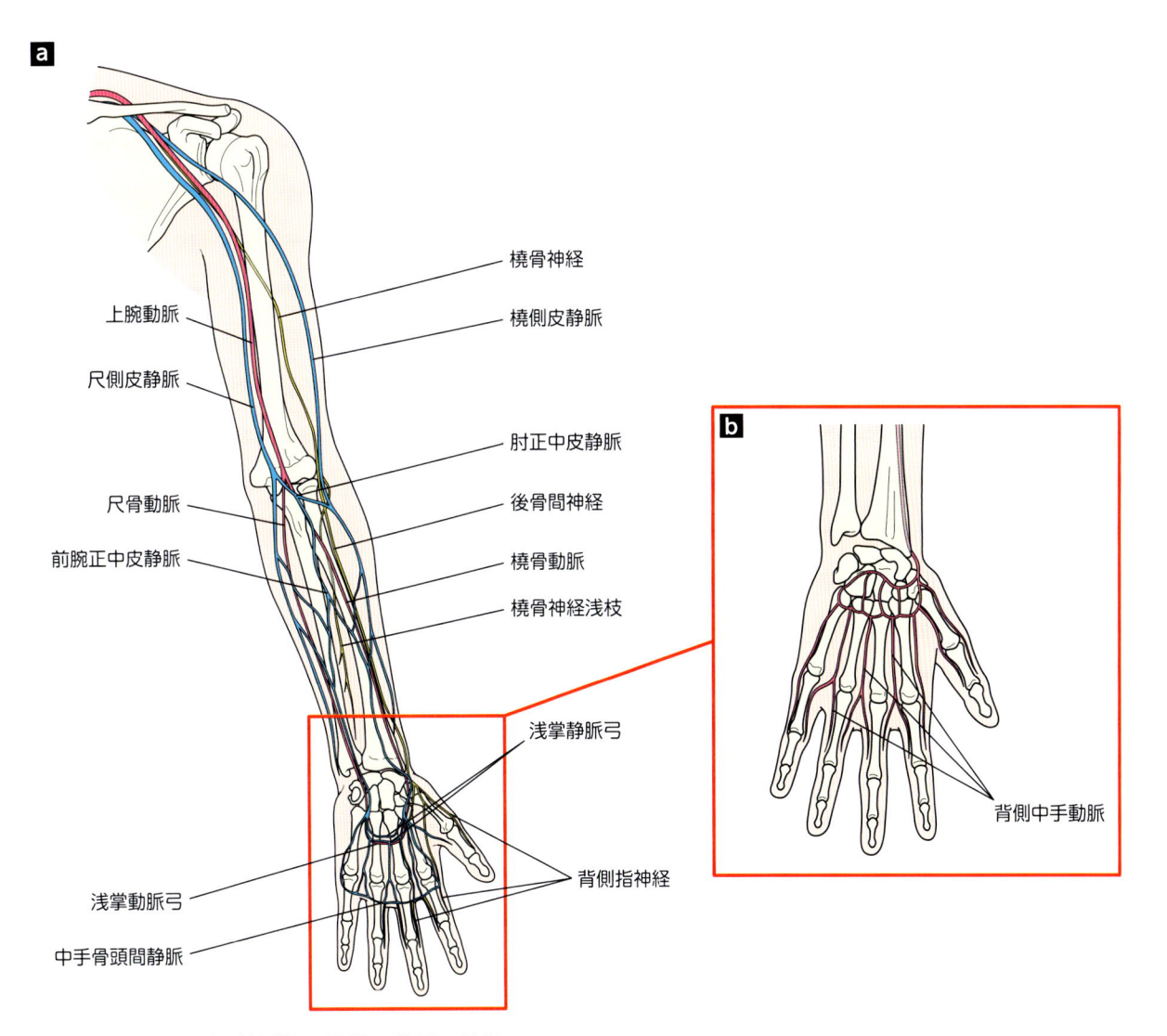

橈骨神経
橈側皮静脈
肘正中皮静脈
後骨間神経
橈骨動脈
橈骨神経浅枝

上腕動脈
尺側皮静脈
尺骨動脈
前腕正中皮静脈

浅掌静脈弓
背側指神経
浅掌動脈弓
中手骨頭間静脈

背側中手動脈

図17　上腕から手関節近傍の動脈・静脈・神経

Ⅲ　創外固定（一時的創外固定）

橈骨中央から手関節近傍のハーフピンの挿入部と挿入方向（図18）

◆ 挿入部・挿入方向は『一時的創外固定マニュアル』を参照されたい。

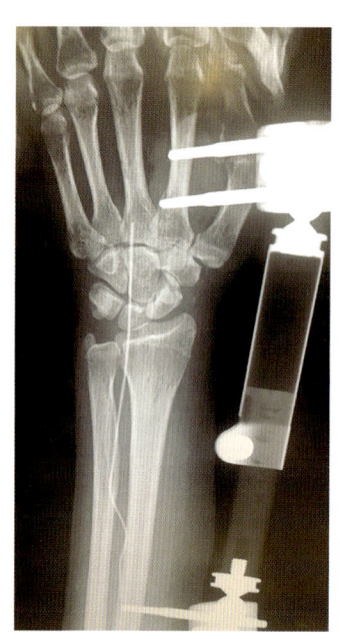

（写真提供：東千葉メディカルセンター整形外科
脇田浩正先生）

図18　手関節近傍の創外固定

化膿性手関節炎，舟状月状骨離開による手根不安定症に対するユニラテラル型創外固定。

みんなの Pitfall

ハーフピン挿入時の注意点

- 橈骨にはECRL，ECRB，EDC，橈骨神経浅枝を確実に避けて挿入する。
- 中手骨は骨間筋を掌側に，伸筋腱は背側に避けて，外側より30〜45°背側に傾けて挿入する。

◯ 肘関節近傍

肘関節近傍の解剖（図19）

注意すべき神経血管

上腕骨近位
- ◆ 腋窩神経

上腕骨遠位
- ◆ 橈骨神経

尺骨近位
- ◆ 尺骨神経
- ◆ 後骨間神経

使用するハーフピン

ハーフピン
- ◆ 上腕骨：径4/5mm（4mmが多い）
- ◆ 尺骨：径4mm

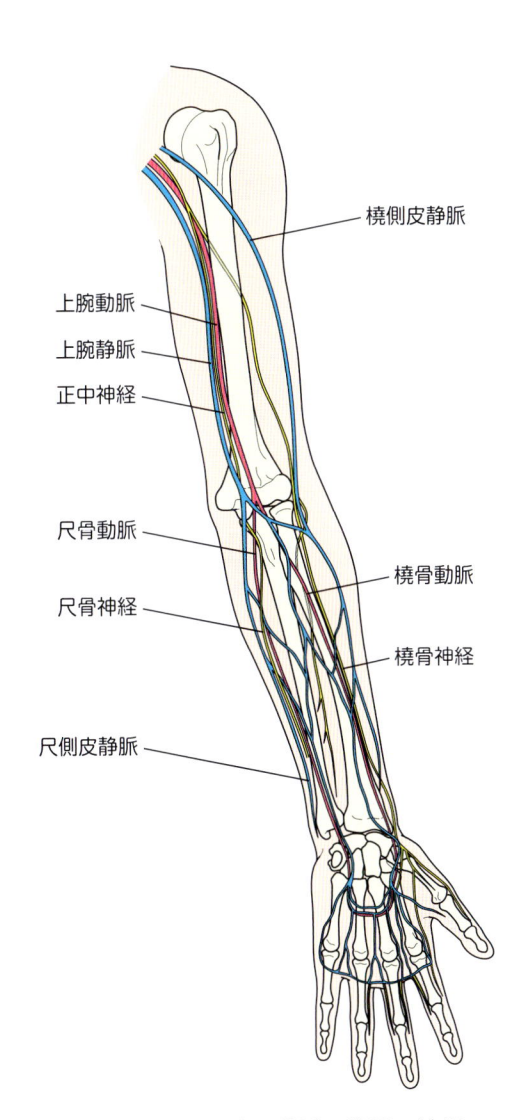

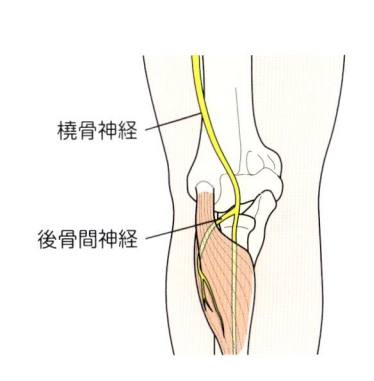

図19 上腕から前腕の動脈・静脈・神経

上腕のハーフピン挿入部と挿入方向（図20）

◆ 挿入部・挿入方向は『一時的創外固定マニュアル』を
参照されたい。

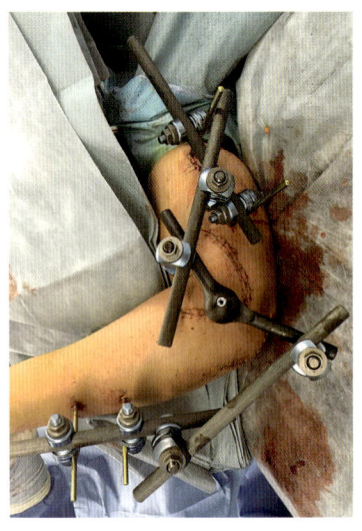

図20　手関節近傍の創外固定

上腕骨遠位端関節内骨折（上腕骨滑車・小頭骨折：coronal shear fracture），肘頭骨折に対する内固定術に追加使用されたヒンジ付きモジュラー型創外固定。

（写真提供：
千葉大学大学院医学研究院
整形外科学　松浦佑介先生）

みんなの Pitfall

上腕へのハーフピンの挿入時の注意点

- 上腕骨近位は外側の三角筋粗面からの挿入が安全である。
- 上腕骨遠位は後方からの挿入が安全であるが，外側から挿入しなければならないときには，骨まで鈍的に確実に展開し，スリーブは必ず使用する。

尺骨近位へのハーフピンの挿入時の注意点

- 尺骨近位は後方からの挿入が安全である。
- 外側から挿入が必要な場合は，前腕を回外位にする。

アドバイス

状況と目的により診療報酬は異なる。

適応と診療報酬

一時的創外固定術（K046-3）平成30年度保険収載　34,000点
適応：damage control orthopaedics（DCO）として行われる創外固定

- 開放骨折，非開放骨折にかかわらず二期的手術が必要となる骨折
- 橈骨遠位端骨折で開放骨折や骨端部から骨幹端に至る粉砕と転位の激しいもの
- 脱臼骨折：足関節（距骨下関節を含む），膝関節，肘関節，手関節
- 骨盤骨折

創外固定加算　10,000点
適応：関節内骨折の最終固定に使用する場合

- 手指の関節粉砕骨折，脱臼骨折
- 橈骨遠位端骨折

アドバイス

全身状態のためのDCO，局所のためのDCO

- DCO

多発外傷患者で全身状態が安定している場合，確定的な手術を考慮するが，不安定な患者にはDCOを選択する。その境界線は①収縮期血圧80〜100mmHg，②血小板9万〜11万，体温33〜35℃，胸部損傷のAbbreviated Injury Scale（AIS）3以上であり，これらに該当する患者はborder line patientであり，急性期の手術による致命的な炎症反応の誘発を避けるべくしてDCOが考慮される。

- 局所に対するDCO

全身状態が安定していても局所の状態に対して一時的創外固定を選択すること。重度軟部組織損傷を伴う骨折，主要な血管損傷，感染の危険性を伴う開放骨折，骨欠損，重度関節内骨折などが適応になる。

創外固定の手技

◯ ハーフピンの挿入

1 イメージ下に挿入部位を確認する。

2 骨盤などの骨形状が特殊な場合や大腿などの軟部組織が厚い部位では，Kirschner鋼線（K-wire）やカテラン針を先に挿入して，予定部位の先に骨があることを確認する。

3 ハーフピンのlooseningや熱による骨壊死，ピンサイトの感染を予防するために，プレドリルが推奨されている。

4 ハーフピンの2倍程度の小切開を置き，モスキートペアンで軟部を避ける。ドリル・ピンスリーブは骨に確実に当てる。

5 ハーフピンに対して垂直にイメージを入れ，ピン挿入前にピンを骨に当てたとき，ピンの先端が骨と重ならないこと（先端がピンポイントで当たっていること）を確認する。

6 ピンは対側皮質を完全に貫通する必要はない。特にセルフドリリングピンは先端がとがっているため注意が必要である。

◯ ワイヤーの挿入

1 ワイヤーはテンションを加えることにより強度が出る。

2 ワイヤーの刺入位置を変更するときには，一度抜いて改めて皮膚から刺し直す。

3 2本のワイヤー間の角度は挿入部の解剖を参考にできるだけ大きくとる。

参考文献

1）日本四肢再建・創外固定学会，編. 一時的創外固定マニュアル. メジカルビュー社：東京，2023.

Ⅲ

創外固定（一時的創外固定）

関節鏡の基本

千葉大学大学院医学研究院整形外科学　堀井真人

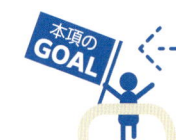

本項の GOAL

◉ 関節鏡手術を行うための準備ができる。
◉ 関節鏡を用いて膝関節内の観察を系統的に行うことができる。

術前準備

◆ 麻酔は全身麻酔または腰椎麻酔で行う。

体位（図1）

◆ レッグホルダーを使用して患肢を下垂する。
◆ 膝は90°屈曲位にする。
◆ 駆血帯を大腿部に巻く。

アドバイス

膝裏には片手が入るくらいのスペースを作り，後方の操作に支障が出ないようにしている。

手術器械の設置（図2）

◆ 当院では，健側に頭側より①吸引瓶，②駆血帯，③潅流液用ポンプ，④関節鏡モニターと光源の順に並べている（図2a）。
◆ 術野では前述の順番に器械のコードを並べていき，足元側の器械台に関節鏡などを置いている（図2b）。

アドバイス

手術台の高さは両脇を閉じて余分な力が両腕に入らない程度の高さにしている（図2c）。

使用機器

◆ 図3に関節鏡手術で使用する基本的な手術器械を示す。

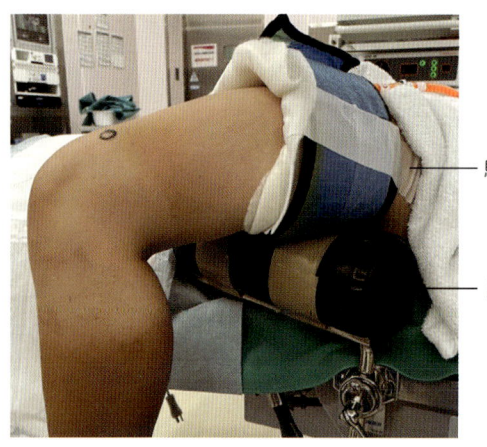

駆血帯

レッグホルダー

図1　体位

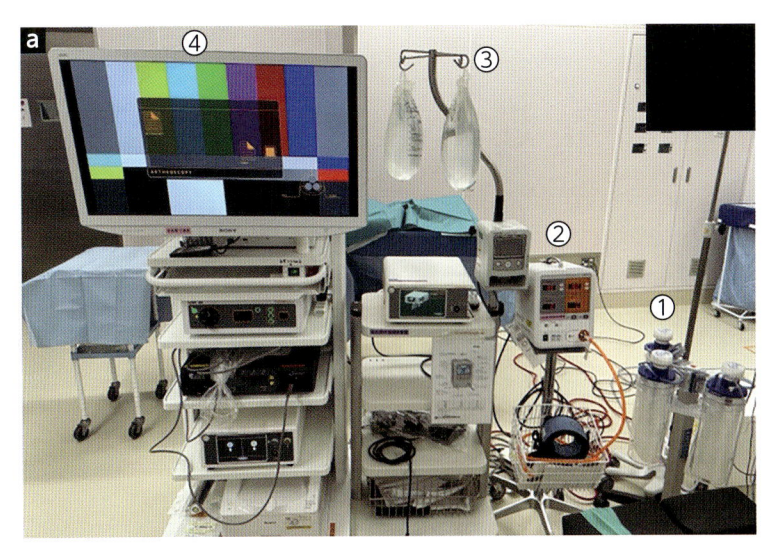

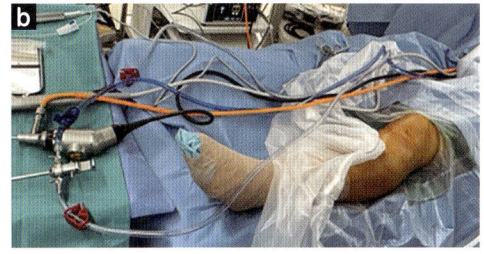

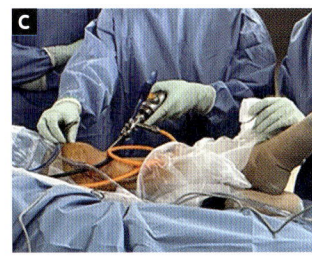

図2 手術器械の設置

a：手術器械
b：術野
c：手術台の高さ

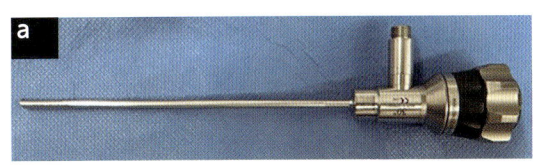

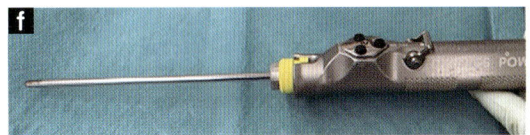

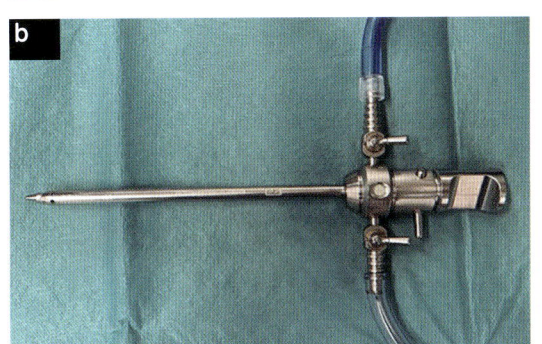

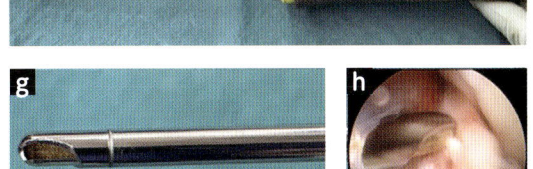

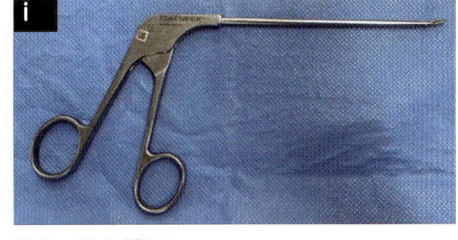

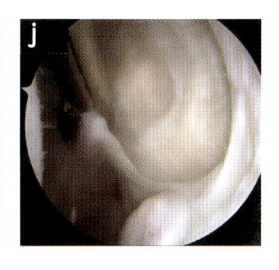

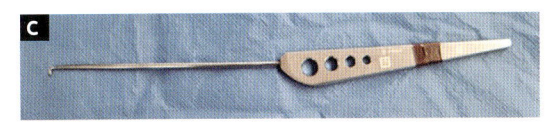

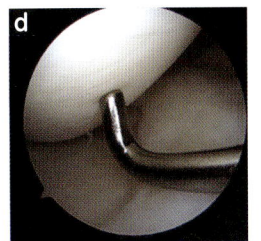

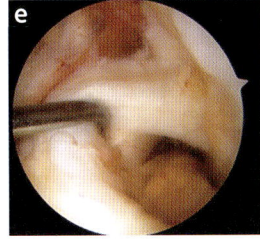

図3 使用機器

a：4mm径の30°斜視鏡。用途に応じて70°斜視鏡や2.7mm径の関節鏡などを使用する。
b：外套管。著者らは右手側に給水チューブを，左手側に吸引チューブをそれぞれ接続している。
c：プローブ。先端の突起(約5mm)を使用して関節内の精査・探索を行う。
d：軟骨の損傷状態を確認している。
e：損傷した前十字靱帯の緊張を確認している。
f：シェーバー。吸引をかけながら組織を切除する。著者らはペンホルダーで握るので，シェーバーの刃先(**g**)と操作ボタンが180°反対に向くようにしている。
h：遺残組織の郭清をしている。
i：バスケット鉗子。鋭利な刃先で組織を切除する。
j：瘢痕組織の郭清をしている。

⬤ ポータルの作製方法（図4）

◆ 膝関節鏡を行ううえで最も頻用されるポータルは，前外側（anterolateral；AL）ポータルと前内側（anteromedial；AM）ポータルである。これらに加え，必要に応じて副ポータル（accessary portal）を作製して手術を行っていく。

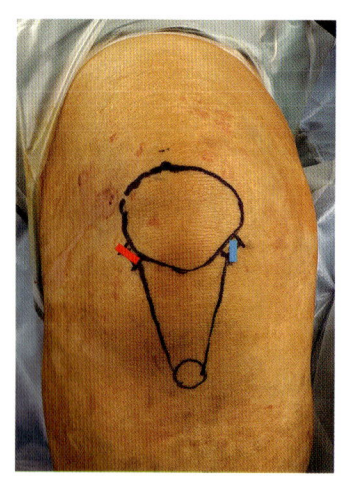

図4　前外側ポータル・前内側ポータル（右膝）

前外側ポータル（赤線）：膝蓋骨外下縁と膝蓋腱，大腿骨・脛骨に囲まれたsoft spotに作製する。11番メスで5〜8mm程度皮切を置き，そのまま関節包まで切開する。
前内側ポータル（青線）：膝蓋骨内縁のsoft spotに作製する。縦皮切は延長でき汎用性が高く有用なため，当院では前内側ポータルは縦皮切にすることが多い。

- ポータルが低いと手術操作が困難になることが多いためポータル作製の際は，ポータルの高さに注意する。またメスを入れる際は膝蓋腱や半月板を損傷しないように刃先の向きに注意する。
- 前内側ポータルは関節内より内側コンパートメントを観察しながら18G針を刺入（図5a）し作製位置を決めている。この際の刺入方向は斜視を意識して外へ振りすぎないようにする（図5b）。位置が決まったらメス，ペアンの順でポータルを作製していく（図5c, d）。実際には膝蓋骨内縁よりやや内側に作製することになる。

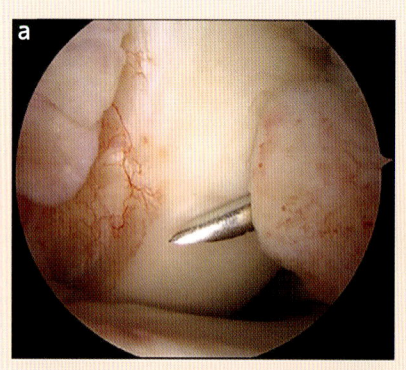
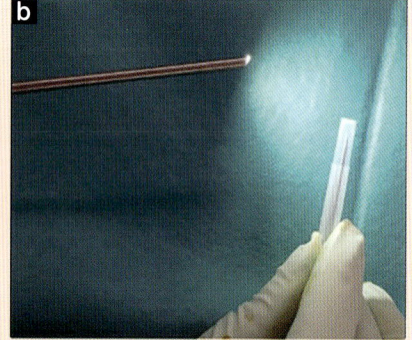
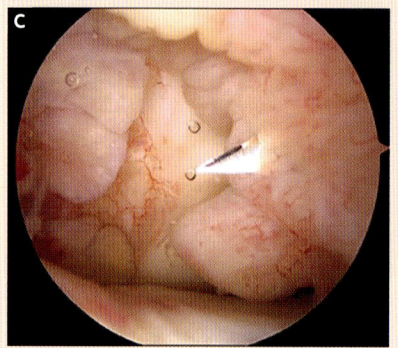
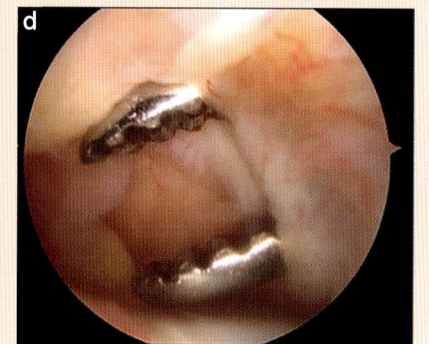
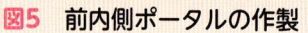

図5　前内側ポータルの作製

関節内の観察の流れ

◆ 著者らの施設では，関節内に25万倍ボスミン®生理食塩水を10mL注入してから，前述のポータルを作製後に内側コンパートメント（①），顆間窩（②），膝蓋大腿関節（③，④），内側・外側谷（⑤，⑥），外側コンパートメント（⑦，⑧）の順で関節内の観察と評価を系統的に行っている。

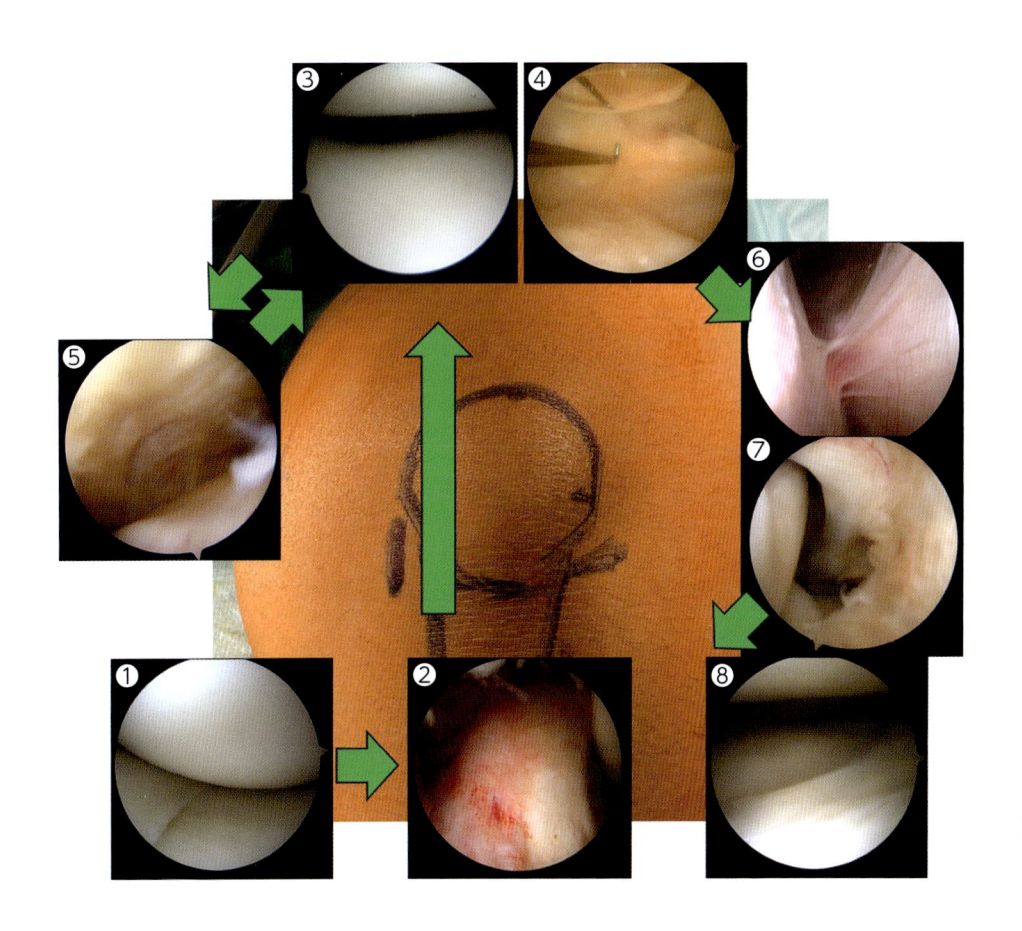

1 図は左膝での流れを示している。

内側コンパートメント（①）

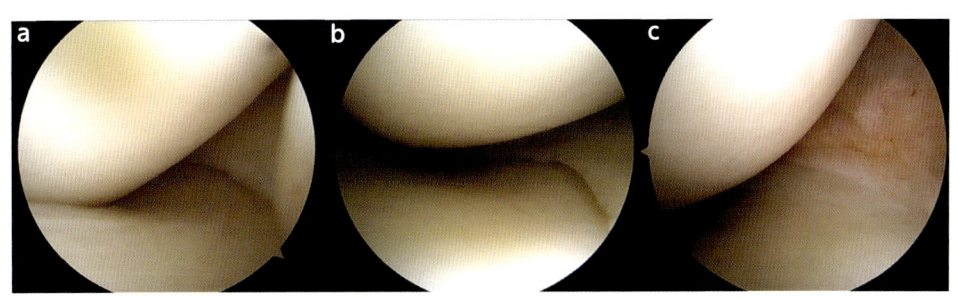

2 3時から5時方向を観察すると半月板前節・大腿骨と脛骨の内側前方（**a**）が観察できる。膝を伸展させて外反，外旋をかけ，9時方向を観察すると半月板中・後節（**b**）が観察できる。より内側へ移動させることで半月板中節と関節包（**c**）も観察できる。

顆間窩（❷）

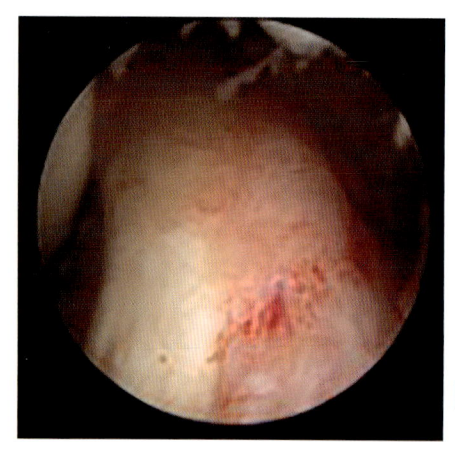

3 ゆっくりと関節鏡を引くと
前十字靱帯が観察できる。

膝蓋大腿関節 と 内側・外側谷（❸〜❻）

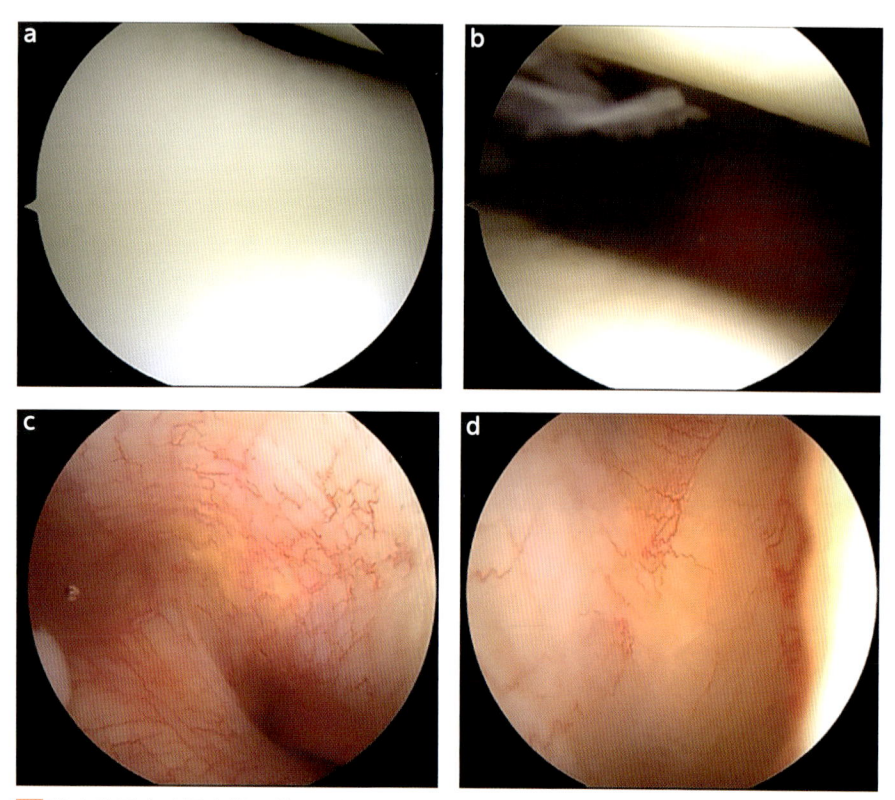

4 膝を伸展させ滑車部の軟骨を観察（**a**）しながら関節鏡を進めると膝蓋骨と大腿骨滑車
部の軟骨（**b**）が観察できる。さらに押し進めると膝蓋上嚢が観察できる。ゆっくりと関節
鏡を引きながら内側に振り，6時方向を観察すると内側谷（**c**）が観察できる。膝蓋大腿関
節に戻り，外側に振り，再度6時方向を観察すると外側谷（**d**）が観察できる。

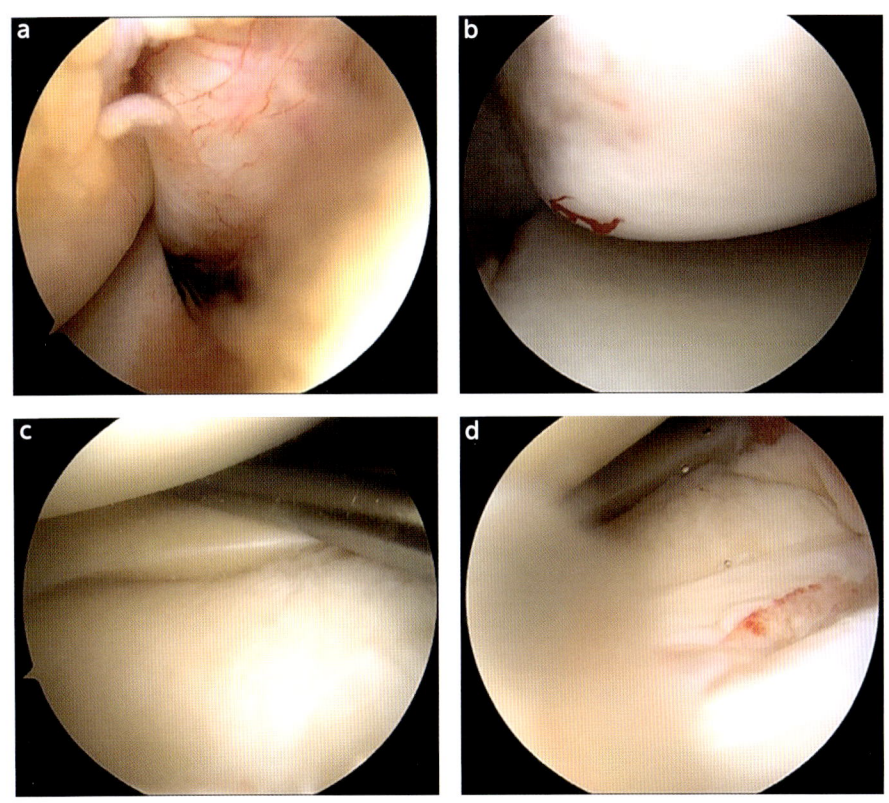

⑤ 膝を軽く曲げて内反させながら関節鏡をゆっくり引くと膝窩筋腱裂孔（**a**）を観察できる。外側前方を通過（**b**）しながら膝屈曲90°にして中央に戻ると顆間窩が見える。下腿を持ち上げて胡座位にしつつ関節鏡を90°回して，9時方向を観察すると外側半月板・大腿骨と脛骨の外側（**c**）が観察できる。ゆっくりと引いてくると外側半月板前節（**d**）まで観察できる。観察が困難な場合は内反をかけると視野が得られやすい。

アドバイス

観察対象と関節鏡の距離感（可能な範囲でメルクマールとなる構造物を捉えながら）を一定にして，関節内での処置や観察を行うようにするとよい。

みんなの Pitfall

神経損傷：AMポータル作製時，内側半月板（medical meniscus；MM）縫合時に伏在神経膝蓋下枝を，外側半月板（lateral meniscus；LM）後節部の縫合時に総腓骨神経を，それぞれ損傷する可能性がある。

血管損傷：LM後節部の縫合時に下外側膝動脈を，後方操作時に膝窩動脈を，それぞれ損傷する可能性がある。

その他合併症：潅流液漏出によるコンパートメント症候群などが報告されている。

参考文献

1）宗田　大，編. 膝の鏡視下手術　テクニカルガイド. メジカルビュー社：東京，2023. p2-13.
2）日本関節鏡・膝・スポーツ整形外科学会（JOSKAS）関節鏡技術認定制度委員会，監. 石橋恭之，編. 膝関節鏡技術認定・公式トレーニングテキスト. 南江堂：東京，2020. p14-47.

III

関節鏡の基本

索 引

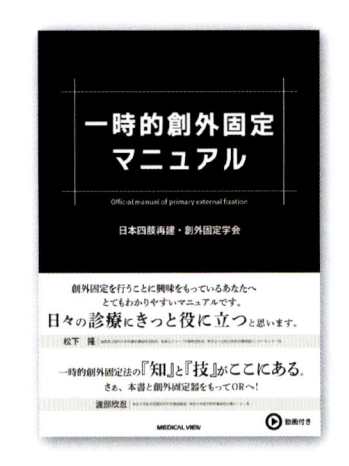
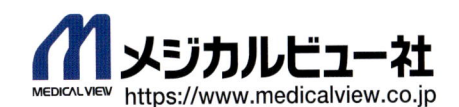

ひとりでも確実にできる！ スタートラインの整形外科基本手技

2024年11月10日　第1版第1刷発行

- ■編　集　　大鳥精司　　おおとりせいじ

- ■発行者　　吉田富生

- ■発行所　　株式会社メジカルビュー社
  〒162-0845　東京都新宿区市谷本村町2-30
  電話　03（5228）2050（代表）
  ホームページ　https://www.medicalview.co.jp/

  営業部　FAX 03（5228）2059
  　　　　E-mail　eigyo@medicalview.co.jp

  編集部　FAX 03（5228）2062
  　　　　E-mail　ed@medicalview.co.jp

- ■印刷所　　シナノ印刷株式会社

ISBN978-4-7583-2184-6 C3047

© MEDICAL VIEW, 2024. Printed in Japan